穴位治病速成

邵能文 编著

中医古籍出版社

图书在版编目（CIP）数据

穴位治病速成／邵能文编著．—北京：中医古籍出版社，2016.3
ISBN 978 - 7 -5152 - 1111 - 4

Ⅰ．①穴… Ⅱ．①邵… Ⅲ．①穴位疗法 Ⅳ．①R245.9

中国版本图书馆 CIP 数据核字（2015）第 307535 号

穴位治病速成

邵能文　编著

责任编辑　贾萧荣
封面设计　映象视觉
出版发行　中医古籍出版社
社　　址　北京东直门内南小街 16 号（100700）
印　　刷　三河市华东印刷有限公司
开　　本　710mm×1000mm　1/16
印　　张　15
字　　数　275 千字
版　　次　2016 年 3 月第 1 版　2016 年 3 月第 1 次印刷
印　　数　0001～3000 册
书　　号　ISBN 978 - 7 - 5152 - 1111 - 4
定　　价　26.00 元

前　言

　　穴位治疗的实质是什么？简单地说就是一种刺激疗法。原理有两个：一是改善局部组织器官的微循环及对局部组织器官减压；二是穴位刺激的经络效应，是通过对人体特定部位（穴位）的刺激，利用人体的自身调节功能及管理机制（神经—体液、内分泌激素及生物电等）对相关组织、器官的生理功能或病理变化起调节作用，从而达到预防保健及治疗疾病的目的。

　　不同部位的刺激，不同方式、不同强度的刺激，机体产生的反应也不同，从而可治疗不同的病证，这就是穴位治疗的临床价值。穴位治疗因其适应证广、疗效显著、操作简单，尤其是对一些药物难以治愈的疾病有独特的治疗效果，所以深得人民大众的喜爱。穴位治疗是我们东方医学的瑰宝，是当今世界医学的重要组成部分。

　　穴位治疗来源于人类长期的生活实践。50万年前，我们的祖先就已学会用尖锐石器治疗疾病的方法，这种石器称为"砭石"，是最原始、最简单的在人体上用穴位治疗疾病的开始。人类社会经过漫长的实践，发现了刺激疗法的规律，即经络与穴位。人身上有十二经脉、奇经八脉、十五络脉，它们遍布全身，联络脏腑，沟通内外，将人体的脏腑、组织、器官联系成为一个有机的整体，而穴位就是这些经络系统设置在人体表面的哨所，即我们常说的反应点或敏感部位。一方面，穴位将接受的刺激，通过经络系统传入脏腑进行调节；另一方面又将脏腑疾病的信息通过经络系统传至体表穴位。临床上通过观察体表穴位的变化（阳性反应）来协助诊断脏腑的疾病；同时又可以通过刺激相应的穴位，达到预防和治疗脏腑疾病的目的。

　　穴位治疗发展到今天，其内容十分丰富，有各种不同的针具和各种不同的治疗方法，但大致可归纳为刺入法和非刺入法两大类。刺入法即针法，除以毫针作为临床治疗的主要工具外，尚有三棱针、皮肤针、皮内针、芒针、火针、电针、电磁针等等。非刺入法是以灸为代表的方法，除艾炷灸、艾条灸外，还有太乙灸、雷火灸、温灸器灸、灯草灸、保健灸、药物灸，此外还有拔罐疗法以及穴位按压等等，其操作方法都在治法一章里做了简单的介绍供读者选用。因针刺部位的不同还有体针、耳针、头针、腕针、手针、面针、鼻针……

笔者是一个从医50余年的基层医生，出于对穴位治疗疾病的良好感受，深知基层医生对多学科常见病多方法治疗的需求，因此将平时的临床体会及学习记录整理成书。本书以中医针灸学理论为基础，简述常见病的病因病理及临床诊断等内容。全书分经络、穴位、穴位治疗方法、穴位治疗的治则与技巧、常见病处方举例等五章。重点突出穴位速查、定位准确和便于速记这一功能。为此，在经络这一章里，对各经络的穴位实行了纵向分部定位，并于"（ ）"内注明查找页码；在穴位这一章里，以表格的形式，将全身的穴位，按头颈、背腰、胸腹、上肢、下肢等分部列表，集中记录其穴位的定位、归经及主治功能，对常用及重点穴位作了标识，如"＊＊＊【 】"等。在治法这一章里，简述了穴位治疗的23种方法及治疗技巧。在处方举例中，所列的穴位，亦注明查找页码。临床使用时，能快速、准确地找到所需穴位；选用局部取穴或远端取穴都可一目了然。

本书对人体穴位分部的介绍．一方面是按人体解剖学划分；另一方面，是以穴位功能及定位时所要求的体表标志来划分其归属。如将治疗脏腑疾病的穴位或以脊柱为标志来定位的穴位，划归背部；而将治疗肩部疾病功能的穴位或以肩胛骨、肩关节为体表标志来定位的穴位划归上肢的肩部。

目　　录

第一章 经 络

第一节 概 论

中医认为人体内外遍布经络穴位。经络学说是中医学理论的重要组成部分。经络理论也是针灸临床辨证归经，循经取穴，针刺补泻的应用依据。

经络是经脉和络脉的总称，是人体运行气血，联络脏腑，沟通内外，贯串上下的径路。"经"有路径的含义，为经络系统中直行的主干；"络"有网络的含义，为经脉所分出的侧支，较经脉细小，纵横交错，遍布全身，将人体脏腑组织器官联系成为一个有机的整体。

经络有十二经脉和奇经八脉。十二经脉是手足三阴经，手足三阳经的总称。它们是经络系统的主体，故称正经。奇经八脉指任脉、督脉、冲脉、带脉、阴维脉、阳维脉、阴跷脉、阳跷脉。络脉指十五络、孙络、浮络等等。

十二经脉在体表左右对称分布于头面、躯干和四肢，纵贯全身。其基本循行走向是，手三阴经起于胸部，从胸走手，分布于上肢的屈侧面及掌指之掌侧面，止于手指末端并交会于手三阳经。手三阳经起于手指，从手走头，分布于上肢的伸侧面及掌指之背侧面，于头部与足三阳经交会。足三阳经起于头部，从头走足，分布于头项、背腰及下肢的前面、外侧面和后面，至足趾与足三阴经交会。足三阴经从足走胸，分布于下肢的内侧面，循行于腹胸部，在胸上外侧与手三阴经交会。

任脉起会阴部（会阴穴），沿腹、胸部前正中线上行，止于颏唇沟（承浆穴），联手、足三阴经脉；督脉起至会阴部后（长强穴），沿后正中线向上行至头顶，向前向下，止于上唇系带（龈交穴），联手、足三阳经脉。

腧穴就是十二经脉及任脉、督脉注入肌肤体表的敏感部位（反应点）。除任、督脉以外的奇经八脉及络脉，只是在经脉与脏腑间、经脉与经脉间、经脉与体表间起网络联系作用，其本身并无穴位。所以有腧穴的经络只有十四条。

第二节 十四经脉循行部位与穴位分布关系

（附穴位速查页码）

【手三阴从胸走手】

手太阴肺经（LU）11 穴

起上胸外侧：中府　云门（34）

　　上臂内侧：天府　侠白（42）

　　肘屈面：尺泽（43）

　　前臂桡侧：孔最　列缺　经渠（43）

　　腕：太渊（45）

　　掌：鱼际（46）

止拇指端桡侧：少商（47）

手少阴心经（HT）9 穴

起腋顶点：极泉（34）

　　上臂内侧：青灵（42）

　　肘尺侧：少海（43）

　　前臂掌面尺侧：灵道　通里　阴郄（43）

　　腕：神门（45）

　　掌：少府（46）

止小指端桡侧：少冲（47）

手厥阴心包经（PC）9 穴

起胸乳外侧：天池（34）

　　上臂内侧：天泉（42）

　　肘屈侧：曲泽（43）

　　前臂正中：郄门　间使　内关（44）

　　腕正中：大陵（45）

　　掌心：劳宫（46）

止中指端：中冲（47）

【手三阳经从手走头】

手阳明大肠经（LI）20 穴

起食指端桡侧：商阳（47）

手背：二间　三间　合谷（46）

腕背：阳溪（45）

前臂桡侧：偏历　温溜　下廉　上廉　手三里（44）

肘：曲池（43）

臂外侧：肘髎　手五里　臂臑（42）

肩：肩髃　巨骨（41）

颈外侧：天鼎　扶突（25）

上唇：口禾髎（21）

止鼻翼旁：迎香（21）

手太阳小肠经（SI）19 穴

起小指端尺侧：少泽（48）

手背：前谷　后溪（47）

腕尺侧：腕骨　阳谷　养老（46）

前臂尺侧：支正（44）

肘：小海（43）

肩后侧：肩贞　臑俞　天宗　秉风　曲垣　肩外俞　肩中俞（41）

颈前外侧：天窗　天容（25）

面：颧髎（19）

止耳前：听宫（19）

手少阳三焦经（SJ）23 穴

起无名指端尺侧：关冲（48）

手背：液门　中渚（47）

腕背：阳池（46）

前臂伸面正中：外关　支沟　会宗　三阳络　四渎（45）

肘：天井（43）

上臂外侧：清冷渊　消泺　臑会（42）

肩后侧：肩髎　天髎（41）

颈：天牖（25）

　耳后：翳风　瘈脉（20）

　耳颞区：颅息　角孙（20）　耳门　耳和髎（19）

止眉梢：丝竹空（18）

【足三阳经从头走足】

足阳明胃经（ST）45 穴

起眼眶下缘：承泣　四白（17）

　鼻口外：巨髎　地仓（21）

　下合角前：大迎（18）

　耳前向上：颊车　下关（18）　头维（19）

　颈前向下：人迎　水突　气舍　缺盆（25）

　胸（中旁 4 寸）：气户　库房　屋翳（33）　膺窗　乳中　乳根（34）

　上腹：（中旁 2 寸）　不容　承满　梁门（35）　关门　太乙　滑肉门（36）

　脐：（中旁 2 寸）天枢（36）

　下腹：（中旁 2 寸）外陵　大巨　水道　归来　气冲（37）

　大腿前：髀关　伏兔　阴市　梁丘（50）

　膝：犊鼻（51）

　小腿前外侧：足三里　上巨虚　条口（52）　下巨虚　丰隆（53）

　踝：解溪（54）

　足背：冲阳　陷谷　内庭（56）

止二趾末端外侧：厉兑（57）

足太阳膀胱经（BL）67 穴

起目内眦内上方：睛明　攒竹（17）

　头部：（中旁 1.5 寸）：眉冲　曲差　五处　承光　通天　络却（22）

　枕项：（旁 1.3 寸）：玉枕　天柱（24）

　背 [1]（旁 1.5 寸）：大杼　风门　肺俞　厥阴俞　心俞（27）　督俞　膈
　　　　　　　　　　　俞　肝俞　胆俞　脾俞　胃俞（28）

　腰：三焦俞　肾俞　气海俞　大肠俞　关元俞（30）

　骶尾：小肠俞　膀胱俞　中膂俞　白环俞　上髎　次髎　中髎　下髎　会
　　　　阳（30）

　大腿后：承扶　殷门（50）

　腘：浮郄　委阳　委中（51）

　背 [2]（中旁 3 寸）：附分　魄户　膏肓　神堂（28）　**譩譆**　膈关　魂门

阳纲　意舍　胃仓（29）

腰臀：肓门　志室　胞肓　秩边（23）

小腿合阳　承筋　承山　飞扬　跗阳（53）

踝：昆仑　仆参　申脉（55）

足背外侧：金门　京骨　束骨　足通谷（56）

止小趾端外侧：至阴（57）

足少阳胆经（GB）44穴

起目外眦旁：瞳子髎（18）

耳前：听会　上关（19）

颞：颌厌　悬颅（19）　悬厘　曲鬓　率谷（20）　天冲（20）

耳后：浮白　头窍阴　完骨（20）

头（额）：本神（神庭旁开3寸）（22）　阳白（18）　头临泣（22）

　　　　　目窗（22）　正营　承灵（23）

项：脑空　风池（23）

肩：肩井（41）

腋胁：渊腋　辄筋　日月　京门（34）

侧腹：带脉　五枢　维道（38）

髋：居髎　环跳（50）

大腿：（外侧）风市　中渎（50）

膝：膝阳关　阳陵泉（51）

小腿：（外侧）阳交　外丘　光明　阳辅　悬钟（53）

踝：丘墟（55）

足背：足临泣　地五会　侠溪（56）

止四趾端外侧：足窍阴（57）

【足三阴经从足走胸】

足太阴脾经（SP）21穴

起大趾端内侧：隐白（57）

足背内侧：大都　太白　公孙（56）

内踝前：商丘（55）

小腿内侧：三阴交　漏谷　地机（54）

膝内侧：阴陵泉（52）

大腿内侧：血海　箕门（51）

下腹（中旁4寸）：冲门　府舍　腹结（38）

脐（中旁4寸）：大横（36）

上腹（中旁4寸）：腹哀（36）

胸（中旁6寸）：食窦　天溪　胸乡　周荣（34）

止腋中线：大包（34）

足少阴肾经（KI）27穴

起底足：涌泉（57）

踝：（内侧）然谷　太溪　大钟（55）　水泉　照海（55）

小腿：（内侧）复溜　交信　筑宾（54）

腘：阴谷（52）

下腹：（中旁0.5寸）横骨　大赫　气穴　四满　中柱（37）

脐：（中旁0.5寸）肓俞（36）

上腹：商曲　石关　阴都　腹通谷　幽门（35）

胸（中旁2寸）：步廊　神封　灵墟　神藏　彧中（33）

止锁骨下：俞府（33）

足厥阴肝经（LR）14穴

起足大趾端外侧：大敦（57）

足背：行间　太冲（57）

踝：中封（55）

小腿：（内侧）蠡沟　中都（54）

膝：（内侧）膝关　曲泉（52）

大腿：（内侧）阴包　足五里（51）

腹股沟：阴廉　急脉（38）

腹侧：章门（38）

止胸（乳下6肋间）：期门（34）

任脉（CV）24穴

起阴部：会阴穴（37），沿前正中线向上行

下腹：曲骨　中极　关元（37）　石门　气海　阴交（36）

脐：神阙（36）

上腹：水分　下脘　建里　中脘　上脘　巨阙　鸠尾（35）

胸：中庭　膻中　玉堂　紫宫　华盖　璇玑（33）

颈：天突　廉泉（24）

止颏唇沟：承浆（24）

督脉（GV）28穴

起尾骨端下：长强穴（29），沿后正中线向上行。

骶：腰俞（29）

腰：腰阳关 命门 悬枢（29）

背：脊中 中枢 筋缩 至阳 灵台 神道 身柱 陶道（27）

项：大椎 哑门 风府（23）

枕：脑户 强间 后顶（23）

顶前：百会 前顶 囟会 上星 神庭（22）

鼻、口：素髎 水沟 兑端（21）

止上唇系带：龈交（21）

经外奇穴 EX

头部经外奇穴（EX－HN）33穴

额中 印堂 山根 鱼腰 上明（18） 鱼尾 太阳 球后（18） 牵正 听穴 耳尖（19） 兴奋 安眠（20） 上迎香 内迎香 聚泉 海泉 金津 玉液（21） 四神聪 当阳（23） 颈百劳 翳明（24） 颈夹脊 新设 崇骨 血压点 定喘 喘息 外定喘（24） 扁桃体 止呕 上廉泉（25）

背部经外奇穴（EX－B）13穴

巨阙俞（21） 华佗夹脊 四花 胃脘下俞 骑竹马（28） 腰奇 精宫 下极俞 十七椎下 阳痿穴（29） 痞根 腰宜 腰眼（31）

腹部经外奇穴（EX－CA）10穴

胃上（36） 脐中四边 三角灸（36） 止泻 胞门（38）

上肢经外奇穴（EX－UE）23穴

肩前 举肩 肩后 胛缝 肩内陵（42） 肘尖 斗肘（43） 二白 手逆注（45） 中泉 腰痛点（46）手心（46） 上合谷 外劳宫 八邪 八关（47） 四缝（48） 中魁 落枕 大骨空 小骨空 十宣 十二井穴（48）

下肢经外奇穴（EX－LE）20穴

环中 坐骨（50） 百虫窝 迈步（51） 髋骨 鹤顶 内膝眼 外膝眼 陵后（52） 落地 胆囊穴 阑尾穴（54） 外踝尖 内踝尖 女膝（55） 四关 八风（57） 独阴 气喘 里内庭（58） 子户 气门（38） 提托 维胞 子宫（39）

第三节　人体经络、穴位分部速查表

头部穴位速查表

部位	经络	穴位
眼额区	足阳明	承泣　四白 (17)
	足太阳	睛明　攒竹 (17)
	足少阳	瞳子　阳白 (18)
	手少阳	丝竹空 (18)
	经外奇穴	额中　印堂　山根　鱼腰　上明　鱼尾　太阳　球后 (18)
耳前区	足阳明	大迎　颊车　下关 (18)
	足少阳	听会　上关 (19)
	手太阳	颧髎　听宫 (19)
	手少阳	耳门　耳和髎 (19)
	经外奇穴	牵正　听穴　耳尖 (19)
耳颞区	足阳明	头维 (19)
	足少阳	颔厌　悬颅 (19)　悬厘　曲鬓　率谷 (20)　天冲　浮白　头窍阴　完骨 (19)
	手少阳	翳风　瘈脉　颅息　角孙 (20)
	经外奇穴	兴奋　安眠 (20)
口鼻区	任	承浆 (21)
	督	素髎　水沟　兑端　龈交 (21)
口鼻区	手阳明	口禾髎　迎香 (21)
	足阳明	巨髎　地仓 (21)
	经外奇穴	上迎香　内迎香　聚泉　海泉　金津　玉液 (21)
顶前区	督	百会　前顶　囟会　上星　神庭 (22)
	足太阳	眉冲　曲差　五处　承光　通天　络却 (22)
	足少阳	本神　头临泣　目窗 (22)　正营　承灵 (23)
	经外奇穴	四神聪　当阳 (23)

续表

部位	经络	穴位
枕项区	督	大椎　哑门　风府　脑户　强间　后顶（23）
	足少阳	脑空　风池（23）
	足太阳	玉枕　天柱（24）
	经外奇穴	翳明　颈百劳（24）颈夹脊　新设　崇骨　血压点　定喘　外定喘　喘息（24）
颈前区	任	天突　廉泉（24）
	手阳明	天鼎　扶突（25）
	手太阳	天窗　天容（25）
	手少阳	天牖（25）
	足阳明	人迎　水突　气舍　缺盆（25）
	经外奇穴	扁桃体（25）　上廉泉　止呕（25）

　　注：头面部为诸阳之首，是手三阳经、足三阳经交汇之处。其中手阳明经止于鼻侧的"迎香"，足阳明经起于眼眶下缘的"承泣"；手太阳经止于耳前的"听宫"，足太阳经起于目内眦上方的"睛明"；手少阳经止于眉梢的"丝竹空"，足少阳经起于目外眦旁的"瞳子髎"。面部穴位的分布概况是：正中线、下唇以下及颈部为任脉；上唇系带以上至头顶、项为督脉；督脉外侧为足太阳经，任脉的外侧为手阳明、足阳明经；手太阳经循行于耳前面部，手少阳经循行于耳后至耳前上部，其余的侧头部及颞部为足少阳经循行部位

背腰部穴位速查表

部位	经络	穴位
背中线	督脉	陶道　身柱　神道　灵台　至阳　筋缩　中枢　脊中（27）
	奇脉	巨阙俞（27）
背中旁一线	足太阳经	大杼　风门（27）　肺俞（27）　厥阴俞（27）　心俞　督俞　膈俞　肝俞　胆俞　脾俞　胃俞（27）
	奇	华佗夹脊　四花　胃脘下俞　骑竹马（28）
背中旁二线	足太阳经	附分　魄户　膏肓　神堂　譩譆　膈关　魂门　阳纲　意舍　胃仓（29）
腰骶中线	督脉	长强　腰俞　腰阳关　命门　悬枢（29）
	奇	腰奇　精宫　阳痿　下极俞　十七椎下（29）
腰骶中旁一线	足太阳经	三焦俞　肾俞　气海俞　大肠俞　关元俞　小肠俞　膀胱俞　中膂俞　白环俞　上髎　次髎　中髎　下髎　会阳（30）

续表

部位	经络	穴位
旁二线	足太阳	肓门　志室　胞肓　秩边（31）
	经外奇穴	痞根　腰宜　腰眼（31）

注：背部的经脉主要有两条，一是督脉，二是足太阳膀胱经。其分布是，后中线为督脉，距后正中线旁开1.5寸是足太阳膀胱经的内侧线，距后正中线旁开3寸是足太阳膀胱经的外侧线

胸腹部穴速查表

部位		经络	穴位
胸中线		任脉	璇玑　华盖　紫宫　玉堂　膻中　中庭（33）
胸旁一		足少阴	步廊　神封　灵墟　神藏　彧中　俞府（33）
胸旁二		足阳明	气户　库房　屋翳（33）　膺窗　乳中　乳根（34）
		足厥阴	期门（34）
胸旁三		手厥阴	天池（34）
		手太阴	中府　云门（34）
		足太阴	食窦　天溪　胸乡　周荣（34）
腋胁区		手少阴	极泉（34）
		足太阴	大包（34）
		足少阳	渊腋　辄筋　日月　京门（34）
上腹部	中线	任脉	水分　下脘　建里　中脘　上脘　巨阙　鸠尾（35）
	旁一	足少阴	商曲　石关　阴都　腹通谷　幽门（35）
	旁二	足阳明	不容　承满　梁门（35）　关门　太乙　滑肉门（36）
		足太阴	腹哀（36）
		经外奇穴	胃上（36）
中腹		任脉	神阙（36）
		足少阴	肓俞（36）
		足阳明	天枢（36）
		足太阴	大横（36）
		经外奇穴	脐中四边　三角灸（36）

部位		经络	穴位
下腹	中线	任脉	会阴穴 曲骨 中极 关元 (37) 石门 气海 阴交 (36)
	旁一	足少阴	横骨 大赫 气穴 四满 中柱 (37)
	旁二	足阳明	外陵 大巨 水道 归来 气冲 (37)
	腹侧	足少阳	带脉 五枢 维道 (38)
		足太阴	冲门 府舍 腹结 (38)
		足厥阴	阴廉 急脉 章门 (38)
	奇 EX – CA		止泻 胞门 子户 气门 (38) 提托 维胞 子宫 (39)

注：胸部为手、足三阴经交汇之处。胸外侧的"中府"与腋中线的"大包"为手、足太阴经交接之穴；腋顶点的"极泉"与锁骨下的"俞府"是手、足少阴经的交接之穴；乳外侧的"天池"与乳下六肋间的"期门"是手、足厥阴经的交接之穴。腹部为下肢经脉上行经过之处。

胸腹部的经脉分部，正中线为任脉，旁开一线为足少阴经，距正中线 腹为 0.5 寸，胸为 2 寸；旁开二线为足阳明经，距中线：腹为 2 寸，胸为 4 寸；其外侧为手、足三阴经及足少阳胆经

上肢部穴位速查表

部位	经络	穴位
肩	手阳明	肩髃 巨骨 (41)
	手太阳	肩贞 臑俞 天宗 秉风 曲垣 肩外俞 肩中俞 (41)
	手少阳	肩髎 天髎 (41)
	足少阳	肩井 (41)
	经外奇穴	肩前 举臂 肩后 胛缝 肩内陵 (42)
上臂	手太阴	天府 侠白 (42)
	手少阴	青灵 (42)
	手厥阴	天泉 (42)
	手阳明	肘髎 手五里 臂臑 (42)
	手少阳	清冷渊 消泺 臑会 (42)
肘	手太阴	尺泽 (43)
	手少阴	少海 (43)
	手厥阴	曲泽 (43)
	手阳明	曲池 (43)
	手太阳	小海 (43)
	手少阳	天井 (43)
	奇	肘尖 斗肘 (43)

部位	经络	穴位
前臂	手太阴	孔最　列缺　经渠（43）
	手少阴	灵道　通里　阴郄（43）
	手厥阴	郄门　间使　内关（44）
	手阳明	偏历　温溜　下廉　上廉　手三里（44）
前臂	手太阳	支正（44）
	手少阳	外关　支沟　会宗　三阳络　四渎（45）
	经外奇穴	二白　手逆注（45）
腕	手太阴	太渊（45）
	手少阴	神门（45）
	手厥阴	大陵（45）
	手阳明	阳溪（45）
	手太阳	腕骨　阳谷　养老（46）
	手少阳	阳池（46）
	经外奇穴	中泉　腰痛点（46）
掌	手太阴	鱼际（46）
	手少阴	少府（46）
	手厥阴	劳宫（46）
	经外奇穴	手心（46）
手背	手阳明	二间　三间　合谷（46）
	手太阳	前谷　后溪（47）
	手少阳	液门　中渚（47）
	经外奇穴	上合谷　外劳宫　八邪　八关（47）
手指	手太阴	少商（47）
	手少阴	少冲（47）
	手厥阴	中冲（47）
	手阳明	商阳（47）
	手太阳	少泽（48）
	手少阳	关冲（48）
	经外奇穴	四缝　中魁　落枕　大骨空　小骨空　十宣　十二井穴（48）

注：上肢有手三阴及手三阳 6 条经脉。手三阴经起于胸部，从胸走手，分布于上肢的屈侧面及掌指之掌侧面，止于手指末端并交会于手三阳经。手三阳经起于手指，从手走头，分布于上肢的伸侧面及掌指之背侧面，于头部与足三阳经交会。

拇指桡侧端的"少商"与食指桡侧端的"商阳"是手太阴与手阳明的交接之穴；小指桡侧端的"少冲"

与小指尺侧端的"少泽"为手少阴与手太阳的交接之穴；中指端的"中冲"与无名指尺侧端的"关冲"为手厥阴与手少阳的交接之穴

下肢部穴位速查表

部位	经络	穴位
髋	足少阳	居髎　环跳（50）
	经外奇穴	环中　坐骨（50）
大腿	足阳明	髀关　伏兔　阴市　梁丘（50）
	足少阳	风市　中渎（50）
	足太阳	承扶　殷门（50）
	足太阴	血海　箕门（51）
	足厥阴	阴包　足五里（51）
	经外奇穴	百虫窝　迈步（51）
膝部	足阳明	犊鼻（51）
	足太阳	浮郄　委阳　委中（51）
	足少阳	膝阳关　阳陵泉（51）
	足太阴	阴陵泉（52）
	足少阴	阴谷（52）
	足厥阴	膝关　曲泉（52）
	经外奇穴	髋骨　鹤顶　内膝眼　外膝眼　陵后（52）
小腿	足阳明	足三里　上巨虚　条口（52）　下巨虚　丰隆（53）
	足少阳	阳交　外丘　光明　阳辅　悬钟（53）
	足太阳	合阳　承筋　承山　飞扬　跗阳（53）
	足太阴	三阴交（54）　漏谷　地机（54）
	足厥阴	蠡沟　中都（54）
	足少阴	复溜　交信　筑宾（54）
	经外奇穴	落地　胆囊穴　阑尾穴（54）
踝	足阳明	解溪（54）
	足少阳	丘墟（55）
	足太阳	昆仑　仆参　申脉（55）
	足太阴	商丘（55）
	足厥阴	中封（55）
	足少阴	然谷（55）　太溪　大钟　水泉　照海（55）
	经外奇穴	外踝尖　内踝尖　女膝（55）

部位	经络	穴位
足背	足阳明	冲阳　陷谷　内庭（56）
	足少阳	足临泣　地五会　侠溪（56）
	足太阳	金门　京骨　束骨　足通谷（56）
	足太阴	大都　太白　公孙（56）
	足厥阴	行间　太冲（57）
	奇	四关　八风（57）
足底	肾	涌泉（57）
足趾	足阳明	厉兑（57）
	足少阳	足窍阴（57）
	足太阳	至阴（57）
	足太阴	隐白（57）
	足厥阴	大敦（57）
	奇	独阴　气端　里内庭（58）

注：下肢有足三阳经及足三阴经 6 条经脉。足三阳经起于头部，从头走足，分布于头项、背腰及下肢的前面、外侧面和后面，至足趾与足三阴经交会。足三阴经从足走胸，分布于下肢的内侧面，循行于腹胸部，在胸上外侧与手三阴经交会。

第二趾外侧端的"厉兑"与足大趾内侧端的"隐白"是足阳明与足太阴交接之穴；小趾外侧端的"至阴"与足底的"涌泉"为足太阳经与足少阴经的交接之穴；第四趾外侧端的"足窍阴"与拇趾外侧端的"大敦"为足少阳与足厥阴的交接之穴

第二章 穴 位

第一节 腧穴的概念

腧穴是人体脏腑经络气血运行于体表的部位。"腧"输注之意，比喻脉气如水流输转、灌注。"穴"是空隙的意思，是经络运行往来之处。从字义上讲，腧、输、俞三字通用，但三者在具体应用时却各有所指。"腧穴"是穴位的统称；"输穴"是指五输穴之专称及其第三个穴位名；"俞穴"则为五脏六腑之气输注于背部穴位的专称。

在体表穴位上施以针灸等刺激以调整经气的运行，就能治疗所属脏腑的疾病。同样，脏腑的疾病又能在相应的腧穴上有所反应。从这个意义上说，腧穴既是疾病的反应点，也是疾病的刺激点和治疗点。

腧穴的知识来源于医疗实践，我们的祖先在长期与疾病做斗争的过程中，陆续发现人体上有不少反映身体不适和治疗病痛的部位。开始，多是本能的无意的，哪里发生了病痛，就在哪里摸一摸，敷一敷，或行砭刺，结果病痛好转；有时无意中，误伤了远离病痛的某个部位而病痛好转。例如误伤了大拇指末端内侧使其出血，使咽喉疼痛大减。经过反复实践，确定了大拇指末端刺出血，能治疗咽喉疼痛。有时，对患者检查时体表某个部位特别疼痛，或感到特别舒服，于是当又患这些疾病时就在这些部位的压痛点进行治疗，使病痛得到好转。从而认识到体表某些部位与某些疾病有着特殊的内在联系，于是形成了"腧穴"的概念。

经络的发现。随着医疗实践经验的日益丰富，发现的腧穴也越来越多，而且一些腧穴功能的分布与五脏六腑组织器官的功能有着密切的联系，不是一个孤立的、散在的部位，而是相互联系的有机整体，将这些功能群的腧穴连在一起，发现了经络。

由于腧穴的发现越来越多，为了对各腧穴位置特点和治疗作用的认识达到固定化，方便日后的记录和开发，我们的医学先辈们对每一个穴位进行了命名。其命名之取意十分广泛，但大致归纳为以下六种：一是按解剖部位命名，如腕骨、大椎、完骨、京骨，或心俞、肾俞、大肠俞、膀胱俞等等；二是以中医理论的阴阳、脏腑、经络、气血及其功能来命名，如劳宫、关元、气海、血海、神堂、意舍、阴陵泉、阳陵泉、阴都（腹）、阳纲（背）、三阴交、三阳络等等；三是根据穴位功能来命名，如光明、水分、迎香、归来、筋缩等等；四是根据自然现象命名，如日月、上星、天枢、承山、梁丘、阳溪、合谷、水沟、阳池、少海、小海、曲池、太渊、五处、风市等等；五是借用动、植物来命名，如鱼际、伏兔、犊鼻等等；六是借助建筑物、生活用具命名，如天井、玉堂、库房、紫宫、天仓、气户、地机、颊车、缺盆、悬钟等等。

穴位大体可分为三类，位于十二经脉，任、督脉上的穴位称"经穴"；位于经穴以外，具有固定名称、位置和主治等内容的腧穴称"经外奇穴"，简称"奇穴"；与病痛局部或与病痛有关的压痛点（敏感点），称"阿是穴"。

第二节　腧穴定位法

腧穴定位方法可分为骨度分寸法（简称骨度法），体表解剖标志定位法（简称体表法），手指比量法（简称指寸法）及简便取穴法四种。体表标志法和简便取穴法将在每一穴位取穴定位时分别叙述。骨度法、指寸法，即以人体骨节为标志，设定尺寸，测定周身各部的大小、长短，并依其比例来确定腧穴的方法。不论男女、老少、高矮、胖瘦均按此标准测量。下面列表叙述。

常用"骨度"折量寸表

部位	起止点	折量寸	度量法	说明
头颈部	前发际正中至后发际正中	12	直寸	速记： 前后直3横数9 12、18都直看
	眉间（印堂）至前发际正中	3	直寸	
	7颈椎棘突下（大椎）至后发际正中	3	直寸	
	眉间（印堂）至7颈椎棘突下（大椎）	18	直寸	
	前额两发角（头维）之间	9	横寸	
	耳后两乳突（完骨）之间	9	横寸	
胸腹部	胸骨上窝（天突）至胸剑联合中点（歧骨）	9寸	直寸	速记： 胸剑脐耻9、8、5 11肋上腋顶12 11肋下转子9 横量8寸两乳间
	胸剑联合中点（歧骨）至脐中	8寸	直寸	
	脐中至耻骨联合上缘中点（曲骨）	5寸	直寸	
	两乳头间（左右锁骨中线间）	8寸	横寸	
	腋窝顶点至第11肋端（章门）	12寸	直寸	
	11肋端至股骨大转子	9寸	直寸	

续表

部位	起止点	折量寸	度量法	说明
背腰部	肩胛骨内侧缘至后正中线	3寸	横寸	注：背部的腧穴根据脊柱定位。两肩胛冈平3胸椎棘突；两肩胛下角平7胸椎棘突；两季肋（11肋端）平2腰椎棘突；两髂嵴平4腰椎棘突
	左、右肩胛骨内侧缘之间距	6寸	横寸	
	左、右肩胛喙突内侧缘之间	12寸	横寸	
上肢部	腋前、后横纹头至肘横纹（平肘尖）	9寸	直寸	速记：上臂内9外10寸前臂横纹间12
	上臂肩端（肩髃穴）至肘横纹（曲池穴）	10寸	直寸	
	肘横纹平肘尖至腕掌（背）侧横纹	12寸	直寸	
下肢部	耻骨联合上缘致（髌底）股骨内上髁	18寸	直寸	速记：下肢直寸分内外大腿：外有19内18小腿：外有16内15腘、臀横纹间14内、外踝尖下寸3
	股骨大转子至腘横纹（膝中）	19寸	直寸	
	髌尖（膝中）至内踝尖	15寸	直寸	
	胫骨内侧髁下方（阴陵泉）至内踝尖	13寸	直寸	
	腘横纹（平髌尖）致外踝尖	16寸	直寸	
	腘横纹（平髌尖）至臀横纹	14寸	直寸	
	内踝尖至足底	3寸	直寸	
	外踝尖至足底	3寸	直寸	

第三节 穴位分部、定位、主治表

一、头部穴位定位主治表

部位	经络	穴位	定位	主治	操作事项
眼额区	足阳明ST	1 承泣＊＊	正视时、瞳孔直下、眶下缘与眼球之间	目赤肿痛，夜盲、色盲青光眼、面肌痉挛	向上固定眼球、直刺0.3~0.7寸；不提插、不捻转、禁灸
		2 四白＊	瞳孔直下约1寸之眶下孔凹陷中	眼疾、面瘫、面肌痉挛等。	直刺0.2~0.4寸；可沿皮透刺睛明
	足太阳BL	1 睛明＊＊	眼内角上方约0.1寸之眼眶内侧壁凹陷中	【治眼要穴】，主治眼部各种疾病：如目赤肿痛、夜盲、色盲、近视、弱视、青光眼等	向外固定眼球，直刺0.3~0.5寸，出针后按压1~3min，不提插，不捻转
		2 攒竹＊＊	眉头陷中、即额切迹处	目赤肿痛、眉棱骨痛、眼球瞤动	平刺0.3~0.5寸或透刺鱼腰穴，不灸

续表

部位	经络	穴位	定位	主治	操作事项
眼额区	足少阳 GB	1 瞳子髎＊＊	眼外角旁 0.5 寸	头痛，目赤肿痛、目翳等	平刺 0.3～0.5 寸
		14 阳白＊	眉中上 1 寸凹陷处	头痛，眼睑下垂、眼睑瞤动	平刺 0.3～0.5 寸
	手少 SJ 阳	23 丝竹空＊＊	眉梢陷中	头痛，目赤，眼睑瞤动	平刺或斜刺 0.5～1 寸，不灸
	经外奇穴 EX－HN	3 印堂＊＊	眉间正中	前头痛，鼻渊、鼻衄，晕厥等	向下平刺 0.5～1 寸
		额中	前正中线眉间上 1 寸	前头痛，鼻渊，眩晕等	平刺 0.5～0.8 寸
		山根	两眼内眦之中点处	目赤肿痛，流泪，鼻塞不通	沿皮刺 0.3～0.5 寸
		4 鱼腰	眉毛正中	眼睑下垂、眼睑瞤动，眉棱骨痛等	平刺 0.3～0.8 寸
		鱼尾	目外眦外方约 0.1 寸处	清热明目，治头痛 目疾	沿皮刺 0.3～0.5 寸
		5 太阳	眉梢与眼外角连线中点后约 1 寸凹陷中	偏头痛，目赤肿痛，面瘫等	直刺 0.3～0.8 寸或点刺出血
		7 球后	眼眶下缘外 1/4 与内 3/4 交界处	视神经炎、青光眼、白内障、近视等	轻压眼球向上，沿眶下缘向内上缓慢直刺 0.5～1.5 寸，不提插、出针后按压 1～3min
		上明	眉弓中点、眶上缘下	屈光不正、近视、青光眼、白内障、视神经萎缩等	轻压眼球，沿眶上缘缓慢刺入 1～1.5 寸、禁灸
耳前区	足阳明 ST	5 大迎	下颌角前约 1.3 寸、咬肌前下缘骨陷中、面动脉后	牙关紧闭、齿痛、颊肿等	避开面动脉、斜刺或平刺 0.2～0.5 寸
		6 颊车＊＊	下颌角前上方 1 横指、咀嚼时咬肌隆起处	【治面瘫要穴】，主治面瘫，牙痛，颊肿等	直刺 0.3～0.5 寸或向地仓穴透刺 1.5～2 寸
		7 下关＊＊	耳屏前约 1 横指、颧弓下缘凹陷中	齿痛，牙关紧闭，面瘫，耳鸣等	直刺 0.5～1.2 寸

部位	经络	穴位	定位	主治	操作事项
耳前区	足少阳GB	2 听会*	耳屏间切迹前方、张口时呈凹陷处	【治耳疾要穴】，主治：耳聋，耳鸣，面瘫，齿痛等	张口、直刺 0.5～1 寸
		3 上关	耳前一横指，下关直上，当颧弓上缘凹陷中	耳鸣、耳聋，齿痛，偏头痛等	直刺 0.5～1 寸
	手太阳SI	18 颧髎**	眼外角直下、颧骨下缘陷中	面瘫，颊肿，齿痛	直刺或斜刺 0.3～0.5 寸
		19 听宫**	耳屏与下颌关节之间、张口时呈凹陷处	耳鸣、耳聋	张口、直刺 0.5～1 寸
	手少阳SJ	21 耳门*	耳屏上切迹前方凹陷处	耳鸣、耳聋，齿痛等	微张口、直刺 0.5～1 寸
		22 耳和髎	耳郭前方，平眼外角之鬓发后缘（颞浅动脉后缘）	偏头痛等	避开颞浅动脉、直刺或斜刺 0.3～0.5 寸
	经外奇穴EX-HX	牵正	平耳垂中点前 0.5 寸之面部	面瘫	向前斜刺 0.5～0.8 寸
		听穴	面部，耳屏和耳屏切迹间与下颌骨髁状突后缘之间凹陷处	耳鸣、耳聋，牙痛，三叉神经痛	微张口直刺 0.8～1 寸
		6 耳尖	耳郭上方尖端处（耳最高点）	目疾，头痛，咽喉肿痛	直刺 0.1～0.2 寸或三棱针点刺出血
颞耳区	足阳明ST	8 头维**	额角发际直上 0.5 寸、当正中线旁开 4.5 寸	头痛，眩晕，目痛，眼睑瞤动	平刺 0.5～1 寸或向率谷透刺
	足少阳GB	4 颔厌	头维至曲鬓向前弧形连线的上 1/4 与下 3/4 交点	偏头痛，耳鸣，眩晕等	平刺 0.3～0.5 寸
		5 悬颅	头维至曲鬓向前弧形连线的中点	偏头痛，目外眦痛等	平刺 0.5～0.8 寸

部位	经络	穴位	定位	主治	操作事项
颞耳区	足少阳 GB	6 悬厘	头维至曲鬓向前弧形连线上 3/4 与下 1/4 交点	偏头痛，目外眦痛等	平刺 0.5 ~ 0.8 寸
		7 曲鬓	平耳尖前方鬓发处	偏头痛，目痛，齿痛，牙关紧闭	平刺 0.5 ~ 0.8 寸
		8 率谷	耳尖直上入发际 1.5 寸	偏头痛，眩晕，耳鸣、耳聋等	平刺 0.5 ~ 0.8 寸
		9 天冲	耳根后缘直上，入发际 2 寸	偏头痛，耳鸣、耳聋，癫痫等	平刺 0.5 ~ 0.8 寸
		10 浮白	耳后乳突后上方，当天冲与完骨沿耳轮之弧形连线的中、上 1/3 交点	偏头痛，耳鸣、耳聋等	直刺 0.5 ~ 0.8 寸
		11 头窍阴	耳后乳突后上方，天冲与完骨弧形连线的中、下 1/3 交点	头痛，耳聋，耳鸣等	平刺 0.5 ~ 0.8 寸，或点刺出血
		12 完骨	乳突后下方凹陷中	头痛，颈项强痛	平刺 0.5 ~ 0.8 寸
	手少阳 TE	17 翳风	耳垂后，乳突下端前方凹陷中	【治耳聋要穴】，主治：耳聋、耳鸣，面瘫，痄腮等	平刺 0.5 ~ 1.2 寸
		18 瘈脉	翳风与角孙沿耳轮之弧形连线，中下 1/3 交点	耳聋、耳鸣，头痛	平刺 0.3 ~ 0.5 寸，或点刺出血
		19 颅息	翳风与角孙沿耳轮之弧形连线，中上 1/3 交点	耳聋、耳鸣，头痛	平刺 0.3 ~ 0.5 寸
		20 角孙 *	耳尖上方发际处	目赤、目翳，耳郭红肿，偏头痛等	向下平刺 0.3 ~ 0.5 寸或点刺出血
	经外奇穴	安眠	翳风与风池连线之中点	失眠，头痛，眩晕，心悸，癫狂等	直刺 0.5 ~ 1 寸
		兴奋	乳突后上缘，安眠斜上 0.5 寸	醒脑提神，主治嗜睡，肢体无力	直刺 1.5 ~ 2 寸

续表

部位	经络	穴位	定位	主治	操作事项
口鼻区	任 CV	24 承浆	颏唇沟正中凹陷处	面瘫、面肿，齿痛，流涎等	向上斜刺 0.2～0.3 寸
	督脉 GV	25 素髎*	鼻尖端正中	酒糟鼻，鼻渊、鼻衄，昏迷等	向上斜刺 0.3～0.5 寸或点刺出血；不灸
		26 水沟**	人中沟中、上 1/3 交点处	【急救要穴】，主治：中风、昏迷，惊风，癫痫，闪挫腰痛，面瘫面肿等	向上斜刺 0.3～0.5 寸或用指甲按掐；不灸
		27 兑端	人中沟尖端与唇红相接处	口歪、唇动，齿龈肿痛等	向上斜刺 0.2～0.3 寸；不灸
		28 龈交	齿龈与上唇系带交点	齿龈肿痛，癫狂，腰痛等	向内上平刺 0.2～0.3 寸不灸
	手阳明 LT	19 口禾髎	水沟旁 0.5 寸，当鼻孔外缘	鼻渊，鼻衄，面瘫等	斜刺 0.2～0.5 寸
		20 迎香**	鼻翼外缘中点旁 0.5 寸之鼻唇沟中	【治鼻要穴】，主治：鼻渊，鼻衄，面瘫等	直刺 0.2～0.5 寸
	足阳明 ST	3 巨髎	瞳孔直下，平鼻翼下缘	面瘫，齿痛，鼻疾，眼睑瞤动等	直刺 0.3～0.6 寸
		4 地仓	口角旁开 0.4 寸之鼻唇沟内，或其延长线上	面瘫，流涎，眼睑瞤动等	斜刺或平刺 0.5～1.5 寸或向迎香、颊车方向透刺
	经外奇穴 EX-HN	8 上迎香	鼻两侧缘、鼻甲骨下，鼻唇沟上端凹陷处	鼻疾：如鼻塞、鼻疔等	向内上平刺 0.3～0.5
		9 内迎香	鼻孔内，鼻翼软骨与鼻甲交界黏膜处	目赤肿痛，晕厥等	点刺出血
		10 聚泉	舌面正中	消渴，舌肌麻痹，哮喘及味觉减退等	点刺出血
		11 海泉	舌下系带中点	舌疾，消渴，口腔炎等	点刺出血
		12 金津	舌下系带左侧静脉上	舌疮，舌强，舌肿，失语	点刺出血
		13 玉液	舌下系带右侧静脉上	口疮，舌强，舌肿，失语	点刺出血

部位	经络	穴位	定位	主治	操作事项
顶前区	督脉 GV	20 百会 **	头顶正中，于前发际正中直上 5 寸，当两耳尖连线中点	【息风、升阳要穴】，主治：头顶痛，眩晕，脱肛，阴挺，中风，癫狂等	平刺 0.5～0.8 寸
		21 前顶	前发际正中直上 3.5 寸（当百会前 1.5 寸）	头顶痛，眩晕等	平刺 0.3～0.5 寸
		22 囟会	前发际正中直上 2 寸	头痛，头晕，鼻渊等	平刺 0.3～0.5 寸
		23 上星 *	前发际正中直上 1 寸	前头痛，眩晕，癫痫，目赤肿痛，鼻渊等	平刺 0.5～0.8 寸
		24 神庭 *	前发际正中直上 0.5 寸	前头痛，鼻渊，癫狂、痫，失眠、健忘等	平刺 0.3～0.8 寸
	足太阳 BL	3 眉冲	眉头直上、入发际 0.5 寸	前头痛，眩晕等	平刺 0.3～0.5 寸
		4 曲差	前发际正中直上 0.5 寸，旁开 1.5 寸	前头痛，鼻渊、鼻衄等	平刺 0.3～0.8 寸
		5 五处	前发际正中直上 1 寸，旁开 1.5 寸（当曲差上 0.5 寸）	前头痛，目眩，癫痫等	平刺 0.3～0.8 寸
		6 承光	前发际正中直上 2.5 寸，旁开 1.5 寸	头痛，眩晕，鼻渊等	平刺 0.3～0.8 寸
		7 通天	前发际正中直上 4 寸，旁开 1.5 寸	头痛，眩晕，鼻渊、鼻衄	平刺 0.3～0.5 寸
		8 络却	前发际正中直上 5.5 寸，旁开 1.5 寸	头顶痛，眩晕，耳鸣，鼻渊等	平刺 0.3～0.5 寸
	足少阳 GB	13 本神	前发际正中直上 0.5 寸，旁开 3 寸（当神庭至头维中、外 1/3 交点）	前头痛，眩晕	平刺 0.5～0.8 寸
		15 头临泣 **	眉中直上入发际 0.5 寸，当神庭至头维连线中点	头痛，鼻渊，目翳，多泪等	平刺 0.5～0.8 寸
		16 目窗	眉中直上入发际 1.5 寸，旁开 2.25 寸	头痛，眩晕，目赤肿痛，鼻渊等	平刺 0.5～0.8 寸

续表

部位	经络	穴位	定位	主治	操作事项
顶前区	足少阳 GB	17 正营	眉中直上入发际2.5寸，旁开2.25寸	偏头痛，眩晕等	平刺0.5~0.8寸
		18 承灵	眉中直上入发际4寸，旁开2.25寸	偏头痛，鼻渊、鼻衄等	平刺0.5~0.8寸
	经外奇穴 EX－HN	1 四神聪*	百会前后左右各1寸，共4穴	健忘、失眠、痴呆，头痛，眩晕，癫、狂、痫	平刺0.5~0.8寸
		当阳	瞳孔直上入发际上1寸	前头痛，目赤肿痛	平刺0.5~0.8寸
枕项区	督脉 GV	14 大椎**	第7颈椎棘突下凹陷中。当后颈部隆起的最高点下缘	恶寒发热，头项强痛，疟疾，癫狂、痫，小儿惊风，风疹，黄疸等	向上斜刺0.5~0.8寸，勿深刺
		15 哑门	后发际正中直上0.5寸，第1颈椎棘突下	【治哑要穴】，舌强不语、音哑，项强，瘛症，癫症，半身不遂等	低头向喉结方向缓慢斜刺0.5~1寸，勿深刺；不灸
		16 风府**	后发际正中上1寸至枕骨下凹陷处	中风，头项强痛，眩晕，癫狂、痫、瘛等	低头向喉结方向缓慢斜刺0.5~1寸，勿深刺
		17 脑户	后发际正中直上2.5寸、枕外隆凸上缘凹陷中	头痛，头晕、颈项强痛，癫、狂、痫等	平刺0.5~0.8寸
		18 强间	后发际正中直上4寸，当脑户穴上1.5寸	头痛，头晕，心烦失眠，癫痫等	平刺0.5~0.8寸
		19 后顶	后发际正中直上5.5寸（当百会向后1.5寸）	头痛，头晕，癫狂、痫等	平刺0.5~1寸
	足少阳 GB	19 脑空	横平枕外隆凸上缘，当脑户穴旁开2.25寸，下对风池穴	头痛，颈项强痛等	平刺0.3~0.5寸
		20 风池**	后发际上1寸、斜方肌外缘凹陷中，横平风府穴	感冒发热，头项强痛，鼻渊，眼疾等	低头、针尖朝鼻孔方向斜刺0.5~1.2寸，勿向内上方深刺

部位	经络	穴位	定位	主治	操作事项
枕项区	足太阳BL	9 玉枕	后发际正中直上2.5寸（脑户穴），旁开1.3寸	后头痛，眼痛，鼻渊等	平刺0.3~0.8寸
		10 天柱＊＊	后发际正中直上0.5寸（当哑门穴）旁开1.3寸之斜方肌外缘凹陷中	头项强痛，咽喉肿痛等	平刺0.5~1寸，不可深刺
	奇HN	14 翳明	颈部、当翳风后1寸	眼疾，如近视、远视、白内障及头痛，眩晕，耳鸣，失眠等	直刺0.5~1寸
		15 颈百劳	大椎直上2寸、旁开1寸	潮热，盗汗，咳嗽，气喘，落枕	直刺0.5~1寸
		颈夹脊	第2颈椎棘突上及7颈椎棘突下旁开0.5寸左右共14穴	用于头面、五官、颈项部相关疾病	向内斜刺0.5~1寸
		新设	风池穴下、当后发际直下1.5寸，平第4颈椎横突	头项痛，颈椎病，神经性头痛等	直刺0.5~1寸
		崇骨	第6颈椎棘突下	感冒，颈痛，疟疾，癫痫等	向上斜刺0.5~1寸，勿深刺
		血压点	6 颈椎棘突下，旁开2寸	高血压，低血压	直刺0.3~1寸
		定喘	第7颈椎棘突下，旁开0.5寸	哮喘，咳嗽等	向内斜刺0.5~0.8寸；
		喘息	第7颈椎棘突下旁开1寸	哮喘，荨麻疹等	向内斜刺0.5~0.8寸；
		外定喘	第7颈椎棘突下旁开1.5寸	哮喘，咳嗽	向内斜刺0.5~1寸；
颈前区	任脉CV	22 天突＊＊	胸骨上窝正中，气管之前	咳嗽，暴喑，咽痛，梅核气	向胸骨后下方斜刺0.3~0.8寸，勿深刺
		23 廉泉＊＊	喉结上方，舌骨上缘中点凹陷处	哑症，流涎，舌强，梅核气等	向上斜刺0.5~0.8寸，勿深刺

部位	经络	穴位	定位	主治	操作事项
颈前区	手阳明LT	17 天鼎	颈部，平环状软骨，胸锁乳突肌后缘	咳嗽、气喘，咽喉肿痛，声嘶，瘰疬，梅核气等	直刺 0.3 ~ 0.5 寸
		18 扶突	平喉结旁开 3 寸、胸锁乳突肌前后缘之间	咽喉肿痛，失音，咳喘等	直刺 0.3 ~ 0.8 寸
	足阳明ST	9 人迎	喉结旁开 1.5 寸，胸锁乳突肌前缘，颈总动脉搏动处	高血压，咽喉肿痛，瘰疬等	避开动脉 直刺 0.2 ~ 0.4 寸（慎用）
		10 水突	平环状软骨，胸锁乳突肌前缘，当人迎与气舍连线中点	咽喉肿痛，咳嗽，哮喘等	避开动脉和气管 直刺 0.3 ~ 0.5 寸
		11 气舍	锁骨胸骨端上缘，胸锁乳突肌胸骨端外侧缘之凹陷处	呃逆，咳嗽，哮喘，咽喉肿痛，等	直刺 0.3 ~ 0.5 寸
		12 缺盆	前正中线旁开 4 寸之胸骨上窝中央	咳嗽，气喘，咽喉肿痛，缺盆中痛	斜刺 0.3 ~ 0.5 寸，勿深刺；禁灸
	手太阳SI	16 天窗	平喉结旁开 3.5 寸，胸锁乳突肌后缘	咽喉肿痛，耳鸣，耳聋等	直刺 0.3 - 0.5 寸
		17 天容	下颌角后、胸锁乳突肌前缘陷中	耳聋、耳鸣，咽喉肿痛	避开颈动脉、向舌根部直刺 0.5 ~ 0.8 寸
	手少阳SJ	16 天牖	胸锁乳突肌后缘 平下颌角凹陷中	耳鸣，耳聋，头痛，眩晕等	直刺 0.5 ~ 1 寸
	经外奇穴	扁桃体	下颌角下 0.5 寸，颈动脉前方陷中	扁桃腺炎，急慢性咽、喉炎等	向上斜刺 0.5 ~ 1 寸；勿刺伤大血管
		上廉泉	颈上部正中、下颌下缘与舌骨体之间凹陷，当廉泉穴上 1 寸	哑症，舌强，流涎，失语，舌咽神经麻痹，急慢性咽炎	向舌根方向刺 0.5 ~ 0.8 寸；或向金津、玉液方向透刺
		止呕	甲状软骨上切迹之上凹陷，与胸骨柄上切迹上方凹陷连线中点	止呕化痰，主治晚期食道癌	针尖向胸骨上切迹凹陷刺 0.5 ~ 0.8 寸

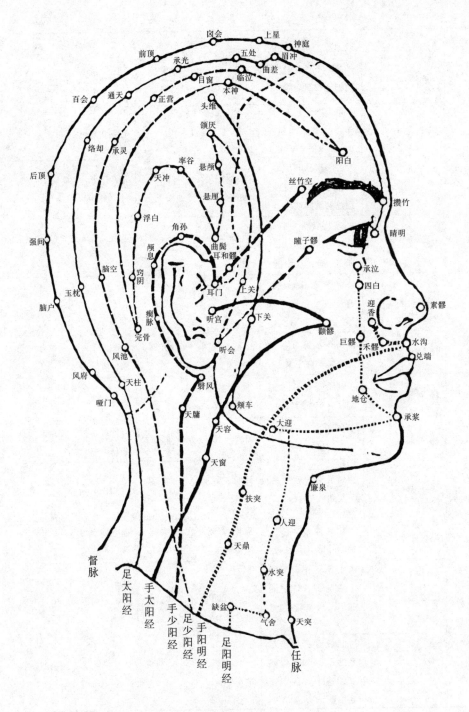

头面部穴位图

二、背部穴位定位主治表

背部	经络	穴位	定位	主治	操作事项
背中线	督脉 GV	13 陶道	第 1 胸椎棘突下，从后颈部隆起最高点（7 颈椎），再向下推一椎体下缘凹陷处	恶寒、发热、癫痫，项背强痛，疟疾等	向上斜刺 0.5～0.8 寸，勿深刺
		12 身柱	第 2 胸椎棘突下	咳嗽，气喘，癫痫，腰背强痛等	向上斜刺 0.5～0.8 寸，勿深刺
		11 神道	第 5 胸椎棘突下	惊悸，健忘，背痛等	向上斜刺 0.5～0.8 寸，勿深刺
		10 灵台	第 6 胸椎棘突下	咳喘，背痛，项强	向上斜刺 0.5～0.8 寸，勿深刺
		9 至阳**	第 7 胸椎棘突下，（两侧肩胛下角连线与正中线焦点）	黄疸，心绞痛，胸背痛，脊柱强直等	向上斜刺 0.3～0.8 寸，勿深刺
		8 筋缩	第 9 胸椎棘突下	腰背痛，脊柱强直，抽搐，癫狂、痫，等	向上斜刺 0.5～0.8 寸，勿深刺
		7 中枢	第 10 胸椎棘突下	腰脊强痛，呕吐，腹满等	向上斜刺 0.5～0.8 寸，勿深刺
		6 脊中	第 11 胸椎棘突下	腰脊痛，腹满，黄疸，脱肛等	向上斜刺 0.5～0.8 寸，勿深刺
	经外奇穴	巨阙俞	第 4 胸椎棘突下	咳嗽，哮喘，心痛，心悸等	向上斜刺 0.5～0.8 寸，勿深刺
背中旁一线	足太阳经[1] BL	11 大杼	第 1 胸椎棘突下，旁开 1.5 寸	项背痛，咳嗽等	向脊柱方向斜刺 0.5～0.8 寸，勿深刺
		12 风门**	第 2 胸椎棘突下，旁开 1.5 寸	伤风，咳嗽，头痛，项强，肩背痛等	向脊柱方向斜刺 0.5～0.8 寸，勿深刺
		13 肺俞**	第 3 胸椎棘突下，旁开 1.5 寸	咳嗽，咯血，哮喘，皮肤病等	向脊柱方向斜刺 0.5～0.8 寸，勿深刺
		14 厥阴俞	第 4 胸椎棘突下，旁开 1.5 寸	心痛，心烦，失眠，健忘，咳嗽，胸闷等	向脊柱方向斜刺 0.5～0.8 寸，勿深刺
		15 心俞**	第 5 胸椎棘突下旁开 1.5 寸	心痛，心悸，失眠，癫狂、痫等	向脊柱方向斜刺 0.5～0.8 寸，勿深刺

背部	经络	穴位	定位	主治	操作事项
背中旁一线	足太阳经[1]BL	16 督俞	第 6 胸椎棘突下，旁开 1.5 寸	心痛，胸闷，胃痛，呃逆，腹痛	向脊柱方向斜刺 0.5 ~ 0.8 寸，勿深刺
		17 膈俞**	第 7 胸椎棘突下，（当两侧肩胛下角连线与正中线焦点）旁开 1.5 寸	呕吐，呃逆，血症，皮肤病，潮热等	向脊柱方向斜刺 0.5 ~ 0.8 寸，勿深刺
		18 肝俞**	第 9 胸椎棘突下旁开 1.5 寸	黄疸，胁痛，眼疾，癫狂、痫等	向脊柱方向斜刺 0.5 ~ 0.8 寸，勿深刺
		19 胆俞**	第 10 胸椎棘突下，旁开 1.5 寸	黄疸，胸胁痛，口苦，呕吐，潮热等	向脊柱方向斜刺 0.5 ~ 0.8 寸，勿深刺
		20 脾俞**	第 11 胸椎棘突下，旁开 1.5 寸	腹胀，呕吐，完谷不化，黄疸，水肿，背痛等	向脊柱方向斜刺 0.5 ~ 0.8 寸，勿深刺
		21 胃俞**	第 12 胸椎棘突下 旁开 1.5 寸	胃痛，呕吐，腹胀，肠鸣，噎膈	向脊柱方向斜刺 0.5 ~ 0.8 寸，勿深刺
	经外奇穴	2 华佗夹脊	第 1 胸椎至第 5 腰椎，各椎棘突下旁开 0.5 寸，左右共 34 穴	胸椎 1 ~ 5 治心肺疾病；胸椎 6 ~ 12 治胃肠肝胆疾病；腰椎 1 ~ 5 治下肢小腹腰骶疾病	直刺 0.3 ~ 0.5 寸，或用梅花针扣刺
		3 胃脘下俞	第 8 胸椎棘突下，旁开 1.5 寸	消渴，胰腺炎，腹痛，胃痛，胸胁痛	向脊柱方向斜刺 0.3 ~ 0.8 寸，勿深刺
		四花	7、10 胸椎棘突下旁开 1.5 寸（即膈俞、胆俞）左右共四穴	补肺除瘵，止咳平喘，治劳瘵咳喘，虚弱羸瘦。	常用灸法。向脊柱方向斜刺 0.3 ~ 0.8 寸，勿深刺
		骑竹马	第 9、10 胸椎棘突间旁开 1 寸，	无名肿毒，发背，脑疽，肿瘤，四肢下部痈疽等	向脊柱方向斜刺 0.3 ~ 0.8 寸，勿深刺
背中旁二线	足太阳经[2]BL	41 附分	第 2 胸椎棘突下 旁开 3 寸	项背强痛，肘臂麻木等	斜刺 0.5 ~ 0.8 寸
		42 魄户	第 3 胸椎棘突下 旁开 3 寸	咳嗽，哮喘，肩背痛等	斜刺 0.5 ~ 0.8 寸
		43 膏肓**	第 4 胸椎棘突下 旁开 3 寸	肺痨，咳嗽，气喘，健忘等	斜刺 0.5 ~ 0.8 寸
		44. 神堂	第 5 胸椎棘突下 旁开 3 寸	咳嗽，气喘，心痛，健忘等	斜刺 0.5 ~ 0.8 寸

背部	经络	穴位	定位	主治	操作事项
背中旁二线	足太阳经[1] BL	45 譩譆	第6胸椎棘突下旁开3寸	咳嗽，气喘，背痛等	斜刺0.5~0.8寸
		46 膈关	第7胸椎棘突下旁开3寸	呃逆，呕吐，饮食不下，背脊痛等	斜刺0.5~0.8寸
		47 魂门	第9胸椎棘突下旁开3寸	胁肋痛，背痛，呕吐肠鸣，泄泻等	斜刺0.5~0.8寸
		48 阳纲	第10胸椎棘突下旁开3寸	黄疸，肠鸣，泄泻等	斜刺0.5~0.8寸
		49 意舍	第11胸椎棘突下旁开3寸	腹胀，肠鸣，吐泻等	斜刺0.5~0.8寸
		50. 胃仓	弟12胸椎棘突下旁开3寸	胃痛，呕吐，腹胀，食积	斜刺0.5~0.8寸
腰骶中线	督脉 GV	5 悬枢	第1腰椎棘突下	腰脊痛，肠鸣，泄泻等	直刺0.5~0.8寸
		4 命门*	第2腰椎棘突下	【补相火要穴】，主治阳痿、遗精、带下、腰脊痛	直刺0.5~0.8寸
		3 腰阳关**	第4腰椎棘突下	腰骶痛，遗精、阳痿、月经不调，下肢痿痹等	直刺0.5~1寸
		2 腰俞	骶管裂孔正中	月经不调，腰背痛，痔疮，脱肛	向上斜刺0.5~1寸
		1 长强	尾骨尖与肛门之间	脱肛，痔疮，腰脊痛等	向上方斜刺0.5~1寸，勿深刺；慎灸
	经外奇穴	9 腰奇	尾骨端向上2寸，骶骨角之间凹陷中	癫痫，头痛，失眠，便秘等	向上平刺0.5~1.5寸
		精宫	第2腰椎棘突平高，旁开3寸	益肾固精，治遗精，阳痿，腰脊强痛	直刺0.8~1.5寸
		下极俞	第3腰椎棘突下	腰痛，遗尿，小便不利，下肢酸痛等	直刺0.5~1寸
		8 十七椎	第5腰椎棘突下	腰骶痛，下肢痿痹痛，痛经，遗尿	直刺0.5~1寸
		阳痿穴	肾俞穴上2.5寸旁开1寸	阳痿	直刺0.5~1寸

背部	经络	穴位	定位	主治	操作事项
腰骶中旁一线	足太阳经[1]BL	22 三焦俞	第 1 腰椎棘突下，旁开 1.5 寸	水肿，泄泻，小便不利，腰背痛	直刺 0.5~1 寸
		23 肾俞**	第 2 腰椎棘突下，旁开 1.5 寸	头痛，头晕，耳鸣、耳聋，腰膝酸软，遗精，遗尿，月经不调，带下，水肿等	直刺 0.5~1 寸，勿深刺
		24 气海俞	第 3 腰椎棘突下，旁开 1.5 寸	腰痛，腹胀，肠鸣，腹泻等	直刺 0.5~1.2 寸
		25 大肠俞*	第 4 腰椎棘突下，旁开 1.5 寸	腰痛，腹胀，腹泻，便秘等	直刺 0.5~1.2 寸
		26 关元俞**	第 5 腰椎棘突下，旁开 1.5 寸	腰痛，腹胀，肠鸣，腹泻，小便不利等	直刺 0.5~1.2 寸
		27 小肠俞	第 1 骶椎棘突下，旁开 1.5 寸	遗尿，遗精，腰痛，带下，疝气，痢疾等	直刺 0.5~1.2 寸
		28 膀胱俞**	第 2 骶椎棘突下，旁开 1.5 寸	小便不利，遗尿，遗精，泄泻，腰骶痛等	直刺 0.5~1.2 寸
		29 中膂俞	第 3 骶椎棘突下，旁开 1.5 寸	腰骶痛，消渴，疝气，痢疾等	直刺 0.5~1.2 寸
		30 白环俞	第 4 骶椎棘突下，旁开 1.5 寸	腰腿痛，遗精，阳痿，疝气，带下，月经不调等	直刺 0.5~1.2 寸
		31 上髎	第 1 骶后孔中，约当髂后上棘与后正中线中点	腰骶痛，月经不调，带下，小便不利等	直刺 0.5~1.5 寸
		32 次髎**	第 2 骶后孔中，当髂后上棘下与第 2 骶椎棘突连线中点凹陷处	治腰骶痛及妇科病常用穴：如腰骶痛，月经不调，带下小便不利，遗精，阳痿等	直刺 0.8~1.5 寸
		33 中髎	第 3 骶后孔中，当次髎向下触摸到第 1 个凹陷即是	腰骶痛，月经不调，带下，小便不利等	直刺 0.8~1.5 寸
		34 下髎	第 4 骶后孔中，约当骶角的上方，横平骶管裂孔	腰骶痛，月经不调，带下，小便不利等	直刺 0.8~1.5 寸
		35 会阳	尾骨尖端旁开 0.5 寸之凹陷	痔疮，带下，阳痿等	直刺 0.8~1 寸

续表

背部	经络	穴位	定位	主治	操作事项
腰骶中旁二线	足太阳经〔2〕BL	51 肓门	第 1 腰椎棘突下，旁开 3 寸	腹痛，痞块，便秘，腰痛等	直刺 0.5～1 寸
		52 志室＊＊	第 2 腰椎棘突下，旁开 3 寸	遗精，阳痿，小便不利，腰痛	直刺 0.5～1 寸
		53 胞肓	第 2 骶椎棘突下，旁开 3 寸	腰骶痛，腿痛，小便不利	直刺 0.5～1 寸
		54 秩边＊＊	第 4 骶椎棘突下（骶骨裂孔），旁开 3 寸凹陷中	腰骶痛，下肢痿痹，痔疮等	直刺 1.5～3 寸
	奇穴EX－B	4 痞根	第 1 腰椎棘突下，旁开 3.5 寸	腹内痞块，如肝、脾肿大，胃痛，腰痛等	直刺 1.5～1 寸
		11 腰宜	第 4 腰椎棘突下，旁开 3 寸	腰腿痛及泌尿生殖器官病等	直刺 0.5～1 寸
		7 腰眼	第 4 腰椎棘突下，旁开 3.5 寸之凹陷中	腰腿痛，虚痨，妇科病等	直刺 0.5～1.2 寸
		6 腰奇	骶骨端直上 2 寸，凹隙中	便秘，头痛，失眠，癫痫	向上平刺 1～1.5 寸

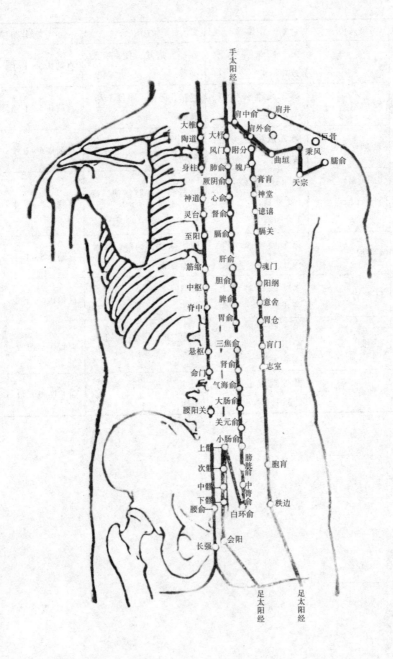

肩背部穴位图

三、胸部穴位定位主治表

胸部	经络	穴位	定位	主治	操作事项
胸中线	任脉 CV	21 璇玑	前正中线上，胸骨柄中央（平锁骨与第一肋之间）	哮喘，咳嗽，胸痛，胸闷等	平刺0.3~0.5寸
		20 华盖	前正中线上平第1肋间	哮喘，咳嗽，胸痛，胸闷等	平刺0.3~0.5寸
		19 紫宫	前正中线上平第2肋间	哮喘，咳嗽，胸痛，胸闷等	平刺0.3~0.5寸
		18 玉堂	前正中线上平第3肋间	哮喘，咳嗽，胸痛，胸闷等	平刺0.3~0.5寸
		17 膻中**	前正中线上平第4肋间	心痛，心烦，心悸，咳喘，乳少等	平刺0.3~0.5寸
		16 中庭	前正中线上平第5肋间（即胸剑结合部）	胸痛，呕吐，噎膈，梅核气等	平刺0.3~0.5寸
胸中旁一线	足少阴经 KI	27 俞府*	前正中线旁开2寸，平锁骨下缘	咳嗽，气喘，胸痛等	斜刺0.3~0.8寸
		26 彧中	第1肋间隙前正中线旁开2寸	咳嗽，气喘，胸胁胀满等	斜刺0.3~0.8寸
		25 神藏	第2肋间隙前正中线旁开2寸	咳嗽，气喘，胸痛，胸满等	斜刺0.3~0.8寸
		24 灵墟	第3肋间隙前正中线旁开2寸	胸痛，乳痈，咳嗽，气喘等	斜刺0.3~0.8寸
		23 神封	第4肋间隙前正中线旁开2寸	胸痛，乳痈，咳嗽，气喘等	斜刺0.3~0.8寸
		22 步廊	第5肋间隙前正中线旁开2寸	胸痛，胸胁胀满，咳喘等	斜刺0.3~0.8寸
胸中旁二线	足阳明经 ST	13 气户	前中线旁4寸锁骨中点下缘	咳嗽，哮喘，呃逆，胸痛等	斜刺0.3~0.8寸
		14 库房	前正中线旁开4寸第1肋间	胸痛，咳嗽，哮喘等	斜刺0.3~0.8寸
		15 屋翳	前正中线旁开4寸第2肋间	胸胁痛，咳嗽，乳痈等	斜刺0.3~0.8寸

胸部	经络	穴位	定位	主治	操作事项
胸中旁二线	足阳明ST	16 膺窗	前正中线旁开 4 寸第 3 肋间	胸胁痛，咳嗽，乳痈等	斜刺 0.3～0.8 寸
		17 乳中	乳头中央（当前正中线旁开4寸第4肋间)	此穴仅作定位标志	不针不灸
		18 乳根	前正中线旁开 4 寸第 5 肋间	乳痈，胸痛，乳汁少等	斜刺或平刺 0.5～0.8 寸；
	足厥阴LR	14 期门**	前正中线旁开 4 寸第 6 肋间	胸胁满痛，乳痈，吐呃，奔豚气，疟疾等	斜刺 0.3～0.8 寸
胸中旁三线	手厥阴PC	1 天池*	前正中线旁开 5 寸第 4 肋间（当乳头外 1 寸）	胸痛，腋下肿痛等	斜刺 0.3～0.5 寸，勿深刺
	手太阴LU	1 中府**	前正中线旁开 6 寸，平第 1 肋间	胸痛，咳嗽，哮喘，胸中烦痛，肩痛等	向外斜刺 0.5～0.8 寸，勿向内深刺
		2 云门	前正中线旁开 6 寸，锁骨肩峰端下缘凹中心处	咳嗽，气喘，胸痛，肩痛等	向外斜刺 0.5～0.8 寸，勿向内深刺
	足太阴SP	17 食窦	前正中线旁开 6 寸第 5 肋间	胸胁胀痛，嗳气，反胃，呕吐等	斜刺 0.3～0.8 寸，勿深刺
		18 天溪	前正中线旁开 6 寸第 4 肋间	胸痛，咳嗽，乳痈等	斜刺 0.3～0.8 寸，勿深刺
		19 胸乡	前正中线旁开 6 寸第 3 肋间	胸胁胀痛等	斜刺 0.3～0.8 寸，勿深刺
		20 周荣	前正中线旁开 6 寸第 2 肋间	胸痛，咳嗽等	斜刺 0.3～0.8 寸，勿深刺
		21 大包**	腋中线上第 6 肋间	胁肋痛，哮喘，全身疼痛等	侧卧举臂斜刺 0.3～0.8寸，勿深刺
腋胁区	手少阴HT	1 极泉*	腋窝中央，腋动脉内侧	心痛，胁痛，肩痛不举等	上臂外展，避开腋动脉，直刺 0.5～1 寸
	足少阳GB	22 渊腋	腋中线上与 4 肋间交点	胸胁痛等	斜刺 0.3～0.8 寸，勿深刺
		23 辄筋	渊腋前 1 寸，平 4 肋间隙处	胸胁痛。哮喘等	斜刺 0.3～0.8 寸，勿深刺
		24 日月**	前正中线旁开 4 寸（锁骨中线），平第 7 肋间隙	胁痛，黄疸等	斜刺 0.3～0.8 寸，勿深刺
		25 京门*	第 12 肋端下缘	腰胁痛，泄泻，水肿	斜刺 0.3～1 寸，勿深刺

四、腹部穴位定位主治表

腹部	经络	穴位	定位	主治	操作事项
上腹中线	任脉 CV	15 鸠尾	前正中线上，胸剑联合下1寸（当脐上7寸）	胸闷，心痛，噎膈，癫狂、痫等	向下斜刺0.3～0.6寸，勿深刺
		14 巨阙	前正中线上，脐上6寸，鸠尾下1寸	心痛，癫狂，呕吐等	向下斜刺0.5～0.6寸，勿深刺
		13 上脘	前正中线上，中脘上1寸	胃痛，呕吐等	直刺0.5～1寸
		12 中脘**	前正中线上，脐上4寸，当剑脐连线中点	胃痛，呕吐，腹胀等	直刺0.5～1寸
		11 建里	前正中线上，脐上3寸	胃痛，腹胀，水肿等	直刺0.5～1寸
		10 下脘*	前正中线上，脐上2寸	腹胀，痞块，胃痛，呃逆等	直刺0.5～1寸
		9 水分	前正中线上，脐上1寸	水肿，腹胀，腹痛等	直刺0.5～1寸；腹部水肿者禁针
上腹中旁一	足少阴 KI	21 幽门	脐上6寸，任脉旁开0.5寸	胃痛，呕吐等	直刺0.5～0.8寸
		20 腹通谷	脐上5寸，任脉旁开0.5寸	腹痛，腹胀，呕吐等	直刺0.5～0.8寸
		19 阴都	脐上4寸，任脉旁开0.5寸	胃痛，腹胀，肠鸣等	直刺0.5～0.8寸
		18 石关	脐上3寸，任脉旁开0.5寸	腹痛，呕吐，便秘等	直刺0.5～0.8寸
		17 商曲	脐上2寸，任脉旁开0.5寸	腹痛，腹泻，便秘等	直刺0.5～0.8寸
上腹中旁二线	足阳明 ST	19 不容	脐上6寸，任脉旁开2寸	腹胀，呕吐，胃脘痛等	直刺0.5～0.8寸
		20 承满	脐上5寸，任脉旁开2寸	胃脘痛，腹胀等	直刺0.5～0.8寸
		21 梁门**	脐上4寸（中脘）旁开2寸	胃脘痛，食欲不振，呕吐等	直刺0.5～0.8寸

腹位	经络	穴位	定位	主治	操作事项
上腹中旁二线	足阳明ST	22 关门	脐上 3 寸，任脉旁开 2 寸	腹痛，腹胀，腹泻，肠鸣等	直刺 0.5 ~ 0.8 寸
		23 太乙	脐上 2 寸，任脉旁开 2 寸	胃痛，癫狂等	直刺 0.5 ~ 0.8 寸
		24 滑肉门	脐上 1 寸，任脉旁开 2 寸	胃痛，呕吐，癫狂，吐舌等	直刺 0.5 ~ 1.2 寸
	足太阴SP	16 腹哀	脐上 3 寸，任脉旁开 4 寸	腹痛，腹泻，消化不良等	直刺 0.5 ~ 0.8 寸
	经外奇穴	胃上	脐上 2 寸，任脉旁开 4 寸	腹胀，胃痛，胃下垂等	向脐或向天枢穴或向对侧穴位透刺 2 ~ 3 寸
中腹	任脉CV	8 神阙**	前正中线，脐窝正中	【治脱证要穴】，主治：中风脱症，脱肛，脐腹痛，泄泻等	宜灸，禁针
	足少阴KI	16 肓俞*	脐旁 0.5 寸	腹胀，腹痛，呕吐，腹泻，便秘等	直刺 0.5 ~ 1.2 寸
	足阳明ST	25 天枢**	脐旁 2 寸	【止泻要穴】，主治腹胀，腹泻，脐周痛，便秘	直刺 0.5 ~ 1.2 寸
	足太阴SP	15 大横**	脐旁 4 寸	腹痛，腹泻，痢疾，便秘等	直刺 0.5 ~ 1.2 寸
	奇EX - CA	脐中四边	脐旁上下左右各 1 寸，共 4 穴	胃胀，胃痛，腹痛，腹泻，胃扩张等	直刺 0.5 ~ 1 寸
		三角灸	以患者口角边距长度作等边三角形，将顶角置脐心，余下两底角处是穴	疝气，腹痛	直刺 0.5 ~ 1 寸
下腹中线	任脉CV	7 阴交	前正中线，脐下 1 寸	月经不调，带下，腹痛等	直刺 0.8 ~ 1.2 寸
		6 气海**	前正中线，脐下 1.5 寸（当脐下两横指）	【强壮保健要穴】，主治：少腹痛，遗精，遗尿，月经不调，崩漏，带下，虚脱，阴挺等	直刺 0.5 ~ 1.3 寸，孕妇慎用
		5 石门	前正中线，脐下 2 寸	小便不利，阳痿，崩漏带下经闭，小腹痛，水肿等	直刺 0.5 ~ 1 寸，孕妇慎用

续表

腹位	经络	穴位	定位	主治	操作事项
下腹中线	任脉 CV	4 关元**	前正中线，脐下3寸	【强壮保健要穴】，主治：遗精，阳痿，月经不调，带下，遗尿，少腹痛，疝气等	直刺0.5~1.3寸，或向下斜刺1~2寸，孕妇慎用
		3 中极**	前正中线，脐下4寸	遗尿，阴挺，月经不调，崩漏，阳痿等	直刺0.5~1寸，排尿后进针，孕妇慎用
		2 曲骨	耻骨联合上缘中点	遗精，阳痿，带下，痛经，遗尿，小便不利等	直刺0.5~1寸，排尿后进针，孕妇忌针
		1 会阴	阴囊根部（女性为大阴唇后联合）与肛门连线中点	阴痒，脱肛，月经不调，产后昏迷等	直刺0.5~1寸，孕妇禁针
下腹中旁一线	足少阴 KI	15 中注	脐下1寸，任脉旁开0.5寸	月经不调，腹痛，便秘等	直刺0.5~1.2寸
		14 四满	脐下2寸，任脉旁开0.5寸	月经不调，带下，遗精，遗尿，疝气等	直刺0.5~1.2寸
		13 气穴	脐下3寸，任脉旁开0.5寸	月经不调，闭经，崩漏，泄泻等	直刺0.5~1.2寸
		12 大赫*	脐下4寸，任脉旁开0.5寸	遗精，阳痿，阴挺，带下等	直刺0.5~1.5寸
		11 横骨	脐下5寸，任脉旁开0.5寸	遗精，阳痿，小便不利，少腹痛，阴部痛等	直刺0.5~1.2寸
中旁二线	足阳明 ST	26 外陵	脐下1寸，任脉旁开2寸	腹痛，疝气等	直刺0.5~1.2寸
		27 大巨	脐下2寸，任脉旁开2寸	小腹胀痛，小便不利，疝气等	直刺0.5~1.2寸
		28 水道	脐下3寸，任脉旁开2寸	小便不利，疝痛等	直刺0.5~1.2寸
		29 归来**	脐下4寸，任脉旁开2寸	闭经，疝气，阴挺，月经不调，下腹痛等	直刺0.5~1.5寸
		30 气冲	平耻骨联合上缘，正中线旁开2寸，腹壁动脉搏动处	疝气，外阴肿痛，月经不调，阳痿等	直刺0.5~1.2寸

腹位	经络	穴位	定位	主治	操作事项
侧腹部	足太阴SP	14 腹结	脐下 1.3 寸，任脉旁开 4 寸	腹痛，腹泻，疝痛等	直刺 0.5～1.2 寸
		13 府舍	脐下 4.3 寸，任脉旁开 4 寸	腹痛，疝气等	直刺 0.5～0.8 寸
		12 冲门	前正中线旁开 3.5 寸，平耻骨联合上缘，腹股沟斜纹口，当髂外动脉搏动处外侧	疝气，下腹痛，带下等	避开动脉，直刺 0.5～1 寸
	足少阳GB	26 带脉*	第 11 肋端直下平脐处	月经不调，赤白带下，腰胁疼痛，疝气等	直刺 0.5～1.5 寸
		27 五枢	髂前上棘前 0.5 寸的垂直线上，横平脐下 3 寸	带下，小腹痛，疝气等	直刺 0.5～1.5 寸
		28 维道	髂前上棘内下方 0.5 寸	带下，阴挺，小腹痛，疝气等	直刺 0.5～1.5 寸
	足厥阴LR	11 阴廉	耻骨联合上缘中点旁开 2 寸直下 2 寸，耻骨结节下方	月经不调，带下，股内侧痛，少腹痛，睾丸肿痛等	直刺 0.8～1.5 寸
		12 急脉	前正中线旁开 2.5 寸，平耻骨联合下缘，动脉搏动处	外阴痒，疝气，阴挺，睾丸肿痛等	以灸为主，避开股动脉，直刺 0.5～1 寸
		13 章门	第 11 肋端下缘	呕吐，腹胀，肝脾肿大，泄泻等	直刺或斜刺 0.8～1 寸
其他	经外奇穴EX–CA	止泻	脐下 2.5 寸	泄泻，尿潴留等	直刺 0.5～1.2 寸
		胞门、子户	脐下 3 寸，任脉旁开 2 寸。左称胞门，右称子户。（与水道穴同位）	不孕症，胎漏下血，难产腹痛，腹中积聚等	直刺 0.5～1.8 寸
		气门	脐下 3 寸，任脉旁开 3 寸	月经不调，崩漏，不孕，产后恶露不止，小便不利等	直刺 0.5～1 寸

续表

腹位	经络	穴位	定位	主治	操作事项
其他	经外奇穴 EX－CA	提托	脐下3寸，任脉旁开4寸	脏下垂：如疝气，阴挺，肾下垂，胃下垂等	直刺0.5～1.2寸
		维胞	髂前上棘内下方陷中，平关元穴	阴挺，不孕等	直刺或向内下方斜刺0.5～1.5寸
		子宫	脐下4寸，任脉旁开3寸	子宫脱垂，不孕症，月经不调等	直刺0.5～1.2寸

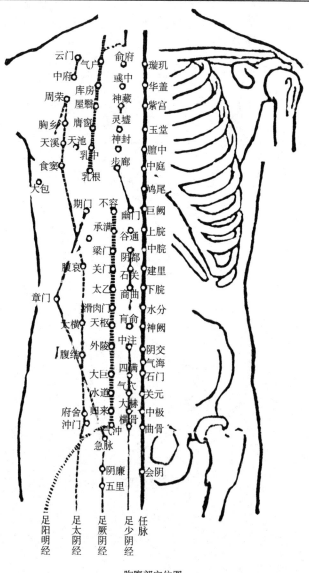

胸腹部穴位图

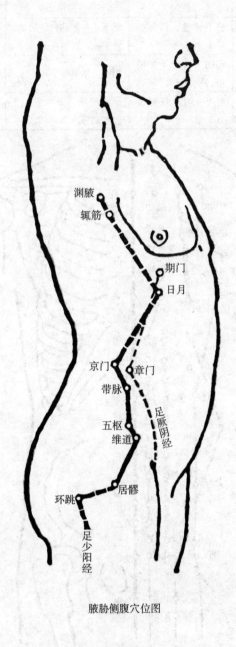

渊腋

辄筋

期门

日月

京门

章门

带脉

五枢

维道

足厥阴经

居髎

环跳

足少阳经

腋胁侧腹穴位图

五、上肢穴位定位主治表

上肢	经络	穴位	定位	主治	操作事项
肩部	手阳明 LI	15 肩髃**	肩峰与肱骨大结节之间、上臂外展时肩前凹陷处	【肩部疾病要穴】，主治：肩关节痛，上肢痿痹等	直刺或斜刺0.5~1.5寸
		16 巨骨	锁骨尖峰端与肩胛之间凹陷处	肩臂痛，瘰疬等	直刺0.4~0.6寸，勿深刺
	手太阳 SI	9 肩贞	腋后纹头直上1寸	肩关节痛，臂痛不举等	直刺或向外斜刺1~1.5寸；可灸
		10 臑俞*	腋后纹头直上、肩胛骨下缘凹陷中	肩臂痛	直刺0.8~1.2寸
		11 天宗	肩胛骨下缘中点直下约1寸之冈下窝中	肩胛痛	直刺0.5~1寸或向四周斜刺
		12 秉风	肩胛骨下缘中点直上约1寸之冈上窝中点	肩胛痛，手臂酸麻等	直刺或斜刺0.3~0.5寸
		13 曲垣	肩胛岗上窝内侧凹陷中	肩胛痛，背项痛等	直刺或斜刺0.3~0.5寸
		14 肩外俞	第1胸椎棘突下 旁开3寸	肩背痛，项背强痛等	直刺或斜刺0.5~0.8寸，勿深刺
		15 肩中俞	第7颈椎棘突下 旁开2寸	肩背痛，咳嗽，气喘等	直刺或斜刺0.5~0.8寸，勿深刺
	手少阳 SJ	14 肩髎**	肩峰后下方。上臂外展时，前一凹陷为肩髃，后一凹陷为肩髎	肩臂痛，肩臂痿痹等	直刺或斜刺0.5~1.2寸
		15 天髎	肩胛骨上角上方骨际凹陷处，肩井与曲垣之间	肩臂痛，颈项强痛等	直刺0.5~0.8寸
	足少阳 GB	21 肩井**	第7颈椎棘突与肩峰最外侧点连线中点	颈臂强痛，上肢不举，乳痛等	直刺0.3~0.8寸，勿深刺，孕妇禁针

续表

上肢	经络	穴位	定位	主治	操作事项
肩部	经外奇穴 EX-UE	1 肩前	腋前纹头直上 1 寸	肩臂痛等	直刺 1~1.5 寸
		举臂	位于肩部的前方，肩峰前直下 3.5 寸	小儿麻痹后遗症，上肢瘫痪	直刺 0.5~1.5 寸
		肩后	腋后纹头直上 1.5 寸	肩臂痛等	直刺 1~1.5 寸
		胛缝	肩胛骨脊柱侧上，下角缘，左右共 4 穴	肩臂连胛痛	斜刺 0.5~0.8 寸，勿深刺
		肩内陵	腋前横纹端与肩髃穴连线中点	肩关节痛，上臂内侧痛等	直刺 0.5~1.2 寸
上臂部	手太阴 LU	3 天府	腋前横纹头下 3 寸，肱二头肌桡侧缘	鼻衄，气喘，上臂内侧痛等	直刺 0.5~1 寸
		4 侠白	肘横纹头上 5 寸（曲池与肩髃连线中点），肱二头肌桡侧缘	咳嗽，气喘，上臂内侧痛等	直刺 0.5~1 寸
	手少阴 HT	2 青灵	肘横纹头上 3 寸，肱二头肌尺侧缘	上臂痛，胁痛，心痛等	直刺 0.5~1 寸
	手厥阴 PC	2 天泉	当腋前横纹头下 2 寸，肱二头肌长、短头之间	心痛，胸胁痛，上臂内侧痛等	直刺 1~1.5 寸；可灸
	手阳明 LT	12 肘髎	曲池穴外上方 1 寸，肱骨外侧缘凹陷中	肘臂痛	直刺 0.5~1.5 寸
		13 手五里	曲池与肩髃连线上，曲池穴上 3 寸	肘臂痛，瘰疬等	直刺 0.5~1 寸
		14 臂臑*	曲池与肩髃连线上，曲池穴上 7 寸，三角肌止点前缘	肘臂痛，眼疾，瘰症	直刺或向上斜刺 0.5~1.5 寸
	手少阳 SJ	11 清冷渊	尺骨鹰嘴直上 2 寸	肘臂痛，肩痛	直刺 0.5~1 寸
		12 消泺	尺骨鹰嘴直上 5 寸	肘臂痛，颈项强痛	直刺 0.5~1 寸
		13 臑会	肩部，肩髎穴下 3 寸，当三角肌后下缘	肩臂痛	直刺 0.5~1.2 寸

上肢	经络	穴位	定位	主治	操作事项
肘部	手太阴 LU	5 尺泽 **	肘横纹中，肱二头肌腱桡侧凹陷处	咳嗽，气喘，咽喉肿痛，肘臂痛等	直刺 0.5 ~ 1 寸
	手少阴 HT	3 少海 **	肘横纹尺侧端与肱骨内上髁之间，屈肘时取之	心痛，肘臂挛痛，瘰疬等	直刺 0.5 ~ 1 寸
	手厥阴 PC	3 曲泽 **	肘横纹中，肱二头肌腱尺侧缘	心痛，心悸，中暑，肘臂挛痛等	直刺 1 ~ 1.5 寸或点刺出血
	手阳明 LI	11 曲池 **	屈肘成直角，肘横纹桡侧端与肱骨外上髁之中点	【抗过敏、退热要穴】，主治：荨麻疹，皮肤瘙痒，上肢痿痹，高热，高血压，眩晕等	直刺 0.8 ~ 1.2 寸
	手少阳 SJ	10 天井	尺骨鹰嘴后上方约1寸凹陷中	偏头痛，肩臂痛，瘰疬等	直刺 0.3 ~ 1 寸
	手太阳 SL	8 小海 **	尺骨鹰嘴与肱骨内上髁之间凹陷处	肩背痛，肘臂痛，颈颌肿痛，癫狂等	直刺 0.3 ~ 0.5 寸
	经外奇穴	1 肘尖	尺骨鹰嘴尖端	瘰疬等	灸
		斗肘	肱骨外上髁最高点	肘臂痛	灸
前臂部	手太阴 LU	6 孔最 **	尺泽与太渊连线上，肘横纹下5寸	咳嗽，咯血，咽喉肿痛，肘前臂痛	直刺 0.5 ~ 1 寸
		7 列缺 **	腕横纹上 1.5 寸，桡骨茎突上方，肱桡肌与拇长展肌腱之间凹陷中	偏正头痛，咳嗽，颈项强痛等	斜刺 0.5 ~ 1 寸
		8 经渠	腕横纹上 1 寸桡动脉桡侧缘	咳嗽，咽痛，胸痛，腕关节痛	避开桡动脉直刺 0.3 ~ 0.5 寸
	手少阴 HT	4 灵道	前臂掌侧，腕横纹上 1.5 寸，尺侧腕曲肌腱的桡侧缘	心痛，暴喑，肘臂挛痛等	直刺 0.3 ~ 0.8 寸
		5 通里 **	前臂掌侧，腕横纹上 1 寸，尺侧腕屈肌腱桡侧缘	心悸，心痛，暴喑，舌强不语，腕背痛等	直刺 0.3 ~ 0.8 寸
		6 阴郄 *	前臂掌侧，腕横纹上 0.5 寸，尺侧腕屈肌腱桡侧缘	心痛，心悸，吐血，衄血，盗汗，暴喑等	直刺 0.3 ~ 0.8 寸

上肢	经络	穴位	定位	主治	操作事项
前臂部	手厥阴PC	4 郄门*	掌侧正中，腕横纹上5寸，掌长肌腱与桡侧腕屈肌腱之间	心痛，呕血，胸痛等	直刺0.5～1.2寸
		5 间使**	掌侧正中，腕横纹上3寸，掌长肌腱与桡侧腕屈肌腱之间	心痛，疟疾，癫狂	直刺0.5～1寸
		6 内关**	掌侧正中，腕横纹上2寸，掌长肌腱与桡侧腕屈肌腱之间	【止呕、止呃、治心律失常要穴】，主治：心悸，心痛，呕吐，呃逆，癫狂、痫，眩晕，失眠等	直刺0.5～1寸
	手阳明LT	6 偏历**	前臂背面桡侧，阳溪与曲池连线上，腕横纹上3寸	目赤，耳聋，鼻衄，喉痛，手背肿痛，水肿等	斜刺0.3～0.5寸
		7 温溜	前臂背面桡侧，阳溪与曲池连线上，腕横纹上5寸	咽喉肿痛、疔腮，前臂痛等	直刺0.5～1寸
		8 下廉	前臂背面桡侧，阳溪与曲池连线上，曲池穴下4寸	肘臂痛，腹痛，头痛，眩晕等	直刺0.5～1寸
		9 上廉	前臂背面桡侧，阳溪与曲池连线上，曲池穴下3寸	上肢不遂，肠鸣，腹痛等	直刺0.5～0.8寸
		10 手三里**	前臂背面桡侧，阳溪与曲池连线上，曲池穴下2寸	上肢不遂，肘臂痛，腹泻，腹痛等	直刺0.5～1.2寸
	手太阳SI	7 支正*	前臂背面尺侧，阳谷与小海连线，阳谷穴上5寸	项背强痛，肘臂痛，癫狂等	直刺0.3～0.8寸

续表

上肢	经络	穴位	定位	主治	操作事项
前臂部	手少阳SJ	5 外关＊＊	腕背横纹正中上2寸，桡骨与尺骨之间	头痛发热，上肢痿痹，耳聋、耳鸣，胸胁痛等	直刺0.5~1寸
		6 支沟＊＊	腕背横纹正中上3寸，桡骨与尺骨之间	热病，便秘，肩臂痛，胁痛，暴喑等	直刺0.5~1寸
		7 会宗	腕背横纹正中上3寸，尺骨桡侧缘	耳聋，耳鸣，臂痛，痫证等	直刺0.5~1寸
		8 三阳络	腕背横纹正中上4寸，桡骨与尺骨之间	耳聋，耳鸣，暴喑，手臂痛等	直刺0.5~1寸
		9 四渎	腕背横纹正中上7寸，桡骨与尺骨之间	前臂痛，耳聋、耳鸣，牙痛，偏头痛等	直刺0.5~1寸
	经外奇穴EX－VE	2 二白	掌侧腕横纹上4寸，桡侧腕屈肌腱两侧，一侧2穴	上肢痿痹，癫痫等	直刺0.5~0.8寸
		手逆注	掌侧腕横纹上6寸，两肌健间	上肢痿痹，癫狂等	直刺0.5~1寸
腕部	手太阴LU	9 太渊＊＊	腕部，掌横纹桡侧，桡动脉搏动处	咳嗽，哮喘，腕关节痛	避开桡动脉，直刺0.3~0.5寸
	手少阴HT	7 神门＊＊	腕部，掌横纹尺侧端，尺侧腕屈肌腱桡侧缘	【治心病要穴】，主治：心悸，心痛，健忘，失眠，癫痫等	直刺0.3~0.5寸
	手厥阴PC	7 大陵＊＊	腕部，掌横纹中，掌长肌腱与桡侧腕屈肌腱之间	心痛，心悸，癫狂，胸胁痛，腕痛等	直刺0.3~0.5寸
	手阳明LI	5 阳溪＊	腕背横纹桡侧，拇伸肌腱（拇长与拇短）所形成的凹陷中	腕关节肿痛，头痛，目赤，耳痛齿痛，咽喉肿痛等	直刺0.3~0.8寸

上肢	经络	穴位	定位	主治	操作事项
腕部	手太阳 SI	4 腕骨	手背尺侧，第5掌基骨底与钩骨之间的凹陷、赤白肉际处	腕痛，头项痛，耳鸣，目翳，黄疸，热病等	直刺0.3～0.5寸
		5 阳谷	手背尺侧，尺骨小头与三角骨间的凹陷处	腕关节痛，臂外侧痛，头痛、目眩，癫狂等	直刺0.3～0.5寸
		6 养老**	尺骨茎突桡侧缘上方凹陷处	视力减退，肩臂痛，急性腰痛，项强等	向桡侧斜刺0.5～0.8寸
	手少阳 SJ	4 阳池*	腕背横纹中，总伸指肌腱尺侧缘凹陷中	腕痛，肘臂痛，消渴，咽喉肿痛等	直刺0.3～0.5寸
	奇穴 EX－VE	3 中泉	腕背横纹中，指总伸肌腱桡侧凹陷处	腕痛，胸闷，胃痛等	直刺0.3～0.5寸
		7 腰痛点	腕背横纹前2、3及4、5掌骨间，共2穴	急性腰扭伤，手背肿痛等	直刺或向肌腱下斜刺0.3～0.5寸
手掌部	手太阴 LU	10 鱼际**	第1掌骨桡侧中点之赤白肉际处	咽喉肿痛，咳嗽，发热等	直刺0.5～0.8寸
	手少阴 HT	8 少府*	掌面4、5掌骨间，横平5掌指关节近端，当握掌拳时近小指尖侧	心悸，胸痛，小指拘挛，阴痒，小便不利等	直刺0.3～0.5寸
	手厥阴 PC	8 劳宫**	掌心2、3掌骨间，偏3掌骨，当握拳时，中指尖处	【急救要穴之一】，主治：心痛，心烦，口疮，癫狂，痫等	直刺0.3～0.5寸
	奇穴 EX－VE	手心	手掌正中央	黄疸，小儿疳疾，指端麻木等	直刺0.3～0.5寸
手背部	手阳明 LI	2 二间	食指桡侧掌指关节前凹陷中	咽喉肿痛，鼻衄，牙痛等	直刺0.2～0.4寸
		3 三间*	食指桡侧掌指关节后凹陷中	牙痛，咽喉肿痛，眼痛，掌指痛	直刺0.3～0.5寸
		4 合谷**	手背第1、2掌骨间，当第2掌骨桡侧中点	【治口面部疾病要穴】，主治：头痛，牙痛，面瘫，耳聋，鼻衄及感冒，发热，闭经，滞产等	直刺0.5～1寸；孕妇禁针

续表

上肢	经络	穴位	定位	主治	操作事项
手背部	手太阳SI	2 前谷	握拳，第 5 掌指关节前尺侧，掌横纹头赤白肉际处	头项痛，咽喉肿痛，热病，乳少等	直刺 0.2～0.3 寸
		3 后溪＊＊	握拳，第 5 掌指关节后尺侧，掌横纹头赤白肉际处	头项痛，腰背痛，目赤，耳聋，咽痛，癫狂，疟疾，手指挛急等	直刺 0.5～0.8 寸
	手少阳SJ	2 液门	手背 4、5 掌指关节前凹陷中	偏头痛，咽喉肿痛等	直刺 0.3～0.5 寸
		3 中渚＊＊	手背 4、5 掌骨间，第 4 掌指关节后约 0.5 寸凹陷中	耳鸣，耳聋，手指屈伸不利，头痛等	直刺 0.3～0.5 寸
	奇EX－UE	上合谷	手背 1、2 掌骨基底前陷中	牙痛	直刺 0.5～1 寸
		8 外劳宫	手背 2、3 掌骨间，掌指关节后 0.5 寸	落枕，手背肿痛，手指麻木、屈伸不利，肩臂痛等	斜刺 0.5～0.8 寸
		9 八邪	微握拳状，在手背 1～5 掌骨间赤白肉际处，共 8 穴	手背肿痛，手指麻木，烦热，头痛，牙痛，毒蛇咬伤等	斜刺 0.5～0.8 寸，或点刺出血
		八关	位于手背 1～5 指骨间指蹼缘	疟疾，发热，眼痛，指痛	三棱针点刺出血
	手太阴LU	11 少商＊＊	拇指桡侧甲角旁约 0.1 寸	咽喉肿痛，咳嗽，发热，中风，昏迷等	向上斜刺 0.1～0.2 寸，或三棱针点刺出血
	手少阴HT	9 少冲＊＊	小指桡侧甲角旁约 0.1 寸	中风昏迷，心痛，心悸，高热，胸胁痛，癫狂等	浅刺 0.1～0.2 寸，或点刺出血
	手厥阴PC	9 中冲＊＊	中指末节尖端中央最高点	【急救要穴之一】，主治：心痛，中风，昏迷，中暑，高热，抽搐等	浅刺 0.1 寸，或三棱针点刺出血
	手阳明LI	1 商阳＊	食指末端桡侧甲角旁 0.1 寸	中风昏迷，齿痛，咽喉肿痛，高热等	浅刺 0.1～0.2 寸，或三棱针点刺出血

上肢	经络	穴位	定位	主治	操作事项
手背部	手太阳SI	1 少泽**	小指末节尺侧甲角旁约0.1寸	乳少, 乳痈, 头痛, 目翳, 咽喉肿痛, 中风昏迷等	浅刺0.1~0.2寸, 或三棱针点刺出血
	手少阳SJ	1 关冲	无名指末节尺侧甲角旁约0.1寸	热病, 昏迷, 中暑, 头痛, 目赤, 咽喉肿痛等	浅刺0.1寸, 或三棱针点刺出血
	奇EX-UE	10 四缝	第2至5指掌侧第1、2指关节横纹中共8穴	【治疳疾要穴】, 主治: 小儿疳疾, 百日咳, 肠虫, 腹泻, 气喘等	点刺出血或挤出浅黄白色透明黏液
		4 中魁	中指背1、2指关节间正中	噎膈, 呕吐, 牙痛等	灸
		落枕	又名(项强), 2、3掌骨间, 掌指关节后0.5寸之手背上	落枕, 肩臂痛等	直刺0.3~0.5寸
		5 大骨空	拇指背, 指关节正中	眼疾: 目痛, 目翳, 内障等	灸
		6 小骨空	小指背1、2指关节正中	眼疾, 喉痛, 指关节痛	灸
		11 十宣	手十指尖端, 距甲缘约0.1寸, 共10穴	【急救要穴之一】, 主治: 昏迷, 惊厥, 高热, 咽喉肿痛, 指端麻木等	直刺0.1~0.2寸, 或三棱针点刺出血
		十二井穴	即少商、商阳、中冲、关冲、少冲、少泽左右共12穴	中风、昏迷等各种急症	点刺出血

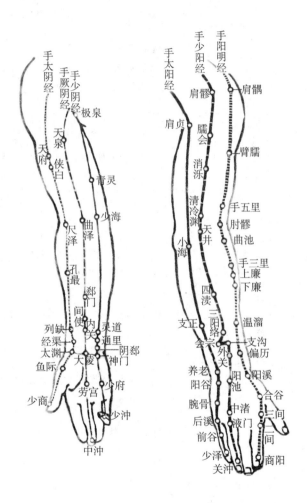

上肢内侧穴位图　　　　　上肢外侧穴位图

六、下肢穴位 定位 主治表

部位	经络	穴位	定位	主治	操作事项
髋部	足少阳GB	29 居髎	髂前上棘与股骨大转子连线中点	腰腿痛，下肢痿痹等	直刺1~1.5寸
		30 环跳**	股骨大转子与骶骨裂孔连线中、外1/3交点	【治下肢痹痛要穴】，主治：腰腿痛，髋痛，坐骨神经痛，下肢痿痹，半身不遂	直刺1.5~3寸
	奇EX－LE	环中	骶骨裂孔与股骨大转子连线中、内1/3交点	腰腿痛，坐骨神经痛，梨状肌综合征等	直刺1~3寸
		坐骨	大转子与尾骨尖连线中点直下1寸	坐骨神经痛，下肢痛，痿痹等	直刺2~3寸
大腿部	足阳明ST	31 髀关*	髂前上棘与髌底外缘连线上，平臀横纹之肌间凹陷中	治股痿不收的要穴，如下肢痿痹，髀屈伸不利等	直刺0.8~2寸
		32 伏兔*	髂前上棘与髌底外缘连线上，髌底外缘上6寸	下肢痿痹，膝关节痛等	直刺1~2寸
		33 阴市	髂前上棘与髌底外缘连线上，髌底外缘上3寸	膝关节痛，下肢痿痹等	直刺0.5~1.5寸
		34 梁丘**	髂前上棘与髌底外缘连线上，髌底外缘上2寸	胃脘痛，膝关节痛，痿痹等	直刺1~1.5寸
	足太阳BL	36 承扶	大腿后正中线上，臀下横纹正中	腰、骶、臀、股部痛，痔疮等	直刺1~2.5寸
		37 殷门	大腿后，腘、臀横纹连线中点上1寸	腰痛，股后肿痛	直刺1~2寸
	足少阳GB	31 风市**	大腿外侧中间，垂手时中指尖所到之处	下肢痿痹，荨麻疹等	直刺1~2寸
		32 中渎	风市穴直下2寸或腘横纹上5寸	下肢痿痹等	直刺1~1.5寸

续表

部位	经络	穴位	定位	主治	操作事项
大腿部	足太阴SP	10 血海**	大腿内侧，髌底内侧端上2寸，股内收肌隆起处中点	【治皮肤病要穴】，主治：湿疹，荨麻疹，月经不调，崩漏，小便淋沥等	直刺0.8~1寸
		11 箕门	大腿内侧，血海与冲门连线上，血海上6寸，当缝匠肌内侧缘	小便不利，遗尿，腹股沟肿痛等	避开股动脉，直刺0.3~0.5寸
	足厥阴LR	9 阴包	髌底内侧上4寸，缝匠肌后缘	月经不调，小便不利等	直刺0.8~1.8寸
		10 足五里	耻骨联合上缘中点旁2寸下3寸之大腿内侧，长收肌外缘	小便不利，少腹痛，股部痿痹等	直刺0.8~1.4寸
	经外奇穴EX-LE	3 百虫窝	髌底内侧端上3寸	肠虫病，皮肤病，下部生疮	直刺0.5~1寸
		边步	髂前上棘与髌底外侧连线上，平臀下皱襞下2.5寸	伸膝无力，下肢痿痹等	直刺1~2寸
膝部	足阳明ST	35 犊鼻**	髌韧带外侧凹陷中	膝关节痛	屈膝90°，向内方斜刺0.8~1.5寸
	足太阳BL	38 浮郄	腘窝横纹中点上1寸，外开1寸，股二头肌内侧缘	下肢外侧麻痹，便秘等	直刺0.5~1寸
		39 委阳*	腘横纹外侧端，股二头肌内侧缘、平委中穴	小便不利，腰脊强痛，小腿痉痛等	直刺0.5~1寸
		40 委中**	腘横纹正中，俯卧位取穴	【腰背痛要穴】，主治：腰背痛，下肢痿痹，腹痛，小便不利等	直刺0.5~1.5寸或点刺出血
	足少阳GB	33 膝阳关	股骨外上髁的外上缘，两筋之间凹陷中，当阳陵泉上3寸	膝关节肿痛，小腿麻木等	直刺0.5~1寸
		34 阳陵泉**	腓骨小头前下方凹陷中	【治胆疾要穴】，主治：黄疸，胁痛，下肢痿痹，髌膝肿痛等	直刺1~1.5寸

部位	经络	穴位	定位	主治	操作事项
膝部	足太阴 SP	9 阴陵泉 * *	胫骨内髁下缘（拇指由下向上推至）凹陷处	【利水要穴】，主治：水肿，小便不利，腹泻，脚气，膝痛等	直刺 0.5 ~ 0.8 寸
	足少阴 KI	10 阴谷	腘窝横纹内侧端，半腱肌腱与半膜肌腱之间	阳痿，崩漏，膝股内侧痛等	直刺 0.8 ~ 1.5 寸
	足厥阴 LR	7 膝关	胫骨内侧髁下缘凹陷（阴陵泉）后 1 寸	膝关节痛，屈伸不利等	直刺 1 ~ 1.5 寸
		8 曲泉 *	屈膝，膝内侧横纹头上方凹陷中，当股骨内侧髁的后缘	膝关节痛，阴挺，阳痿，月经不调，痛经，小便不利	直刺 1 ~ 1.5 寸
	经外奇穴 EX - LE	1 髋骨	梁丘穴（髌底外缘上 2 寸）左、右旁开 1.5 寸，一侧两穴	膝关节痛，下肢痿痹等	直刺 0.3 ~ 0.5 寸
		2 鹤顶	髌骨上缘正中陷中	膝关节肿痛，下肢痿痹等	直刺 0.5 ~ 1 寸
		4 内膝眼	屈膝，髌韧带内侧凹陷处	膝关节痛等	向膝中斜刺 1 ~ 1.5 寸
		5 外膝眼	屈膝，髌韧带外侧凹陷处（与犊鼻穴同位）	膝关节肿痛、腿痛，足气等	向膝中斜刺 1 ~ 1.5 寸
		陵后	腓骨小头后缘陷中	坐骨神经痛，膝关节痛	直刺 0.5 ~ 1.5 寸
小腿部	足阳明 ST	36 足三里 * *	外膝眼穴下 3 寸，胫骨前嵴外一横指	【强壮保健要穴】，主治：胃痛，消化不良，泄泻；虚弱，心悸，头晕，失眠，下肢痿痹等	直刺 1 ~ 2 寸
		37 上巨虚 *	外膝眼穴下 6 寸，胫骨前嵴外一横指处	肠痈，腹痛，腹泻，下肢痿痹等	直刺 1 ~ 1.5 寸
		38 条口 *	外膝眼穴下 8 寸，（当腘横纹至外踝间中点）胫骨前嵴外一横指处	小腿痿痹，转筋，肩关节痛等	直刺 1 ~ 1.5 寸

续表

部位	经络	穴位	定位	主治	操作事项
小腿部	足阳明ST	39 下巨虚	外膝眼穴下 9 寸，胫骨前嵴外一横指处	小腹痛，腰痛引睾丸痛，下肢痿痹，乳痈等	直刺 1～1.5 寸
		40 丰隆＊＊	外踝尖上 8 寸（当腘横纹至外踝间中点），胫骨前嵴外两横指处，当胫骨前肌外缘	【除痰要穴】，主治：痰多，喘咳，头痛，眩晕，癫狂、痫，下肢痿痹等	直刺 1～1.5 寸
	足太阳BL	55 合阳	腘窝横纹中点直下 2 寸	腰痛，小腿痿痹等	直刺 0.5～1.2 寸
		56 承筋	腘窝横纹中点直下 5 寸，腓肠肌两肌腹之间	小腿挛痛，腰背强痛，痔疮等	直刺 0.5～1.2 寸
		57 承山＊＊	小腿后正中，当委中与昆仑之间，腓肠肌两肌腹间凹陷的顶端	痔疮，脱肛，小腿挛痛，腰痛等	直刺 1～1.5 寸
		58 飞扬＊	外踝与跟腱之间正中直上 7 寸（当承山外下方 1 寸处）	小腿痿痹，头痛，目眩等	直刺 1～1.5 寸
		59 附阳	外踝与跟腱之间正中直上 3 寸	腰腿痛，外踝肿痛，头痛，目眩等	直刺 0.5～1 寸
	足少阳GB	35 阳交	外踝尖上 7 寸，腓骨后缘	胸胁痛，下肢痿痹，癫狂等	直刺 1～1.5 寸
		36 外丘	外踝尖上 7 寸，腓骨前缘	下肢痿痹，胸胁痛，颈项痛	直刺 1～1.5 寸
		37 光明＊	外踝尖上 5 寸，腓骨前缘	【治眼要穴】，主治：目痛，夜盲、青盲及乳胀，下肢痿痹等	直刺 1～1.5 寸
		38 阳辅	外踝尖上 4 寸，腓骨前缘	偏头痛，胸胁痛，下肢痿痹	直刺 0.8～1 寸
		39 悬钟（绝骨）＊＊	外踝尖上 3 寸，腓骨前缘	下肢痿痹，落枕，胁痛，鼻渊、鼻衄，痴呆、中风等	直刺 0.5～1 寸

部位	经络	穴位	定位	主治	操作事项
小腿部	足太阴SP	6 三阴交**	内踝尖上3寸,胫骨后缘	月经不调,崩漏,带下,难产,不孕,遗精,遗尿,失眠,眩晕,肠鸣腹痛等	直刺0.5~1寸;孕妇禁针
		7 漏谷	内踝尖上6寸,胫骨后缘	腹胀肠鸣,小便不利,小腿痿痹等	直刺0.5~0.8寸
		8 地机*	胫骨内侧髁下缘(阴陵泉)直下3寸	腹痛,泄泻,月经不调,痛经等	直刺0.5~0.8寸
	足少阴KI	7 复溜**	内踝与跟腱间,正中直上2寸	水肿,足痿,盗汗等	直刺0.5~1寸
		8 交信	内踝尖上2寸,胫骨后缘凹陷中	月经不调,崩漏,泄泻,便秘等	直刺0.5~1寸
		9 筑宾	内踝尖上5寸,距胫骨后缘2横指处	癫狂,小腿内侧痛等	直刺0.8~1.2寸
	足厥阴LR	5 蠡沟*	内踝尖上5寸,胫骨内侧面中央	月经不调,小便不利,疝气等	平刺0.5~0.8寸
		6 中都	内踝尖上7寸,胫骨内侧面中央	崩漏,疝气,少腹痛	平刺0.5~0.8寸
	经外奇穴EX-LE	6 胆囊穴	腓骨小头前下方凹陷(当阳陵泉穴)下2寸处	急、慢性胆囊炎,胆石症,胆道蛔虫,胆绞痛,胁痛,下肢痿痹等	直刺1~1.5寸
		7 阑尾穴	外膝眼下5寸(当足三里穴下2寸)之阳性点	急、慢性阑尾炎,下肢痿痹,消化不良等	直刺0.3~0.8寸
		落地	小腿后正中线,腘窝横纹中点直下9.5寸,当小腿中下1/3交点	小儿麻痹后遗症	平刺0.5~1寸
踝部	足阳明ST	41 解溪	足背与小腿交界的横纹中央,当拇长、短伸肌腱之间凹陷中	踝痛,足下垂,头痛,眩晕,癫狂等	直刺0.3~1寸

续表

部位	经络	穴位	定位	主治	操作事项
踝部	足太阳 BL	60 昆仑**	外踝与跟腱之间，正中凹陷处	头项痛，腰腿痛，外踝肿痛等	直刺 0.3~0.8 寸；孕妇禁针
		61 仆参	外踝与跟腱之间，正中直下赤白肉际处	足跟痛	直刺 0.3~0.5 寸
		62 申脉**	外踝下缘直下约 0.5 寸与跟骨间的凹馅中	癫狂，痫，头痛，眩晕等	直刺 0.2~0.3 寸
	足少阳 GB	40 丘墟**	外踝前下方，指长伸肌外侧凹陷中	踝关节痛，胸胁痛，颈项强痛，目赤肿痛等	直刺 0.3~0.8 寸
	足太阴 SP	5 商丘	内踝尖前下方凹陷中	踝痛，腹胀，肠鸣，饮食不化等	直刺 0.3~0.5 寸
	足厥阴 LR	4 中封	内踝前 1 寸（商丘与解溪之间），胫骨前肌腱内侧缘凹陷中	踝痛，阴茎痛，疝气，遗精，小便不利等	直刺 0.3~0.8 寸
	足少阴 KI	2 然谷	内踝前下方，舟状骨粗隆下缘凹陷，赤白肉际处	月经不调，膀胱炎，足背肿痛等	直刺 0.5~0.8 寸
		3 太溪**	内踝与跟腱之间正中凹陷处	耳聋，耳鸣，失眠，牙痛，咽喉痛，月经不调，遗精	直刺 0.5~0.8 寸
		4 大钟*	跟腱内侧缘与跟骨的交角处	小便不利，足跟痛，哮喘等	直刺 0.3~0.8 寸
		5 水泉	内踝与跟腱之间正中直下 1 寸	闭经，痛经，阴挺，小便不利等	直刺 0.5~0.6 寸
		6 照海**	内踝尖直下约 1 寸之凹陷中	咽喉痛，月经不调，尿频等	直刺 0.5~0.8 寸
	奇 EX-LE	8 内踝尖	内踝最高点	牙痛，扁桃体炎，小腿内侧痛，转筋等	直刺 0.1~0.2 寸，或点刺出血
		9 外踝尖	外踝最高点处	牙痛，脚气，偏瘫，小腿外侧痛，转筋等	直刺 0.2~0.3 或点刺出血
		女膝	足后跟正中赤白肉际处	惊悸，癫狂，牙龈痛	直刺 0.2~0.3 寸

部位	经络	穴位	定位	主治	操作事项
足背部	足阳明ST	42 冲阳	解溪穴下 1.5 寸，足背动脉外侧缘	足背肿痛，足下垂，面瘫，胃痛等	避开动脉，直刺 0.3 ~ 0.5 寸
		43 陷谷	足背 2、3 跖骨结合部前方凹陷处	足背肿痛，肠鸣腹痛，面目浮肿等	直刺 0.3 ~ 0.5 寸
		44 内庭**	足背 2、3 趾间，趾蹼缘后方赤白肉际处	腹痛，牙痛，咽喉肿痛，腹胀，足背肿痛等	向上斜刺 0.3 ~ 0.5 寸
	足太阳BL	63 金门	外踝前缘直下，5 跖骨基底后方凹陷中	外踝痛，癫痫，小儿惊风等	直刺 0.3 ~ 0.5 寸
		64 京骨	第 5 跖骨粗隆下赤白肉际处	癫痫，头项痛，腰腿痛等	直刺 0.3 ~ 0.5 寸
		65 束骨*	第 5 跖趾关节的后方赤白肉际处	癫狂，头项痛，眩晕，腰腿痛等	直刺 0.3 ~ 0.5 寸
		66 足通谷	第 5 跖趾关节的前方赤白肉际处	头项痛，癫狂，眩晕等	直刺 0.2 ~ 0.5 寸
	足少阳GB	41 足临泣**	足背，第 4、5 跖骨底结合部前方，小趾长伸肌腱外侧的凹陷中	足背肿痛，乳胀痛，胁肋痛，偏头痛等	直刺 0.3 ~ 0.5 寸
		42 地五会	足背，第 4 跖趾关节的后方，4、5 跖骨之间，小趾伸肌腱内侧缘	头痛，耳鸣，目赤，乳痛，胸胁痛，足跗肿痛等	直刺 0.3 ~ 0.5 寸
		43 侠溪	足背 4、5 趾间，趾蹼缘后方赤白肉际处	头痛，眩晕，耳鸣，耳聋，胸胁痛，颔肿，口苦发热，足跗肿痛等	向上斜刺 0.3 ~ 0.5 寸
	足太阴SP	2 大都	第 1 跖趾关节内侧前缘赤白肉际处	腹胀，胃痛，热病无汗，心烦等	直刺 0.3 ~ 0.5 寸
		3 太白**	第 1 跖趾关节后缘赤白肉际凹陷处	胃痛，腹胀，泄泻，脚气等	直刺 0.3 ~ 0.8 寸
		4 公孙**	第 1 跖骨基底部的前下方赤白肉际处	胃痛，呕吐，腹胀，腹泻，脚气等	直刺 0.3 ~ 0.8 寸

部位	经络	穴位	定位	主治	操作事项
足背部	足厥阴 LR	2 行间**	足背第1、2趾蹼缘后方赤白肉际处	腰痛，下肢内侧痛，月经过多，小便不利，目赤肿痛，眩晕，头痛等	直刺0.5~0.8寸
		3 太冲**	第1、2跖骨间隙后方（即跖骨结合部前方）凹陷处	【平肝要穴】，主治：头痛，眩晕，耳鸣，面瘫，胁痛，呕胀，腹泻，月经不调，崩漏，足附肿痛等	直刺0.5~0.8寸
	经外奇穴 EX-LE	四关	手第1、2掌骨间中点，近桡侧缘处（合谷同位）；足背跖骨间隙中点（太冲同位）	四肢寒战，牙关紧闭，眩晕，高血压	直刺0.8~1寸
		10 八风	足背1~5趾间，趾蹼缘后方赤白肉际处	足背肿痛，头痛，牙痛，毒蛇咬伤，足趾青紫等	斜刺0.5~0.8寸，或点刺出血
足底	足少阴 KI	1 涌泉**	足底正中线（2、3趾蹼与足跟连线）前、中1/3交点	巅顶痛，晕厥，癫狂，小儿惊风等症	直刺0.3~0.8寸
足趾部	足阳明 ST	45 厉兑*	足2趾外侧甲角旁约0.1寸	癫狂，多梦，牙痛，咽喉肿痛等	浅刺0.1寸
	足太阳 BL	67 至阴**	小趾外侧甲角旁约0.1寸	【纠正胎位要穴】，主治：难产，胎位不正，头痛等	浅刺0.1寸，孕妇禁针；胎位不正用灸法
	足少阳 GB	44 足窍阴**	第4趾外侧甲角旁约0.1寸	偏头痛，发热，目赤痛，胁痛，耳鸣，耳聋，足附肿痛	斜刺0.1~0.2寸，或点刺出血
	足太阴 SP	1 隐白**	足大趾内侧甲角旁约0.1寸	崩漏，血尿，癫狂，多梦，腹胀等	浅刺0.1~0.2寸
	足厥阴 LR	1 大敦**	足大趾外侧甲角旁约0.1寸	疝气，少腹痛，淋病，崩漏，阴挺，遗尿，缩阴等	斜刺0.1~0.2寸，或点刺出血

续表

部位	经络	穴位	定位	主治	操作事项
足趾部	经外奇穴 EX – LE	12 气喘	足十趾尖端，距甲缘0.1寸，共10穴	中风，昏迷，脚气，足趾麻木等	直刺0.1~0.2寸
		11 独阴	足掌面，第2趾下横纹中点	难产，疝气，月经不调等	直刺0.1~0.3寸
		里内庭	足底2、3跖趾关节前方与足背之内庭穴相对	足趾疼痛，小儿搐搦	直刺0.2~0.5寸

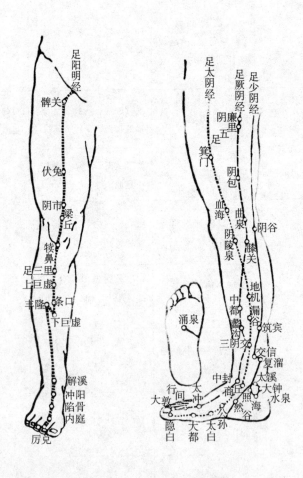

下肢前侧穴位图　　　　下肢内侧穴位图

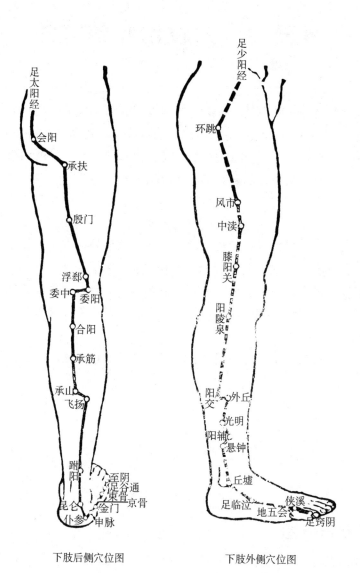

足太阳经
会阳
承扶
殷门
浮郄
委中 委阳
合阳
承筋
承山
飞扬
跗阳
至阴
足通谷
束骨
京骨
昆仑
仆参 金门
申脉

下肢后侧穴位图

足少阳经
环跳
风市
中渎
膝阳关
阳陵泉
阳交 外丘
光明
阳辅 悬钟
丘墟
足临泣
地五会 侠溪
足窍阴

下肢外侧穴位图

第三章　穴位治疗的方法

　　穴位治疗的方法及刺激量，直接关系到临床的治疗效果，是一个值得进一步研究的课题。50 万年前，我们的祖先就学会了用砭石治疗疾病的方法，是最原始、最直接、最简单的穴位刺激疗法的开始。经过漫长的实践，发展到今天，穴位治疗的内容十分丰富，从单纯的毫针法和艾灸法，发展到针与物理疗法相结合、针与药物疗法相结合：如与药物疗法相结合的穴位注射、穴位贴敷、雷火灸；与电相结合的电针、电热针、电磁波针；与光相结合的红外线照射、激光针；与声相结合的声波电针；与磁相结合的磁疗仪、电磁针。另外还有三棱针、皮肤针、皮内针、芒针、火针、挑刺、穴位埋植、穴位割治、穴位结扎、穴位按压、刮痧、穴位冷冻疗法等等。尚因针刺部位的不同有体针、耳针、头针、腕针、手针、面针、鼻针等区分。但传统的以毫针为代表的针法及以艾灸为代表的灸法，仍然是最基础的治疗方法。

　　临床选用时应根据个人的知识特长，综合患者信息、医疗环境及民俗民风来确定。

第一节　针　　法

一、针法概述

　　针法即针刺疗法，以毫针作为临床治疗的主要工具外，还有三棱针、皮肤针、皮内针、芒针、火针、电针、电磁针等。

（一）针法注意事项

　　1. 施术前应仔细询问病史，常规检查体温、脉搏、呼吸、血压，对有严重心、脑、肝、肾功能不全的患者要审慎。避免意外事故发生。

　　2. 患者过于饥饿、疲劳、精神紧张，应暂缓针刺。体质瘦弱、气血亏虚者，针刺手法不宜过强，并尽量选取卧位。

3. 妇女怀孕，其腹部、腰骶部不宜针刺。三阴交、合谷、昆仑、至阴等通经活血腧穴亦不能针刺。

4. 小儿囟门未闭合时，头顶部的腧穴不宜针刺。

5. 有自发性出血倾向或损伤后出血不止者，不宜针刺。

6. 皮肤有感染、溃疡、瘢痕或肿瘤的部位，不宜针刺。

7. 眼区和颈项部的风府、哑门针刺时注意掌握角度和深度，不宜大幅度提插、捻转和长时间留针。以免伤及重要组织器官，产生严重的不良后果。

8. 对胸、背、腰、胁、腹等脏腑所居部位的腧穴，严格掌握进针的深度、角度和方向，以防刺伤内脏。

9. 针刺腹部的腧穴时，须注意是否有胆囊肿大、尿潴留、肠胀气等疾病，或采取适当的针刺方向、角度和深度，以免误伤腹内脏器。

（二）针刺异常情况的处理

针刺是一种比较安全、有效的治疗方法。但是，对上述注意事项疏忽，或因操作技术、针具质量、患者体位不佳，或患者精神紧张等，就可能发生如下异常情况。

1. 晕针

症状：晕针发生在针刺过程中，轻者神倦、头晕、恶心欲吐，重者心慌，多汗，面色苍白，四肢发凉，脉沉细，血压下降等。

处理：立即停止针刺，将针全部拔起，扶患者平卧，略垫高下肢，松解衣带，注意保暖，轻者片刻即可恢复正常。重者，应针对病因进行救治，亦可用"针上晕针取下，针下晕针取上"的方法，选刺人中、素髎；合谷、内关、中冲；足三里、涌泉，或灸百会、关元、气海、神阙等。

2. 滞针

滞针是指在行针或留针后医者感觉针下涩滞，捻转、提插及出针困难，而患者感觉剧痛的现象。与患者精神紧张，或行针时单向捻转太过有关。

处理：嘱患者放松；或延长留针时间，或在刺针穴位附近施循、摄、按、弹等手法，或在附近再刺一针，以缓解肌肉紧张；若因单向捻针所至者，可以反向将针捻回。

3. 弯针

弯针是指进针时或将针刺入腧穴后，针身在体内形成弯曲的现象。发生原因是术者进针手法不熟练，用力过猛、过速，致针尖碰到坚硬组织器官；或患者在术中移动了体位；或因针柄受到外力压迫、碰击等。

处理：停止操作，顺针弯曲的方向缓慢将针取出。若因患者移动体位所致，应让受术者慢慢恢复原来体位，使局部肌肉放松，再将针缓慢取出。切忌强行拔针以免将针断留体内。

4. 断针

断针又称折针，是针体折断在人体内。多因针刺时将针身全部刺入腧穴内，或针具质量欠佳，或针根有剥蚀；或行针时强力捻转、提插致局部肌肉强烈收缩；或术中患者变更体位；或弯针、滞针未能及时正确处理等。

处理：停止操作，嘱患者放松，切忌移动体位。如残端显露，可用镊子或止血钳将其取出。若断端与皮肤相平或稍凹陷于体内，可用手指挤压针孔两旁，使断针暴露体外，用镊子或止血钳将其取出。如断针已完全埋入皮下或更深，应在X光下定位，手术取出。

5. 血肿

血肿是指针刺部位皮下出血而引起的肿痛。表现为出针后局部肿胀疼痛，继而皮肤呈现青紫色。多因针曲带钩，使皮肤受损，或刺伤小血管。

处理：出针后立即用消毒干棉球压揉针孔止血。血肿轻者一般不必处理，可自行消退；重者疼痛，活动受限，须先冷敷，12h后可做热敷，促使瘀肿消散。

6. 创伤性气胸

胸背部及锁骨附近针刺过深，会刺伤肺脏，使空气进入胸膜腔，发生创伤性气胸。患者表现为突然胸痛、胸闷，重者呼吸困难，心跳加快，冷汗，血压下降等休克现象。体检时，肋间隙变宽，叩诊呈鼓音，听诊呼吸音减弱或消失，气管向健侧移位。有的病例，要过几小时才出现胸痛、呼吸困难的症状，要特别提高警惕。X线检查可见肺组织被压缩。

处理：立即起针，使患者半坐位休息，密切观察。可给镇咳、消炎类药物，防止因躁动、咳嗽而加重漏气和感染。一般少量气体可自行吸收，不必特殊处理；对严重病例须及时组织抢救，如胸腔穿刺，抽气减压，吸氧，抗休克等。

7. 刺伤重要脏器

由于施术者缺乏基本解剖学知识，尤其是胸腹、背腰部位的腧穴，和12胸椎以上的督脉穴位及华佗夹脊等，对进针的角度、方向和深度掌握不当，容易刺伤里面的重要脏器，引起严重后果。

（1）刺伤内脏：刺伤肝、脾，可引起肝、脾区疼痛及内出血，如腹腔积血多，则出现腹痛、肌紧张、压痛、反跳痛等急腹症症状。刺伤心脏，即刻出现强烈刺痛，重者休克等危急情况。刺伤肾脏，可出现腰痛、肾区叩痛、血尿，重者血压下降、休克。刺伤胆囊、膀胱、胃、肠等空腔脏器时，可引起疼痛、腹膜刺激征或急腹症等。

处理：轻者一般经卧床休息多能自愈，但必须密切观察病情，注意体温、脉搏、呼吸、血压及神智、精神的变化，一旦出现内出血、休克及腹膜刺激征，应迅速进入急救处理的程序。

（2）刺伤脑脊髓：误伤延髓时，可出现恶心、呕吐、呼吸困难、休克和神智昏迷等。刺伤脊髓，可出现触电样感觉向四肢放射，甚至引起肢体暂时性瘫痪，或危及生命。

处理：立即出针，注意生命体征观察，轻者经安静休息，可逐渐恢复，重者立即抢救。

二、毫针法

毫针法就是用毫针作为针刺的工具进行穴位治病的方法，是针法的主体，是具有代表性的针法。

（一）毫针的结构

毫针的结构分五个部分：

①针尖：为针的尖端锋锐部分。

②针身：为针尖与针柄之间的部分，又称针体。

③针根：为针身与针柄的连接处。

④针柄：为针根到针尾的部分，其以铜丝或铅丝等金属紧密缠绕呈螺旋状，是医者持针着力部位，也是温针装置艾绒之处。

⑤针尾：为针柄的末端。

（二）毫针的规格

毫针的规格，是以针身的直径（粗细）和长度（长短）来区分的。临床上以粗细为28～32号（0.28～0.38mm）、长短为1～3寸（25～75mm）的毫针最为常用。

毫针粗细规格表

号数	26	27	28	29	30	31	32	34
直径（mm）	0.45	0.42	0.38	0.34	0.32	0.30	0.28	0.23

毫针的长短规格表　以毫米（mm）为单位

新规格		旧规格								
		0.5	1	1.5	2	2.5	3	4	5	6
针身长度		15	25	40	50	65	75	100	125	150
针柄	长柄	25	35	40	40	40	40	55	55	55
长度	中柄	—	30	35	35	—	—	—	—	—
	短柄	20	25	25	30	30	30	40	40	40

（三）毫针的刺法

1. 进针法

又称刺针法、下针法、入针法、纳针法，是指在两手配合下将针刺入腧穴的方法。临床上将医者持针的右手称为"刺手"，按压局部的左手称"押手"（或"压手"）。具体的进针方法有以下几种。

（1）单手进针法：用刺手的拇食指持针，中指紧靠穴位，指腹抵住针身下段，当拇食指向下用力按压时，中指随之屈曲，将针刺入，直刺到要求深度，此法多用于较短的毫针。

（2）双手进针法：

① 指切进针法：又称爪切进针法。用左手拇指或食指端切按在腧穴位置的旁边，右手持针，紧靠左手指甲将针刺入腧穴。此法适用于短针的进针。

②夹持进针法：又称骈指进针法，用左手拇、食二指持捏消毒干棉球，夹住针身下段，将针尖固定在所刺腧穴表面，右手捻动针柄，将针刺入腧穴。此法适用于3寸以上的长针。

③舒张进针法：用左手拇、食二指将所刺腧穴部位的皮肤向两侧撑开，使皮肤绷紧，右手持针，使针从拇、食二指间刺入。此法主要用于皮肤松弛部位的腧穴。

④ 提捏进针法：用左手拇、食二指将腧穴部位的皮肤捏起，右手持针，从捏起的上端刺入。此法主要用于皮肉浅薄部位的腧穴。

（3）器具进针法：

①管针进针法：用金属管或特制的进针器代替押手，选用平柄或管柄的毫针，从管中拍入或弹入穴位内，进针后将套针管或进针器抽去。

② 进针器进针法：用特制的圆珠笔式或玩具手枪式进针器，将长短合适的平柄或管柄毫针装入进针器，下口置于腧穴皮肤上，用手指拉扣弹簧，将针尖弹入皮下，然后将进针器抽去。

2. 针刺的角度、深度、方向

（1）角度：指进针时针身与皮肤表面所形成的夹角，是根据腧穴所在的位置与针刺所要求的深度相结合而定的。一般可分三种角度。

直刺：针身与皮肤的表面约呈90°角垂直刺入，适用于人体大部分腧穴。

斜刺：针身与皮肤的表面约呈45°角刺入，适用于不能深刺或不宜深刺的腧穴。

横刺：又称平刺、沿皮刺。针身与皮肤的表面约呈15°～25°角刺入，适用于皮薄肉少处的腧穴。

（2）深度：指针身刺入腧穴内的深浅程度。针刺的深度是以既有针感而又不伤及重要脏器为原则。临证操作时，必须根据患者的病情、年龄、体质、穴位局部解剖等情况来决定。

（3）方向：指进针时和进针后针尖所指的方向。一般根据腧穴的部位与经脉循行的方向及病痛部位而定。针刺的方向与进针的角度密切相关，如头面部腧穴多用横刺，颈项、咽喉部腧穴多用斜刺，腹部、四肢的腧穴多用直刺。

3. 针刺的基本手法

以下介绍常用的两种：

（1）提插法：是将针刺入腧穴一定深度后，施上提下插的操作方法。使针由浅层入深层的操作称为插，由深层退至浅层的操作称为提，如此反复纵向运动的手法即为提插法。提插的幅度、频率视病情和腧穴而定。

（2）捻转法：是将毫针刺入腧穴一定深度后，施向前和向后捻转的方法。捻转的角度、频率也需视病情和腧穴而定。捻转的幅度一般在 180°～360°，另外，捻转时不能单向转动，否则针身缠绕肌纤维，使患者局部疼痛，并造成出针困难。

4. 针刺的辅助手法

（1）循法：用手指顺着经脉循行路线，在腧穴的上下部位轻揉地循按。

（2）弹法：用手指轻弹针尾，使针身微微颤动的手法。

（3）刮法：用拇指抵住针尾，以拇指或中指指甲轻刮针柄。

（4）摇法：是轻轻摇动针柄针身的手法。

（5）飞法：用右手拇、食二指执持针柄，将针作大幅度捻转，然后拇食二指张开，一捻一放，反复数次，状如飞鸟展翅。此法可催气，并使针感增强。

（6）震颤法：右手持针柄，施以小幅度、快频率的提插、捻转手法，使针身轻微震颤。

针刺的基本手法和辅助手法的目的，主要是促使针后得气并加强针刺感应，以疏通经络，调和气血，防治疾病。

（四）针刺方法与疗效

人体在不同的功能状态下，针刺可产生不同的作用，并产生不同的效果，当机体处于功能低下、虚弱等虚证状态时，针刺可起到兴奋、扶正、补的作用；当机体处于功能亢进、兴奋、烦热、闭结等实证及胃肠、胆道、输尿管痉挛、疼痛的实证状态时，针刺可起到镇静、清热等泻的作用及解痉止痛的效果。针刺的疗效与针刺的方法有密切关系，下面就与有关的内容，行针与得气、针刺补泻、留针与出针等做如下讨论。

1. 行针与得气

行针，是指毫针刺入腧穴后，医者将针体在腧穴内行上下左右前后等各个方向运动的操作方法。行针的手法包括针刺的基本手法、辅助手法以及各种补泻手法。行针的目的在于促使针感产生，使之得气，或进一步调整针感，经气的强弱和传导、扩散，从而达到治疗疾病的目的。

得气，是指针在刺入腧穴时或行针、留针过程中，患者产生酸麻、胀重、凉、热、痒及蚁行感觉，而医者的刺手有针下沉紧、涩滞或针体颤动的感觉。这些感觉称为得气，又称"气至"，或称为"针感"。若患者无上述各种感觉或无任何特殊反应，医者刺手有针下空松、虚滑感时，则称为未得气，或"气未至"。得气的目的在于帮助医者正确判断患者经气的盛衰、病情的预后、穴位的确定、行气手法的选取以及针刺疗效等。得气是针刺产生治疗作用的主要环节。

2. 针刺补泻

针刺补泻就是通过针刺腧穴，采用与机体状态和疾病性质相适应的术式和手法，以激发经气，起到疏导经络，调和气血，补虚泻实的作用。历代针灸家在长期的医疗实践中，创造和总结出多种针刺补泻手法，为临床所采用。根据手法的不同，分为单式补泻和复式补泻两大类。

（1）单式补泻法：是基本的补泻方法，它又可分为以下七种。

①捻转补泻法：是在下针得气的基础上，以大指和食指末节的指腹部来回转针，有进有退，以用力轻重、角度大小、速度快慢、左捻或右捻为主的不同来区分补泻。即针下得气后，捻转角度小，用力轻、频率慢，感应较为轻者为补法；捻转角度大，用力重、频率快，感应较为显著者为泻法。捻针时以左转为补、右转为泻，具体操作是，左转是以大拇指向前、食指向后的顺转为主；右转，是以食指向前、大拇指向后的逆转为主。

②提插补泻法：临床操作时，在得气的基础上，将针反复提插，以重插轻提为补，重提轻插为泻。

③开阖补泻法：此法是指在针刺补泻过程中，出针后速按针孔为补，出针时摇大针孔不加按压为泻的方法。

④迎随补泻法：此法是在针刺得气后，将针尖顺着经脉行走的方向施行手法者为补；反之，将针尖逆着经脉行走的方向施行手法者为泻。

⑤疾徐补泻法：此法是通过掌握进针、出针以及行针的快慢来区分补泻的针刺手法。一般以缓慢进针，快速出针为补；反之，快速地进针，缓慢地出针为泻。操作时，得气后，将针缓慢向内推进到一定的深度，退针时快速提至皮下，这种徐进疾退手法，是引导阳气由浅入深、由表及里，故为补法；相反，一次就刺到

应刺的深度侯气，气至后，引气往外，缓慢出针，使邪气由深出浅，由里达表，故为泻法。

⑥呼吸补泻法：是在用针刺手法时，配合患者的呼吸以区分补泻的方法。具体操作时，补法是，患者吸气时进针、转针，呼气时出针；泻法时，呼气时进针、转针，吸气时退针。

⑦ 平补平泻法：是针对虚实不明显的病证的针法，是近代医家临床惯用的针刺补泻手法之一。具体操作时，针刺入一定深度后，缓慢均匀地提插，捻转后出针。

（2）复式补泻法：将以上各种基本补泻手法行组合应用，称复式补泻法。临床上应用最多的是徐氏《金针赋》治病八法中的烧山火、透天凉。

①烧山火：具体操作是：将针刺入腧穴应刺深度的上 1/3（天部），得气后，施以提插或捻转补法 9 次（阳数）；再将针刺入中 1/3（人部），得气后，施以提插或捻转补法 9 次；然后将针刺入下 1/3（地部），得气后，仍行提插或捻转补法 9 次，再慢慢地将针提到上 1/3 天部。如此反复操作 3 次，然后将针紧按至下 1/3 地部留针，使针下能引起热感。临床多用于治疗顽麻冷痹、虚寒性疾病。

②透天凉：具体操作时，是将针刺入腧穴应刺深度的下 1/3（地部），得气后，施以提插或捻转泻法 6 次（阴数）；再将针提至中 1/3（人部），得气后，仍行提插或捻转泻法 6 次；然后将针紧提至上 1/3（天部），得气后，仍行提插或捻转泻法 6 次，再将针慢慢按下至下 1/3 的地部。如此反复操作 3 次，然后将针紧提至上 1/3 的天部留针，使针下能引起凉感。临床适用于热痹、急性痈肿等实热性疾病，也用于肌肉骨蒸等虚热症。

3. 留针与出针

留针，指进针得气后，将针留置穴位内一定时间。在留置过程中，还可以作间隙行针，以促成得气或加强针感及针刺的持续作用。

留针与否及留针时向的长短，视病情而定。一般留针时间为 10～20min，对慢性、顽固性、痉挛性疾病，可适当延长留针时间。某些急腹症、破伤风、角弓反张及精神病患者，必要时可留针数小时。而对老人、小儿及昏厥、休克、虚脱者，不宜久留针，以免贻误病情。

出针，又称起针、退针，是将所刺的毫针拔出腧穴，在施行针刺手法或留针达到治疗要求后，即可出针。出针的方法，是以消毒干棉球轻压针刺部位，右手持针作轻微的小幅度捻转，并随势将针提至皮下，静留片刻，然后拔离。

当完成出针后，须仔细查看针孔是否出血，检查核对针数是否遗漏，注意有无晕针延迟反应等征象。

三、三棱针法

是用三棱针刺破血络或腧穴，放出适量血液，或挤出少量液体，或挑断皮下纤维组织，以治疗疾病的方法。此法有通经活络、开窍泻热、调和气血、消肿止痛的作用，广泛用于各种实证、热证、瘀血、疼痛等。

（一）操作方法

三棱针的操作方法有以下 4 种。

1. 点刺法　是点刺腧穴表浅部位后快速出针，并放出少量血液或挤出少量液体的方法。针刺前，在点刺部位上下推按，使血液积聚于点刺部位，局部消毒后，左手拇、食、中指固定点刺部位，右手拇、食指捏住针柄，中指指腹紧贴针身下端，针尖露出 3～5mm，对准穴位，快速刺入，随即迅速退出，轻轻挤压针孔周围，使出血少许，然后用消毒棉球按压针孔。此法多用于四肢末端的十宣、十二井穴、耳尖及头面部的攒竹、上星、太阳、印堂等穴。

2. 散刺法　又叫豹纹刺，是在病变局部及其周围进行多点点刺以治疗疾病的方法。根据病变部位大小，可刺 10～20 针，由病变外缘呈环形向中心点刺，以促使瘀血或水肿得以排出，达到祛瘀生新、通经活络的目的。此法多用于局部瘀血、血肿、水肿或顽癣等。

3. 刺络法　是刺入人体特定部位的浅表血络或静脉，放出适量血液的方法。操作时，可先用松紧带或橡皮管扎在针刺部位上端（近心端），然后常规消毒，针刺时，左手拇指压在被刺部位下端，右手持三棱针对准针刺部位的静脉，刺入脉中 2～3mm，立即将针退出，使其流出少量血液，松开松紧带或橡皮管，出血停止后，再用消毒棉球按压针孔。也可轻轻按压静脉上端，以助瘀血排出、毒邪得泄。此法多用于曲池、委中等穴，治疗急性吐泻、中暑、发热等。

4. 挑刺法　是用三棱针刺入人体特定部位，挑破皮肤或挑断皮下纤维组织以治疗疾病的方法。操作时，用左手按压施术部位两侧，或捏起皮肤，使皮肤固定，右手持针迅速刺入皮肤 1～2mm，随即将针身倾斜挑破皮肤，使之出少量的血液或黏液。也有再刺入 5mm 左右，将针身倾斜并使针尖轻轻挑起，挑断皮下部分白色纤维组织，然后出针，覆盖敷料，此法常用于治疗肩周炎、胃痛、颈椎病、失眠、支气管哮喘、血管神经性头痛等。

（二）适应范围

三棱针适应范围很广，对常用病证举例如下。

三棱针刺法常见的病证

常见病证	针刺部位		方法	常见病证	针刺部位		方法
高血压	耳尖		点刺	咽喉肿痛	少商		点刺
发热	耳尖		点刺	中风失语	金津	玉液	点刺
中暑	曲泽	委中	刺络	肩周炎	肩部阿是穴		挑刺
昏迷、昏厥	十宣	十二井穴	点刺	关节肿痛	关节周围		散刺
高热抽搐	十宣	十二井穴	点刺	急性腰扭伤	委中	腰部阿是穴	刺络
头痛	太阳	印堂	点刺	疳疾	四缝		点刺
目赤肿痛	太阳	耳尖	点刺	消化不良	四缝		点刺
口眼歪斜	耳背静脉		刺络				

四、皮肤针法

皮肤针，又有"梅花针""七星针""罗汉针"之分，是以多支不锈钢短针集成一束，或均匀镶嵌在如莲蓬形的针盘上，固定在针柄的一端的一种针具。针柄长15~19cm，根据所嵌不锈钢短针的数目不同分别称为梅花针（5支针）、七星针（7支针）、罗汉针（18支针）等。现代又发明了滚刺筒，是用金属制成的筒状皮肤针，具有刺激面广，刺激量均匀，使用简便等优点。

（一）扣刺部位

有循经叩刺、穴位叩刺或局部叩刺3种。

（1）循经叩刺：是沿着与疾病有关的经脉进行扣刺的方法，主要用于颈背腰骶部的督脉和足太阳膀胱经，治疗相应的脏腑病。

（2）穴位叩刺：是指在与疾病有关的穴位进行扣刺的一种方法，临床上主要用于各种特定穴、华佗夹脊、阿是穴和阳性反应点的叩刺。

（3）局部叩刺：是指在患部进行扣刺的一种方法，如伤后的局部肿痛，顽癣等。

（二）刺激的强度与疗程

刺激的强度有弱刺激、中等刺激、强刺激三种。一般每日1次或隔日1次，10次为一疗程，疗程间隔一般3~5日。

（1）弱刺激：用较轻的腕力叩刺，使局部皮肤略见潮红，患者稍有疼痛感觉。适用于头面部，老弱妇女患者，以及虚证、久病者。

（2）强刺激：用较重的腕力叩刺，局部皮肤可见出血，患者有明显的疼痛感觉。适用于压痛点、背部、臀部、年轻体壮的患者，以及实证、新病者。

（3）中等刺激：扣刺的腕力界于弱、强刺激之间，局部皮肤明显潮红，但无出血，患者有疼痛感，适用于一般患者，以及一般部位。

（三）操作方法

针刺部位局部消毒后，以右手拇指、中指、无名指握住针柄，食指伸直按住针柄中段，针头对准皮肤叩击，运用灵活的腕力垂直叩刺，使针尖垂直扣刺皮肤后，立即弹起，如此反复叩击。叩刺要准确，强度要均匀，可根据病情选择不同的刺激部位或刺激强度。

（四）适应范围

皮肤针刺法的常见病证

常见病证	叩刺部位	刺激强度
头痛、偏头痛	头项部、侧头部等有关循行经脉	弱～中
失眠、多梦	头项部、夹脊、印堂、太阳、百会	弱～中
口眼歪斜	患侧颜面部、手阳明大肠经	中
目疾	眼周	弱
鼻疾	鼻周	弱
眩晕	头项部、夹脊、印堂、太阳	中
胃痛、呕吐	上腹部、背俞穴、足阳明胃经	中
呃逆	上腹部、背俞穴、足阳明胃经	中
腹痛	腹部、背俞穴、足阳明胃经	中
阳痿、遗精、遗尿	下腹部、腰骶部、足三阴经脉	中
痛经	下腹部、腰骶部、足三阴经脉	中
肩周炎	肩部、先叩刺再拔火罐	中～强
痿证、痹证	局部取穴、有关经脉	中～强
急性腰扭伤	脊柱两侧、阿是穴、先叩刺再拔火罐	强
肌肤麻木	局部叩刺加悬灸	中～强
牛皮癣	局部叩刺加悬灸	中～强
斑秃	皮肤针局部叩刺、背俞穴	中
儿童精神发育迟滞	头、颈、项部，华佗夹脊	弱～中

五、皮内针法

是特制的小型针具刺入并固定于腧穴部的皮内或皮下，做较长时间留针的一种方法，又称"埋针法"。

皮内针具有两种，一种呈颗粒型，又称麦粒型，一般长1cm，针尾呈椭圆颗粒状；一种呈摁钉型，或称图钉型，长约0.2～0.3cm，针尾呈环型，前一种针身与针尾呈一直线，而后一种针身与针尾呈垂直状。针刺部位多以不防碍正常活动的腧穴为主，如背俞穴、四肢穴和耳穴。

（一）操作方法

1. 颗粒型皮内针，用镊子持针尾，对准穴位，缘皮下横向刺入皮内，针身可刺入0.5～0.8cm，针尾留于皮外，然后用脱敏胶布从针身刺入的方向覆盖、粘贴固定。

2. 摁钉型皮内针，用镊子夹持针尾，对准腧穴，直刺入腧穴皮内，然后用脱敏胶布覆盖固定，也可将针尾贴在小块胶布上，手持胶布直接按入所刺穴位。

（二）留针时间

一般2～3日，留针期间，可每隔4h用手按压埋针处1～2min，同一埋针部位，出针3天后可再次埋针。

（三）适应证

此法多用于需要久留针的疼痛性疾病和久治不愈的慢性病，如神经性头痛、面神经麻痹、胆绞痛、腰痛、痹证、神经衰弱、高血压、哮喘、小儿遗尿、痛经、产后宫缩痛等。

（四）注意事项

1. 关节附近不可埋针，因活动时会疼痛，胸腹部因呼吸时会活动，也不宜埋针。

2. 埋针后，如果患者感觉疼痛或妨碍肢体活动时，应将针取出，改选穴位重埋。

3. 为避免感染，埋针期间，针处不可着水；热天汗多，埋针时间不宜过长。

附　皮下留针法：以普通30～32号韧性强、不易折断的毫针，刺入选定的腧穴，施行手法后，将针提至皮下，再沿皮刺入，最后用胶布固定贴牢，使针不易脱落，一般可留针2～3日。应用此法，所选毫针均不宜过长。

六、芒针法

芒针，因其针身细长如麦芒而得名。现今芒针采用不锈钢制成。其结构与毫针一样，分五个部分，即针尖、针体、针根、针柄和针尾。长度有5寸、6寸、7寸、8寸、10寸、15寸等数种，以长度5～8寸，粗细26～28号针最为常用。

（一）适应证

芒针法一般适用于普通毫针难已取得显著疗效，必须用长针深刺或透刺的疾病。如血管性头痛、脑血管病、支气管哮喘、溃疡病、胃下垂、关节炎、多发性神经炎、急性脊髓炎、重肌无力、三叉神经痛、坐骨神经痛、肩周炎、外伤性截瘫、癫痫等。

（二）操作方法

本法因针身细长，操作手法较为复杂，施术者必须有良好的基本功，熟习穴位局部解剖，操作双手协同，准确地把握针刺的角度和深度。针具使用前应消毒灭菌。

进针 采用夹持进针法。穴位局部皮肤消毒后，刺手持针柄下段，押手拇食二指用消毒干棉球捏住针体下段，露出针尖，对准穴位，当针尖贴近穴位时，双手压捻结合，迅速刺入皮下，并缓慢将针刺到所需深度。行针时，捻转角度不宜过大，也不可单向捻转，以避免肌纤维和皮肤缠绕针体，产生疼痛。

（三）临床应用举例

（1）原发性坐骨神经痛：取志室、命门、秩边、承山、环跳、足三里。志室透命门 2.5~3 寸，以感应放射到下肢为佳。直刺秩边 3~5 寸，获取向下肢足跟放射的感应。直刺环跳 3~4 寸，获取向下肢足趾放射的感应。承山透足三里 3~4 寸，获取向足趾放射的针感。

（2）偏瘫痉挛：上肢屈肌痉挛：天泉透迟泽，合谷透后溪。下肢伸肌痉挛：伏兔透梁丘，承山透下巨墟。足内翻：三阴交透太溪。

（3）癫痫：大椎透至阳，百会透后顶。

（4）胃下垂：中脘、关元垂直进针 3~5 寸，足三里透下巨墟 3~4 寸。

（四）注意事项

1. 对初次接受芒针治疗的患者，术前做好解释工作，消除恐惧心理。

2. 对惧针患者，应注意针刺顺序，可先针其不易看到的穴位，后针意看到的穴位。

3. 选穴宜少，手法宜轻，双手协同。

4. 针刺时动作必须缓慢，切忌快速提插，以免造成血管、神经或内脏损伤。

5. 由于芒针针体较长，刺入深，进针后不可移动患者身体，以免滞针、弯针或断针。

6. 过饥、过饱、过劳、醉酒、年老体弱、孕妇、儿童，以及某些难以配合的患者忌针。

7. 医者态度要严肃认真，不可马虎轻率，以免针刺事故的发生。

七、火针法

是将特制的金属针烧红，迅速刺入一定部位，并快速退出以治疗疾病的方法。

（一）针具

多选用耐高温的钨合金材料制作，针体较粗，针尖较钝。常用的有单头火针、三头火针。单头火针又有粗细不同，分为细火针（针头直径约0.5mm）和粗火针（针头直径约1.2mm）。作为针具，以高温下针体硬度高，针柄不易导热为优。

（二）操作方法

1. 选穴与消毒

与毫针同，但选穴宜少，多以局部穴为主。皮肤可用碘伏消毒。

2. 烧针与刺针

（1）烧针：是火针的关键步骤。在使用火针前必须将针烧红，可先烧针身，后烧针尖。火针烧的程度有三种：若针刺较深，需将针烧至白亮，否则不易刺入，也不易拔出，而且剧痛；若针刺较浅，可烧至通红；若针刺表浅，烧至微红便可。

（2）刺针：可用左手拿点燃的酒精灯，右手持针，尽量靠近施治部位，烧针后对准穴位垂直点刺，速进速退，用无菌棉球按压针孔，以减少疼痛并防止出血。

3. 针刺深度

应根据病情、体质、年龄和针刺部位的解剖结构来决定。一般而言，四肢、腹部可稍深，至2~5分；胸背部宜浅，可刺1~2分深；至于痣疣的深度以其基底的深度为宜。

（三）临床应用

本法主要用于治疗风寒湿痹、痈疽、瘰疬、网球手、腱鞘囊肿、痣、疣等疾病。

（四）注意事项

1. 除治疗痣、疣外，面部禁用火针。

2. 有大血管、神经干的部位禁用火针。

3. 血友病和有出血倾向的患者禁用火针。

4. 针后局部出现红肿，应避免洗浴；局部发痒，不宜搔抓，以防感染。

5. 对初次接受火针治疗的患者，应做好解释工作，防止晕针。

八、挑刺疗法

挑刺疗法又名针挑疗法、截根疗法。在民间流传应用较广，如在中国的北方有挑羊毛疔、挑痧、挑斑；在南方有挑痔积、挑目疾、挑背筋等，都是挑刺疗法的不同形式。

（一）针具

挑刺用的针具有三棱针、圆利针、大号注射器针头等。其他备用器具如，火罐、小镊子、剪刀、小手术刀、1ml 注射器、1% 普鲁卡因（用前应敏试）

（二）操作方法

选定穴位消毒后，左手拇指按压挑刺部位的周围，以固定皮肤，右手拇食指持针或用拇食中三指持针，对准穴位，将针刺入皮肤约 1cm 左右，得气后，根据病证及部位特点，用摇摆或捻转的手法施术。

常用的术式有挑点法、挑筋法、挑血法、挑液法、挑痕法和挑罐法等。

（1）挑点法：是手持针体，将针尖留出 1cm 左右，对准皮肤刺点，快速点刺，一触即离，再触再离。本法有激发经气，平衡阴阳的作用，多用于妇女、小儿及久病体弱和对针极度恐惧者。

（2）挑筋法：本法是将针体刺入穴位一定深度以后，将针体轻慢上提，随提插做左右摇摆的动作，然后再将针向一个方向捻转，使肌纤维尽量缠在针体上，同时将针体拨拉，纤维组织随之被拉出体外，纤维组织常自行拉断，或用手术刀将其切断，针口处只有血珠流出体表。本法手法较重，且有肌纤维拔出，适用于身体较强状的患者。

（3）挑血法：本法是用针尖对反应点、痛点、经穴或这些部位的血管挑破，然后用拇食指挤压数次使之出血的一种方法。常用于热证、痛症及实证患者。

（4）挑液法：本法是用三棱针或较短毫针对关节处的穴位如四缝等快速刺破，然后用拇食指挤压出一些无色或黄色透明液体的方法。常用于小儿疳积、虫痛及消化不良等疾患。

（5）挑痕法：本法是用针在穴位或反应点上，轻轻划刺表皮，使之排出少许血液，并留有针挑痕迹的治疗方法。多用于皮癣、面瘫等症。

（6）挑罐法：本法在挑点、刺血的基础上再用火罐拔，使出血量加大的一种方法。多用于痹证疼痛、胃寒腹痛、跌打损伤、癌痛、疖疮等病证。

（三）临床应用

挑刺法必须寻找适合的阳性反应点，如压痛、硬结、酸困、麻木、过敏、痧点、颗粒、颜色变化、肌肉跳动等。按辨证施治的原则，选取相应的部位或穴位，或按病证进行分区挑刺。

（四）常见疾病反应点出现的部位

心病：心俞、督俞、或巨阙俞、内关、郄门、膏肓等。

肝病：肝俞、肝热穴（第5胸椎棘突下）、筋缩（第9胸椎棘突下），或期门、日月、胆俞、阳陵泉，或百会、天柱等。

脾病：脾俞、脾热穴（第6胸椎棘突下）、中枢等。

肺病：肺俞、身柱，或中府、上脘、膻中、膏肓等。

肾病：肾俞、志室，或腰阳关、龈交、气海，及髋部、臀部、尾骶部等。

胃病：上腹部、中脘、中枢穴、胃俞，或胃仓、两肩胛骨间、巨阙、鸠尾等。

小肠病：小肠俞、关元俞、归来、中极、下巨虚等

大肠病：大肠俞、上巨虚，或腹结、鸠尾、八髎、间上穴（尾骨尖端直上一中指处一穴，此穴左右旁开1/2中指长度处各一穴，共3穴）、痔疮穴（命门穴下1寸）、关元俞、长强穴、骶尾部等。

膀胱病：膀胱俞、曲骨、尾中等。

偏头痛：颞额部、顶背部、率谷、天柱、中渚、风池等。

痹痛：疼痛局部，或委中、承山等。

失眠：项背部，或心俞、膏肓等。

癫痫：背部或肛门周围，或肝俞、缩筋等。

（五）注意事项

1. 对孕妇、严重心、肾、肝病，贫血患者，有出血倾向疾病，如血友病、血小板减少的患者，及糖尿病等，不宜采用挑刺疗法。

2. 挑刺前要认真检查患者，找出明显反应点和确定挑刺的穴点。

3. 认真做好施术前的思想工作，以消除对本法的恐惧感。患者术中如有头晕、恶心、呕吐、心慌等，应将患者平卧位，按晕针处理。

4. 挑刺应严格消毒，术后无菌敷料覆盖固定，以防感染。

5. 做到轻刺轻挑以减轻疼痛，切忌粗鲁。术后当日避免重体力劳动，忌食生冷刺激性食物。

八、穴位注射法

穴位注射法，是选用某些中西药注射剂注入人体穴位治疗疾病的方法。是根据经络理论和药物治疗原理发展起来的一种新的疗法。它将针刺与药物对穴位的双重刺激作用有机地结合起来，发挥其综合效能，以提高疗效。本法具有操作简便、用药量小、适应证广、作用迅速等优点，凡针灸的适应证大部分可用本法治疗，现已成为临床上继毫针法后应用最多的一种治疗方法。

（一）操作方法

（1）针具：常用为一次性注射器，可根据用药量的大小、穴位的局部解剖，

以及病证和患者的基本情况选用 1ml、2ml、5ml、10ml 等，针头可选用 5～9 号针头，及 5 号长针头、封闭针头、9 号穿刺针头等。

（2）穴位注射的选穴，可参照常见病证处方举例，结合经络、经穴触诊，选取阳性反应点等。

（3）穴位注射的用药量差异很大，主要取决于注射部位、药物的性质和浓度、患者的反应及医生个体职业的特长等。就一般情况而言，耳部每穴注射药物 0.1～0.2ml，头面部 0.1～0.3ml，四肢 0.2～1ml，胸背部 0.3～2ml 等。不同的药物每次注射的量差异也很大，如 5%～10% 的葡萄糖 10～20ml，而刺激较大的药物（如乙醇）和特异性药物（如抗生素、激素、阿托品等）一般用量较小，每次用量多为常规剂量的 1/10～1/3。中药的常规量为每穴一次 0.5～4ml。

（4）操作：术前准备好患者体位、注射器及药物，局部皮肤消毒后，左手拇食指置穴位两侧绷紧皮肤，右手持注射器对准穴位，快速刺入皮下，然后将针缓慢推进到一定深度，患者出现酸麻胀痛等得气感后，回抽无血，可注入药物，注入药物多少、注射速度可根据病情及患者的感受而定，急性病、身体强壮者，刺激量略大，推液可快；慢性病、体弱者，刺激宜轻，推药宜缓。

（5）疗程：一般每日 1 次，或每 2～7 日 1 次，10 次一疗程，根据病情，休息 5～7 天后可进行下一个疗程的治疗。

（二）常用药物

（1）中草药制剂：柴胡注射液、清开灵注射液、板蓝根注射液、鱼腥草注射液、复方当归注射液、丹参注射液等。

（2）维生素类：维生素 B_1、维生素 B_6、维生素 B_{12}、维生素 C、维丁胶性钙等。

（3）其他：生理盐水、5%～10% 葡萄糖、注射用水、ATP、胎盘注射液、神经生长因子、甲钴胺、阿托品、山莨菪碱、加兰他敏、泼尼松、地塞米松、利多卡因、氯丙嗪等。

（三）注意事项

1. 事先应对患者说明，注射后局部可能有疼痛，一般 4～8h，最多不超过一天。

2. 严格无菌操作，防止感染发生。

3. 注意药物的药理作用、副作用、过敏反应等，事先要做好预防及抢救的准备工作。

4. 一般药物不宜注入关节腔、脊髓腔及血管内，同时应避开神经干，否则会导致不良后果

5. 孕妇的下腹部，腰骶部和三阴交、合谷等不宜用注射疗法，以免引起流产。年老、体弱者，选穴宜少，药液剂量酌减。

九、穴位埋线疗法

穴位埋线疗法是用羊肠线植于人体穴位内治疗疾病的一种疗法，对穴位有较长时间的刺激作用，是在留针及埋针的基础上发展而来的。目前已被广泛用于内、外、妇、儿、五官各科疾病的治疗。埋入的羊肠线，最初对穴位的刺激是属机械性的，之后肠线溶化、吸收产生化学刺激，此作用持久而温和，兼有穴位刺激疗法和组织疗法的共同作用。

（一）操作器材

皮肤消毒用品、孔巾、注射器、镊子、埋线针或经改制后的12号腰穿穿刺针（将针芯前端磨平）或三角缝针、持针器、0～1号医用肠线、0.5%～1%利多卡因或盐酸普鲁卡因（用药前应作药物敏感试验）、剪刀或手术刀片、手术刀柄、无菌纱布、医用胶布等。

（二）操作方法

按无菌操作消毒皮肤，术者需戴帽子、口罩，之后戴消毒手套，铺孔巾，用利多卡因或普鲁卡因在穴位上作皮丘。临床上根据具体情况选择下列埋线方法。

（1）穿刺针埋线法：镊取一段1～2cm长的已消毒羊肠线，放置在穿刺针管前端后接针心，左手拇、食指绷紧或捏起进针部位皮肤，右手持针刺入到所需深度；当出现针感后，边推针芯，边退针管，将羊肠线埋植在穴位皮下组织或肌层内，针孔处覆盖消毒敷料。

（2）三角针埋线法：在穴位两侧或上、下两端，经皮肤消毒后，在进出针点处作皮内麻醉，用针持夹带羊肠线的三角针，从一侧局麻点刺入，穿过穴位下方的皮下组织或肌层，从对侧局麻点穿出，捏起两端肠线来回牵拉，使穴位处产生酸、麻、胀感后，将肠线贴皮剪断，提起两针孔间皮肤，使线头缩入皮内，用无菌敷料包扎5～7天。

（3）切开埋线法：皮肤消毒后，于穴位上作局麻，手术刀尖顺经络走向切开皮肤0.5～1cm，然后用止血钳钝性剥离皮下组织至肌层，并按摩数秒钟，使之产生酸、麻、胀感，再将羊肠线埋入切口内，要保证埋入的是肌层，然后将切口处用丝线缝合，盖上敷料，5～7天拆去缝线。

（4）切开结扎埋线法：皮肤消毒后，行局部麻醉，用手术刀切开皮肤0.2～0.5cm，将弯止血钳插入穴位按摩，致产生酸、麻、胀感，然后将穿有羊肠线的缝合针从切口刺入，经过切口深层从另一处穿出浅层，再从穿出处进针，经穴位浅层至切口处出针，将两线头适当拉紧打结，并将结头埋入切口深处，包扎伤口 5 ~ 7 天。此法对肌肉的刺激最强，常用于肌肉松弛的患者，如脊髓灰质炎后遗症患者。

（三）注意事项

（1）埋线手术后由于损伤的刺激及羊肠线异性蛋白的刺激，在 1 ~ 5 天内局部可出现红肿、热痛等无菌性炎症反应，或有少量白色液体自创口流出，均属正常现象，一般不需处理。若渗液较多，可将其挤出，局部皮肤消毒后，覆盖敷料。少数患者可出现体温升高，若在 38℃ 以内，2 ~ 4 天后体温恢复正常。若局部红肿、疼痛加剧，高烧持续不退或全身瘙痒以及皮肤感觉和肌肉运动失常，均为异常情况，可能为感染或过敏，或血管神经损伤所致，应及时处理，尤其是结扎埋线法易发生此类现象。

（2）严格无菌操作，把握手术适应证和禁忌证。局部皮肤有感染或溃疡，高血压、糖尿病、甲状腺功能亢进，严重心脏病、过敏体质及孕妇均不宜用本法。

十、割治疗法

割治疗法又称割脂疗法，是在人体一定的部位或穴位处，用手术刀切开皮肤，取出少量的皮下脂肪组织或结缔组织，并给予适当刺激治疗疾病的一种方法。属创伤性外治法，刺激性强，临床疗效显著，常用于一些顽固性疾病和难治性疾病的治疗，如哮喘、慢性支气管炎、消化性不良、溃疡病、小儿疳积、神经衰弱、肿瘤等。

（一）操作方法

1. 常用工具

手术刀、血管钳、注射器、1% 的普鲁卡因或利多卡因、碘伏、棉签、敷料、绷带、胶布等。

2. 基本操作手法

①穴位常规消毒，局麻后，以左手拇指紧压穴位侧方，用手术刀切开皮肤 0.5 ~ 1cm 左右（不宜过深，切开皮层即可，儿童略短些）。

②止血钳分离切口，于切口内上下左右按摩，或用刀柄在骨膜上划动（如割治膻中穴），使之出现酸、麻、胀感，并向一定方向放射。摘取出黄豆大或蚕豆大小的脂肪组织。

③覆盖敷料，两次间隔间须休息 7 ~ 10 天。

（二）适应范围

割治疗法部位及适应证

部位	定位	主治
手掌割治	掌1：食指第一指节掌面正中	支气管哮喘
	掌2：第二、三掌骨间隙掌侧、食指与中指根部联合下约0.5cm处，向腕部方向切口长约1cm	支气管哮喘、支气管炎、神经衰弱、偏头痛、胃肠疾病
	掌3：三、四掌骨间隙掌侧、中指与无名指根部联合下约0.5cm处，向腕部方向切口长约1cm	支气管哮喘、支气管炎
	掌4：四、五掌骨间隙掌侧、无名指与小指根部联合下约0.5cm处，向腕部方向切口长约1cm	神经衰弱、神经性头痛、偏头痛、胃肠疾病
	掌5：掌面大鱼际尺侧边缘与并拢的食指、中指间引线的交点上，即鱼际穴处	支气管哮喘、小儿疳积
	掌6：大陵穴向掌心方向1.5cm处（向掌心方向切口长约1cm）	慢性胃炎、胃肠神经官能症、消化不良、胃溃疡、肠炎等
	掌7：在神门穴向无名指小指间隔方向1.5cm处（向掌心方向切口长约1cm）	胃肠神经官能症、胃溃疡
脚掌割治	癌根1：第一跗跖关节向内过赤白肉际一横指，屈指肌腱的外侧	用于脐以上至剑突下的内脏肿瘤，如胃、贲门、食道下段的肿瘤
	癌根2：第一跖指关节向后、向内过赤白肉际各一横指，在涌泉穴内下方	主要适用于脐以下的肿瘤及淋巴转移瘤
	癌根3：直对距跗关节向内过赤白肉际一横指	适用于剑突以上肿瘤，如食道上、中段、肺、颈、鼻咽部等处的肿瘤
	再生：由足内、外踝后缘引垂直线水平交于足底正中处，大约相当于脚底后1/4与前3/4交界处之正中	用于脑部肿瘤
	癌根：在第1、2腰椎棘突间旁开3.5cm处	用于肝癌、食道癌
穴位割治	劳宫	慢性胃炎、消化不良
	膻中、大椎	支气管炎、支气管哮喘
反应物割治	指疾病过程中相关部位出现异常反应变化进行割治的方法	如肛门疾病在上唇系带出现增生、变厚将其增生部分割掉

第二节 灸 法

50万年前我们的祖先学会了用火，人们在烘烤食物或取暖的过程中，不慎被火烧灼，而减轻或治愈了某些病痛，于是便主动用火来烧灼治疗更多的病痛，随之产生了灸法。最初，灸疗所用的原料，是仅能作燃料的树枝，经历了一个漫长的时期之后，才选用了艾草作为灸的主要材料。其次尚有用硫黄、黄蜡、灯心草、桑枝、毛茛、斑蝥、白芥子等作为灸料的灸法。

一、艾炷灸

针灸著作中的灸法主要是指艾炷灸。艾炷的做法是，每年五月采新鲜肥厚艾叶，晒干、捣碎、筛去杂梗和泥沙，反复多次，即成细软如棉的艾绒。一般以质量好、无杂质、干燥及存放久者为优。将艾绒用手搓紧，捻成上尖下大的圆锥状。如蚕豆大者为大艾炷，常用于隔物灸；如黄豆大者为中炷，常用于无瘢痕灸；如麦粒大者为小炷，常用于瘢痕灸。

1. 瘢痕灸

是将艾炷直接放在穴位上施灸，使局部组织烫伤后，产生无菌性化脓现象，从而起到治疗和保健作用。所以又叫"化脓灸""灸疮"。施灸时多用小炷灸，每穴3~6壮，小儿1~3壮。

具体操作方法：摆正体位，选好穴位，皮肤消毒后于穴位上涂大蒜或凡士林，将艾炷黏附于皮肤上，用线香从艾炷顶端点燃，直到艾炷全部烧尽，艾火自灭，除去艾灰，再涂蒜液另炷施灸，直至壮数灸完。施灸时艾火烧灼皮肤，患者感到灼痛时，医者可在穴位四周轻轻拍打，以缓解疼痛。灸后局部可用膏药贴创面。一般一周后创面即可化脓，化脓时期每天换膏药一次，灸疮约45天俞合，脱痂，遗留永久性瘢痕。

临床上，有采用麦粒大艾炷在穴位上施灸，称麦粒灸，方法如前。因艾炷小，灼痛时间短，约20s左右，患者容易接受。一般可灸3~7壮，灸后不用膏药贴敷。常用于气血虚弱，眩晕及皮疣等。

2. 无瘢痕灸

又称"非化脓灸"，是灸法的近代应用，以达到温烫为目的，不必透发成灸疮。其方法是采用中、小艾炷放在穴位上，点火后，不等艾火烧到皮肤，当患者感到灼烫时即用镊子将艾炷夹去或压灭。连续 3 ~ 7 壮，以局部发生红晕而不起泡为度。若灸后起小水泡，但不化脓，不需特殊处理，灸后不留瘢痕，易为患者所接受，凡灸法之适应证均可用此法施灸。

3. 三角灸

因灸法取穴形似三角形而得名。方法是：先量取口角长度，以此长度作等边三角形。顶角置脐中，底边呈水平位，灸时取两底角放置艾炷点燃施灸，患者感灼热时除去更换一炷。临床有温补元气的作用，多用于虚寒疝气，奔豚气上冲，妇女宫寒及腹部疾病等。

4. 隔物灸

又称"间接灸"，是用药物将艾炷与施灸腧穴部位的皮肤隔开。根据所间隔的药物不同又有多种灸法。下面介绍几种常用的隔物灸法。

（1）隔姜灸：切取厚约 2cm 的鲜生姜片，用针刺数小孔，上置艾炷，放在穴位上施灸，一般致患者热感，局部皮肤红晕汗湿为度。如患者感觉灼热不可忍时，可提起姜片，衬垫纸片后放下接着施灸。本法具有温中散寒、宣散发表、通经活络的作用。临床多用于虚寒性腹痛、泄泻、寒湿痹痛、面瘫及外感表证等。

（2）隔蒜灸：用独头大蒜切成一分后的薄片，用针刺数孔，放在穴位或肿块或未破溃化脓的脓头上置艾炷点燃施灸，每穴可灸 5 ~ 10 壮。也可将蒜捣成泥状，敷于局部，在蒜泥上置艾炷施灸。因大蒜对皮肤有刺激性，灸后容易起泡。此法具有消肿化结、拔毒止痛、杀虫等功用。临床用于治瘰疬、痈疽疮毒未溃之时、肺痨、腹中积块等。

（3）隔葱灸：取葱白捣烂如泥，或将葱白切成分许厚的数片平敷于脐周或患处，上置灸炷施灸，以内部感到舒适，不觉灼痛为度，一般灸 5 ~ 10 壮。葱白味辛，性温，有发汗解表、散寒通阳之功。临床主要用于治疗虚脱、肠胀气、尿闭、乳腺炎等。

（4）隔附子灸：是用附子片作间隔，用法同隔姜灸。亦可用附子饼作间隔，即将附子面加面粉少许（以增其黏性），用水或黄酒调和，做成 2 ~ 3cm 后的附子饼，用针在其上穿数孔，置穴位上，在放上艾炷施灸，至皮肤出现红晕为止。本法有温肾壮阳、消坚破结的作用，临床用于治疗各种阳虚之症，如遗精、阳痿、早泄、外科疮毒久不收口，阴疽既不化脓也不消散者。药饼灸后可反复使用。

（5）隔盐灸：主要用于脐窝部施灸。操作时先将纸浸湿，铺脐窝中，上面用细食盐填平，再放上艾炷施灸。也可在食盐上放姜片，再置艾炷施灸，可避免食盐受火起爆，造成烫伤。灸至觉痛时，换炷再灸，不拘壮数。本灸法具有回阳救逆、温中散寒作用。用于治疗急性腹痛吐泻、痢疾、四肢厥冷、虚脱、中风等。

（6）隔胡椒灸：以白胡椒研末，调面粉作饼，约1cm厚，中央按成凹陷，内置药末（丁香、肉桂、麝香），上置艾炷施灸。可治风湿痹痛及局部麻木不仁等。

二、艾条灸

艾条的制作方法，取纯净细软的艾绒24g，平铺在长26cm、宽20cm的细纸上，卷成直径约1.5cm的圆柱形艾卷，外裹以质地柔软疏松而又坚韧的桑皮纸，用胶水或糨糊封口而成。也有在艾绒中参入肉桂、丁香、独活、细辛、白芷、雄黄、苍术、没药、乳香、川椒各等份的细末6g，即成为药艾条。艾条灸的方法分温和灸和雀啄灸两种。

（1）温和灸：将艾条一端点燃，对准施灸部位，距离约2~3cm处进行熏灸，使患者局部有温热感而无灼痛，一般每穴灸5~10min，致皮肤稍成红晕为度，对于昏厥或局部知觉减退的患者和小儿，医者可将食、中两指，置于施灸部位两侧，通过医生手指的感觉测知患者受热程度，以便调节施灸距离，掌握施灸时间，防止烫伤。

如将艾条燃着端悬于施灸部位皮肤上2~3cm处，平行往复回旋熏灸，使皮肤有温热感而不至于灼痛者称回旋灸。

（2）雀啄灸：施灸时，艾条点燃的一端与施灸部位的皮肤相距2~3cm，对准穴位，上下移动，像雀啄食物一样，一起一落，忽远忽近的施灸。

艾条灸应用广泛，对一般灸法的适应证均可采用，但温和灸多用于灸治慢性病，雀啄灸较多用于治急性病。

三、太乙灸

太乙灸又称太乙针灸、太乙神针，是药艾灸法的一种独特类型。其艾条是用纯净细软的艾绒150g平铺在40cm见方的桑皮纸上，将人参125g、穿山甲250g、山羊血90g、千年见500g、钻地风300g、肉桂500g、苍术500g、甘草1000g、防风2000g、麝香少许，共为细末，取药末24g掺入艾绒内，紧卷成爆竹状，外用鸡蛋清封固，阴干后备用。施灸时可选用两种方法，一种是将太乙针的一端烧着，用粗布包裹数层，立即紧按于所选的灸处，进行灸熨，冷则再烧再熨，反复7~10次为度。灸时若患者感觉太烫，可稍提艾条，待热力略减再灸。另一种方法是，在施灸穴位上，覆盖10层棉纸或数层粗棉布，将两支艾条点燃，每次用一支按于施灸部位，一按即起，起来再按，几次后火力减弱，再换另一支，交替按压。一般每穴按灸十次左右。反复数次，穴位上即出现大面积温热红润，久久不消。此法多用于治疗风寒湿痹、各种痛证、顽麻、痿弱无力、半身不遂等证。

四、雷火灸

雷火灸又称雷火神针、雷火针灸、雷火针。其制作方法与太乙灸同，只是药物处方不同。其处方为沉香、木香、乳香、茵陈、干姜、穿山甲各9g，共为细末，麝香少许与蕲艾60g铺于绵纸上，将药末掺入，卷极紧，备用。施灸方法及适应证与"太乙针灸"大体相同。

五、温灸器灸

温灸器灸是借助器具施灸的一种方法。温灸器又叫"灸疗器"，其形式多种多样，底部均有数十个小孔，内有小筒一个，可装艾绒和药物。较常用的一种是用金属特制成的圆筒灸具，称温筒灸。施灸时，将艾绒及药末放入温灸器的小筒内，点燃后待其烧旺时将盖扣好，然后在穴位来回熨烫，直到局部红晕为度。本法其实是一种熨法，患者乐于接受，可用于妇人、小儿及畏灸患者。一般需要灸的病证均可采用本法。目前应用较广。

另一种常用的灸器是用木制的方盒，内部中层为石棉网，灸时将艾绒或被截成4～6cm长的数段艾条置于网上，点燃施灸。其热力面积较大，可用于腹部及背部面积较大部位的施灸。

六、灯草灸

灯草灸又名灯火灸、灯草焠等，农村俗称"烧灯火"。是用多年生草本植物灯心草，俗称灯草，蘸油（香油、麻油、苏子油均可）点燃后快速按在穴位上进行焠烫的方法。在土家族民间较为普遍。其中直接以"灯火"灸于穴位者称"烧明灯火"。在《小儿惊风秘诀》中说"小儿诸惊，头仰向后者，灯火焠其囟门、两眉际之上下；眼翻不下者，焠其脐之上下；不省人事者，焠其手足心；手拳不开，目往上者，焠其顶心，两手心；撮口出白沫者，焠其口上下，手足心"。

具体操作是，选定穴后，在穴位上作标记。取灯心草约3～4cm长，一端蘸麻油，点燃后，慢慢移向施灸穴位，稍停待火焰略大，立刻垂直接触穴位（勿触太重或离过远，做到似触非触），随即听到"啪啪"声，火亦随之熄灭。灼灸次数，可依病情灵活掌握。一般急证、痛证、灼灸次数较少；慢性顽固疾病，可适当增加灼灸次数。灸后局部保持清洁，防止感染。

七、温针灸

温针灸是针刺与艾灸相结合的一种方法。适用于需要留针，又需施灸的疾病。

操作方法是，针刺得气后，将毫针留在适当的深度，将 2~3g 艾绒包于毫针针柄顶端捏紧成团状，或在针柄上穿置一段长约 1~3cm 的艾条施灸，直到艾绒或艾条烧完为止，使热力通过针身传入体内，达到治疗目的。

本法使用时应注意防止艾绒脱落烧伤皮肤或烧坏衣物等，如觉太热时可调整针刺深度或在皮肤上垫以纸片。

八、保健灸

用灸法防病保健，延年益寿称"保健灸"。其灸法具有提高机体免疫机能，增强抗病能力的作用。因其操作方便，无副作用，效果良好，目前逐渐被人们重视和采用。常用的有以下几种。

(1) 足三里灸：足三里为防病治病要穴，有补益脾胃、调和气血、扶正培元、祛邪防病之功。常灸足三里，可预防中风，祛病延年。常采用灸法为温和灸，每次灸 10~15min，隔日 1 次，每月 10 次。亦有采用瘢痕灸者。可三年 1 次，每次各 3~5 壮。

(2) 神阙灸：神阙穴有温补元阳、健运脾胃、复苏固脱之效。常用灸法有隔姜灸、隔盐灸。隔日 1 次，每月 10 次，最好每晚 9 点施灸。

(3) 气海灸：气海穴功能培补元气、益肾固精。常用方法有温和灸、隔姜灸、隔附子灸。

(4) 关元灸：关元为任脉穴位，亦称丹田，灸之有温肾固精、补气回阳、通调冲任、理气活血之功，为老年保健灸的要穴，但不宜用于孕妇。常用灸法有温和灸、隔姜灸、隔附子饼灸。

(5) 大椎灸：大椎为手足三阳经与督脉之会，有解表通阳、疏风散寒、清脑宁神之效，为保健要穴。常用温和灸法。

(6) 身柱灸：身柱穴属督脉，有通阳理气、祛风退热、清心宁神、降逆止咳之功效。为小儿强身保健要穴。常用温和灸，每次 10~15min，隔日 1 次，每月可灸 10 次。

(7) 涌泉灸：涌泉穴为足少阴肾经的井穴，有宁神开窍、补肾益精、疏肝理气之作用。有保健益寿之功，是老年保健灸的要穴。常用灸法有隔姜灸、无瘢痕灸。隔日 1 次，10 次为一疗程。

此外，还有风门灸、膏肓灸、中脘灸、三阴交灸、命门灸、肾俞灸、曲池灸、阳陵泉灸及专在夏季伏天施灸的"伏天灸"等。

值得注意的是，保健灸法男女老幼皆适用，且方便易学，但一定要长期坚持，才能取得好的效果。

九、穴位敷贴法

穴位敷贴法是在穴位上敷贴药物，通过药物和腧穴的共同作用以治疗疾病的方法。其中某些带有刺激性的药物（如毛茛、斑蝥、白芥子、甘遂、蓖麻子等）捣烂或研末，敷贴穴位，可以引起局部发泡化脓如"灸疮"，又称为"天灸"或"自灸"，现代称为"发泡疗法"。若将药物贴敷于脐部，通过脐部吸收或刺激脐部以治疗疾病时，又称敷脐疗法或脐疗。若将药物贴敷于涌泉穴，通过足部吸收或刺激足部以治疗疾病时，又称足心疗法、涌泉疗法。

腧穴敷贴法既有穴位的刺激作用，又可通过皮肤对药物有效成分吸收的治疗作用，而且避免了肝脏及各种消化酶、消化液对药物成分的分解破坏，从而使药物保持了更多的有效成分，更好的发挥治疗作用。另一方面也避免了因药物对胃肠道的刺激而产生一些不良反应，弥补了药物内治的不足。除极少数有毒药物外，本疗法都是一种安全、简便而有效的方法，尤其是对老弱、幼儿及药物入口即吐者尤为适宜。与现代医学的"透皮给药系统"有许多相似之处，随着现代医学的"透皮给药系统"研究的不断深入，中药透皮治疗与经络腧穴相结合的穴位敷贴法将有其广阔的发展前景。

（一）敷贴药物的选择

与内服药物的选择基本是一致的，但与内服药相比，又具有以下的特点：

1. 通经开窍活络类，常用的有冰片、麝香、丁香、花椒、白芥子、姜、葱、蒜、肉桂、细辛、白芷、皂角、穿山甲等。

2. 气味俱厚之品，亦有选用力猛有毒之品，如生南星、生半夏、川乌、草乌、巴豆、斑蝥、附子、大戟等。

3. 溶剂调和类（用于调和敷贴药或熬膏），常用的调和药有醋、酒、油。醋有解毒、化瘀、敛疮的作用，虽用猛药，可缓解其性；酒有行气、通络、消肿、止痛作用，虽用缓药调和，可激其性；油可润肤生肌。常用的溶剂有，水、白酒或黄酒、醋、姜汁、蜂蜜、蛋清、凡士林等。还可针对病情应用药物的浸液作溶剂。

（二）操作方法

将选定的穴位，用温水局部洗净，然后再敷药。也可先在穴位上涂以助渗剂，或助渗剂与药物调和后再用。对所敷之药，无论是糊剂、膏剂或捣烂的鲜品，均应将其很好的固定，以免移动或脱落。如需换药，可用棉签蘸温水或植物油或石蜡油轻轻揩去粘在皮肤上的药物，擦干后再敷药。一般情况下，刺激性小的药物，每隔1~3天换药一次；不需溶剂调和的药物，可延长到5~7天换药一次。刺激性大的药物，应视患者的反应和发泡程度来确定时间，数分钟至数小时不等，如需再敷，应待皮肤基本恢复正常后。

（三）临床应用

1. 适应范围 本法适应范围相当广泛。如感冒、急性支气管炎、支气管哮喘、风湿性关节炎、三叉神经痛、面神经麻痹、神经衰弱、胃下垂、胃肠神经官能症、腹泻、冠心病心绞痛、糖尿病、遗精、阳痿、月经不调、痛经、子宫脱垂、牙痛、口疮、小儿夜啼、厌食、遗尿、流涎等。此外，还可用于防病保健。

2. 处方举例

（1）面神经麻痹

取穴：病变局部取穴，如下关、颊车等。

用法：将新鲜的马钱子用清水浸泡 3～5 天待用。使用时将马钱子外衣剥去，用手术刀将其切成 0.1cm 厚的薄片放在风湿膏或普通胶布上，敷贴在患侧下关、颊车等穴。6～7 天更换一次，一般 4～5 次可治愈。临床上也可将马钱子研为末敷贴穴位。一般取药 0.2g（每穴用量），撒于消炎镇痛胶布的中央，敷于面部患侧穴位上，每次敷贴 5 天，至痊愈。

（2）咯血

取穴：双侧涌泉

药物：独头蒜 1 头，硫黄末 6 g，肉桂末 3 g，冰片 3g

用法：将大蒜去皮洗净，捣烂成泥膏状，再加入上药末调匀。敷贴时每次用 10 g，分别贴于双侧涌泉穴，用胶布固定。为防止局部起泡，可先在穴位处涂植物油少许。每次贴敷 3～5h，每日 1 次，连续 3 天为 1 疗程。

（3）支气管哮喘

取穴：肺俞、心俞、膈俞（皆双侧）

药物：炙白芥子 21g、延胡索 21g、甘遂 12 g、细辛 12g（为一人 3 次用量）

用法：将上药共研细末，制成散剂（共 66 g），装塑料袋中备用。在夏季三伏天使用，用时将 1/3 的药面，加生姜汁调成糊状，分别摊在 6 块直径约 5cm 的油纸（或塑料布）上，贴敷于肺俞、心俞、膈俞穴位上，最后用胶布固定，一般固定 4～6h，如果敷后局部有灼痛难忍者，可提前取下，若局部只有发痒、发热等感觉，可多敷贴几个小时。每隔 10 天一次，即初伏、中伏、末伏各一次，一年共敷贴 3 次。一般连续敷贴 3 年。

十、穴位按压疗法

穴位按压又称指针疗法，古称指针术，是用手指代替针，在人体的某些穴位或特定部位上，根据不同的病情，施与不同的手法，使受术部位出现酸、麻、胀、重感，局部出汗及皮温增高，从而达到消肿、解痉、止痛治疗疾病的方法。

本法是针灸疗法的一部分，但起源远于其他疗法，人类在与大自然的斗争中发生疾病或外伤，常用手指按压某处以减轻痛苦，后来逐渐发展而形成了穴位按压疗法。

（一）基本操作方法

1. 揉法　用中指或拇指的尖端或末节指腹，轻按选定的穴位做环形平揉（顺时针为补，逆时针为泻），以穴位为中心，做小圆形转动，动作要连续，着力由小逐渐增大，再由大逐渐减小，均匀持续而轻柔地旋转回环。每揉一小周为1次，每穴一般以120~180次为宜（约2~3min）。次数的多少视病情及受术者情况而定。本法常与按法配和使用，治疗脘腹胀痛、胸胁胀闷、便秘泄泻、外伤肿痛等。

2. 按法　以单手或双手的手指指腹或指节作力于施术部位或穴位上，逐渐加深施力，按而留之。常用的有拇指按法和屈指按法。施按法时，着力于施治部位，集中而不揉动，由浅入深，持续施力，先轻后重，而后又轻。轻按为补，重按为泻。一般每穴按压约3min。注意屈指按法着力较重偏于泻，故年老体弱者慎用，小儿禁用。因本法作用甚广，操作时不得离其经络，即宁失其穴不失其经。本法常用于治疗肌肉酸痛、脘腹痛、急慢惊风等。

3. 掐法　用指端甲缘（多用拇指，单手或双手）重按穴位而不刺破皮肤。施术时将力贯注于指端，以不刺破皮肤为度。本法属重刺激，偏于泻。临床常用于甲掐代针，久病者先掐人中，急病者掐大筋、跟腱，掐之有声者易治，无声者难治。本法主治头晕、昏迷不醒、中风失语、抽搐等。

4. 点法　也叫点穴，常用拇指或食、中指点在痛点或穴位上，先轻后重，逐渐深透。本法常用于肩部、背部、臀部和大腿等部的穴位。如点肾俞穴补肾气利筋骨可治腰痛，点合谷治牙痛等。

5. 捏法　就是用两个手指对称捏压穴位。可用拇、食二指或拇、中二指或与其他各指对称地相向用力，捏压在穴位上。一般单手捏压法多用于四肢、肩颈等部位的穴位；用于脊背部双手捏压法又称捏脊法。本法常用于治疗肢体麻木、肌肉萎缩无力、腰腿痛、肩脊痛、局部劳损等。

6. 拿法　是用手（单手或双手）的拇指与其余二指（或三指或四指）对合成钳形，施以夹力提拿施治部位，一紧一松，一提一放。对合施力时应对称，由轻而重，重而不滞，边提拿边连续地旋转移动，或上或下，或前或后，将拿于手中的肌肉逐渐挤捏松脱。注意拿法的力点在指腹。本法可用于治疗胃肠功能紊乱、神经衰弱、肌肉酸痛、腰腿痛、风湿痹痛等。

（二）适应范围

本法适用于老人、妇女、儿童及惧针的患者，或遇到急性病而无针具的情况。临床中可治疗各种病证，如小儿惊风、癫痫、中暑、更年期综合征、失眠、感冒、头痛、牙痛、咳喘、胃痛、落枕、腰痛等。

（三）注意事项

1. 原因不明的高热、急性传染病、皮肤病、肿瘤、腹痛拒按者，禁用穴位按压疗法。

2. 过饥、过饱、醉酒、过劳时不宜用穴位按压治疗。

3. 施术者要常剪指甲，以免损伤患者皮肤，手指要注意消毒，以免交叉感染。

4. 夏天在施术前应在施术部位撒些滑石粉，以免擦伤皮肤。

5. 根据病情需要，适当控制指力的强度及持续时间，不要突然用力或用指甲强力切压，以免给患者造成长时间的不适。

6. 年老体弱及精神紧张者指力要轻，如发生晕针现象可按常规处理。

7. 如治疗后穴位处遗留疼痛感者，可轻揉几下使之消失。

十一、刮痧疗法

刮痧疗法是用边缘钝滑的器具如铜钱、瓷匙、水牛角、檀香木板等，蘸上水或香油润滑剂之类，在人体某一部位的皮肤上进行刮摩，以刺激经穴，使局部皮肤出现痧斑或痧痕的一种治疗方法。本法具有通经活络，协调脏腑及活血化瘀的作用。临床上适用于感冒、发热、中暑、头痛、胃肠病、落枕、肩周炎、腰肌劳损、肌肉痉挛、风湿性关节炎等。

（一）操作方法

1. 工具选择 民间就地取材常用光滑的铜钱、硬币、瓷汤匙等。现在多采用水牛角制成的专用刮痧板，其形状为长方形，边缘钝圆。另外，需准备小碗或酒壶一只，内盛少许刮痧用的植物油或清水。

2. 刮痧部位

（1）背部：是主要和常用的部位。取侧卧位或俯卧位，或扶坐于椅背上，先从第7颈椎起，沿督脉由上而下刮至第5腰椎，然后从第1胸椎开始沿肋神经向外斜刮。

（2）头部：印堂穴、太阳穴。

（3）颈部：颈部两侧，双肩板筋部（胸锁乳突肌），喉头两侧。

（4）胸部：取第二、三、四肋间，从胸骨向外侧刮。乳房禁刮。

（5）四肢：臂弯、膝弯。

3. 刮痧的方法和要求

（1）暴露施治部位，用热毛巾或一次性纸巾，沾75%酒精或生理盐水棉球清洁与消毒。

（2）刮治手法：在施治部位上用刮痧板（或铜钱、硬币、汤匙）蘸上麻油（或菜油、葱汁、姜汁、清水等）自上而下或由内向外反复单向刮动，直至皮肤呈现深红色斑条或皮下瘀血为止。在穴位上刮治时，应选用铜钱或硬币进行，手法宜轻快，直至皮下出现瘀血为止。

（3）刮痧顺序：①颈项部；②脊柱两侧部；③胸部及四肢部位。

（4）时间：20min左右，或以患者能耐受为度。

（5）刮治完毕后，将皮肤清拭干净，然后蘸清水轻拍几下。

刮痧时红斑颜色的深浅通常是病证轻重的反映。较重的病"痧"就出现多，颜色也较深，如果病情轻，"痧"就出得少些，颜色也浅些。一般情况下，皮肤上的"瘀血"会在3～5天内逐渐消退，最迟也不会超过一周就恢复正常，不仅不会损害皮肤，而且因这一方法能活血化瘀，增强局部的血液循环，使皮肤变得比原来更健康，更美丽。

（二）注意事项

1. 刮痧治疗时应注意室内保暖，冬季应避开寒冷与风口，夏季应避免风扇直吹刮拭部位。

2. 刮痧时用力要均匀，手法由轻到重，以患者能忍受为度，刮到局部潮红或出现瘀斑、瘀点为止。对一些不出痧或出痧较少的患者，不可强求出痧。

3. 前一次刮痧部位痧斑未退之前，不宜在原处再次刮拭。再次刮痧时间以皮肤上痧退为标准，一般需隔3～6天。

4. 刮痧前若为饥饿状态应先进食后再刮痧；刮痧过程中应多饮白开水，以加强刮痧效果，刮痧后不宜即刻食用生冷食物，出痧后30min内忌洗凉水澡。

5. 刮痧用具应严格消毒，以防感染。

6. 年迈体弱、儿童、对疼痛较敏感的患者宜用轻刮拭法。

7. 下肢静脉曲张或下肢有肿胀者，宜采用逆刮法，由下向上刮拭。

8. 对有严重心脏病、肾病水肿及有出血倾向者禁用本疗法。

十二、穴位冷疗法

穴位冷疗是现代冷冻技术在针灸医学中的应用，因而具有冷冻疗法与针灸疗法的综合作用，目前临床上主要用于阴虚火旺、阳热炽盛所引起的各种病证，从现代医学来讲，适用于火症、变态反应性疾病、出血性疾病等。

冷冻疗法应根据病情选择不同的温度，对于阳热炽盛的火热实证用泻法，其针灸温度低，一般在 –30℃ ~ 10 ℃，而留针（灸）时间不宜过长，一般在 15min 左右；属于阴虚火旺的虚证用补法，其温度以 0℃ ~ 10 ℃ 为宜，留针（灸）时间要长，可至 30 ~ 40min。

（一）冷冻疗法常用的制冷源

（1）冷水敷：用 10℃ 以下的水（或水中放冰块）敷于穴位，以局部发红略痛为度。

（2）冰块冷敷法：取冰块用纱布包好，置于穴位上，轻压左右作圆形运动，致皮肤发红略痛为宜。

（3）管状冷灸：用不易传热材料制成带金属尖的圆筒，按冰 3 水 1 的比例放入筒中根部，待金属尖端冷却带霜后即可使用。

（4）电冷灸：即半导体制冷。

（5）电子冷热针灸治疗仪：该仪器具有冷针和热针两种功能，有温度显示、调节装置及治疗时间调控的定时、报时装置。

（6）半导体冷冻针灸治疗仪：是利用半导体温度差效应，治疗疾病的简便的针灸治疗仪。

（一）操作方法

1. 冷针法

（1）针具：根据选穴部位与针刺深度不同，选用 26 ~ 28 号毫针。同时注意毫针跟部有否生锈，防止折针。

（2）施针：同一般针刺法，"得气"后使针柄根部接触皮肤，然后致冷留针。

（3）起针：先除掉冷源，起针法与同毫针。

2. 冷灸法 有直接灸、间接灸、发疱灸与不发疱灸之分。

（1）直接灸：是制冷物质直接作用于皮肤表面，使皮肤温度下降的灸法，又有压力灸与滑动灸之别，压力灸是在制冷的针柄上给予一定压力，使局部组织缺血，灸后多起疱；滑动灸是在灸柄（头）在穴位上作圆形转动，灸后皮肤产生红晕。

（2）间接灸：灸前在皮肤表面涂以防冻药膏或隔以纱布、金属片等物质，然后制冷，使制冷物不直接接触皮肤表面。

（3）发疱灸：多用于直接灸，是以泻为主的灸法，温度在—15℃ 以下，灸后的皮肤发凉、起泡，适用于实热阳证。

（4）不发疱灸：制冷温度在—10℃ 以下，灸后皮肤发红，时间可长，适用于阴虚证，重在扶正。

（二）注意事项

1. 一般可针灸并用，对畏针者、小儿、肌肉不丰满的部位或宜斜刺的部位可单纯用冷灸法。如果单施冷针，其冷冻头表面或穴位表面宜覆盖纱布（或敷防冻油）。

2. 低温或冷灸时，为了防止起泡，可用手心敷按穴位1min左右。

3. 灸后起泡时，注意事项与艾灸相同，要防止感染，泡吸收后一般不留瘢痕，皮肤着色可逐渐消失。

4. 冷针或冷灸温度不宜太低，太低会造成深部冻伤，选穴宜在躯干或四肢，特别是对青少年。

5. 皮肤过敏反应，如皮肤出现瘙痒、风疹样的小水疱疮等，一般是在多次针后出现，停针后即消失。如果严重可外敷复方止痒液。配方：10% 葡萄糖 500ml，0.5% 可的松 40ml，红霉素 0.9ml 的混合液。

6. 冷针冷灸法取穴少，因此辨证一定要准确，选穴配方要精，取穴正确无误。这是取效的关键。

十三、拔罐法

【概述】

拔罐法，古称角法或角吸法，又称吸筒法、火罐气，民间俗称拔火罐。是以罐为具，排出其中的空气，造成负压，吸附于拟拔部位的体表，产生刺激，使局部皮肤充血、瘀血，达到防治疾病的一种疗法。尤其是近年来，随着药物的毒副作用越来越多地被人们所认识，这种无须内服药又无痛苦，且疗效确切的疗法日益引起人们的重视，在民间使用较多。现代工作者根据传统火罐的治疗原理，运用现代物理科学技术，在传统火罐的基础上，创造出了新一代电罐、真空罐、磁罐、红外线拔罐器；如上海针灸研究所研制的"经络电动拔罐治疗仪"，可根据病情和部位的情况调控负压。江西研究的"多用拔罐机"与传统的火罐相比，不仅吸附力强，负压大小可调，还同时兼有磁疗、红外线照射等一罐多用的效果。

（一）罐子的种类

1. 竹罐 竹罐是用坚固的细毛竹截制成，分大、中、小三型，长约6～9cm，呈腰鼓状圆筒，一端留节为底，一端为罐口，口径3cm、4.5cm、6cm不等，中段略粗，两端略细，管壁厚约0.6～0.9cm。这种罐的优点是，取材容易，制作简单，轻巧价廉，不易损坏，也适于煎煮，临床上有较多的采用。缺点是易爆裂漏气。

2. 陶罐 陶罐由陶土烧制而成，这种罐的特点是吸力大，但质地较重，容易摔碎损坏。

3. 玻璃罐 玻璃罐系用玻璃制成，形如球状，肚大口小，口边外翻，有大、中、小三种。其优点是质地透明，使用时可直接窥视罐内局部皮肤的变化，便于掌握时间，临床应用较普遍。缺点是容易破碎。

4. 金属罐 金属罐是用铜或铁皮制成，形如竹罐，因传导太快，容易烫伤皮肤，目前较少应用。

5. 抽气罐 抽气罐，以前是用青霉素、链霉素等类似小药瓶，将瓶底切去磨平而制成。近年采用透明塑料制成的罐，上面加置抽气活塞而成。也有用特制的橡皮囊排气罐。这种新型的排气罐使用方便，吸力强，且较安全，又不易破碎，是现代应用较多的拔罐工具。

（二）吸罐的方法

1. 火罐法

此法又称拔火罐，是利用燃烧时火焰的热力排出罐内的空气，形成负压吸罐的一种方法。具体操作有以下几种。

（1）闪罐法：用止血钳或镊子夹95%酒精棉球或棉签沾湿95%酒精，一手握罐，罐口朝下，将棉球点燃后立即伸入罐内晃数圈即退出，同时将罐扣于应拔部位。这种方法安全可靠，是常用的拔罐方法。注意切勿将点燃的酒精棉球停留瓶口，造成瓶口烧热烫伤皮肤。

（2）投火法：将易燃软质纸片（卷）或95%酒精棉球点燃后投入罐内，乘火最旺时，迅速将火罐扣在予拔的部位上即可吸住。这种方法吸附力强，但由于罐内有燃烧物质，火球落下容易烫伤皮肤，故宜在侧面横拔。

（3）贴棉法：将直径1~2cm的95%酒精棉片压平贴在罐内壁中、下段或罐底，点燃后将罐子扣在选定部位上即可吸住。但注意，棉花浸酒精量以湿为度，避免酒精滴下烫伤皮肤。

（4）架火法：用不易燃烧的物体（略小于罐口），放在施术部位，上置小块酒精棉球，点燃后将罐子扣上即可吸住。

（5）滴酒法：在罐内滴入酒精1~3滴，翻倒使酒精均匀地布于罐壁，然后点火燃着，迅速将罐扣于施术部位。这种方法必须注意滴入酒精要适量，如过少不易燃着。过多又易滴下灼伤皮肤。

2. 水罐法

水罐法一般选用竹罐，也称竹罐疗法。即将竹罐置沸水或药液中煮沸1~3min，然后夹住罐底提出液面，甩去水液，趁热按在皮肤上，即能吸住。

3. 抽气法

此法有三种，一是将青、链霉素类的药瓶磨制成抽气罐，将罐紧扣在穴位上，用注射器从橡皮塞刺入瓶内，抽出空气，而成负压，即可吸住；二是用抽气筒式拔罐器，将真空抽气枪套住罐体上端，罐口置于穴位上，垂直提拉拉杆4次左右，达到适当负压，即可吸住；三是用橡皮囊式排气罐，只要将罐口对放在需要吸拔的部位上，用手将橡皮囊内空气排出，然后松手使罐内的空气吸入囊内，使罐内产生负压，即可吸住。

（三）留罐时间及起罐方法

1. 留罐时间 一般掌握在5~20min。若肌肤反应明显、皮肤薄弱、年老或儿童，则时间不宜过长。若罐大吸附强，则适当缩短留罐时间，以免起泡。

2. 起罐方法 一手握住罐体腰底部稍倾斜，另一手拇指或食指按压罐口边缘的皮肤，使罐口与皮肤之间产生间隙，空气进入罐内，即可将罐取下。起罐时的手法一定要轻慢。罐吸附力过强时，切不可硬行上提或旋转硬拔，以免损伤皮肤。

（四）各种拔罐法的应用

临床使用拔罐疗法时，随其方法的不同，治疗作用又有所侧重和区别，如留罐主要治阴寒痼冷；闪罐主祛风疏筋；推罐主宣卫祛邪，通经和血；多罐适用于病变范围较大的病证；单罐则适于病变范围较小的病证；排罐法有泻实的作用。

1. 留罐 留罐法是将吸拔在皮肤上的罐留置一定时间，使局部皮肤潮红，甚或皮下瘀血呈紫黑色后再将罐取下。此法是常用的一种方法，一般疾病都可应用，也适用于单罐或多罐。

2. 单罐 单罐法用于病变范围较小的疾病。可按病变部位的大小，选用适当口径的火罐。如胃痛或肩痛等

3. 多罐 多罐法适用于病变比较广泛疾病。临床上可根据病情、经脉、脏器或肌肉的解剖位置，在相应的体表部位纵横并列吸拔几个罐子。

4. 闪罐 闪罐法是用闪火法将罐吸拔于应拔部位，随即取下，再吸拔，再取下，反复吸拔至局部皮肤潮红，或罐底部发热为度，动作要迅速而准确。必要时也可以闪罐后留罐。这种方法多用于皮肤麻木、疼痛或功能减退等疾病。

5. 推罐 推罐又称为走罐，一般用于面积较大，肌肉丰厚的部位，如腰背部、大腿部等。可选用口径较大的罐，最好是罐口平滑的玻璃罐。方法是，先在罐口或施罐部位涂一些润滑油或凡士林等。用罐吸拔后，一手握住罐体，略用力将罐

沿着一定路线反复推拉。向前推动时，罐口后半边着力，前半边略抬高；向后推动时则前半边着力，后半边略抬起。左手辅助按压于罐子后边皮肤上。这样在皮肤表面来回地推动数次，至走罐部位皮肤紫红为度。

6. 针罐

针罐是将针刺与拔罐相结合的一种方法，所以又称留针拔罐。即先用毫针在选定部位上，针刺得气后留针原处，再以针为中心点，将火罐拔上，留针 10 ~ 15min，然后拔罐起针。

7. 刺血（刺络）拔罐

刺血（刺络）拔罐，也是一种将针刺与拔罐相结合的方法，即在拔罐部位的皮肤消毒后，先用三棱针点刺出血或用皮肤针叩刺，然后再点燃火罐吸拔于点刺部位上，使之出血，以加强刺血（刺络）的治疗作用。刺血的器具亦可用陶瓷片、玻璃片、粗毫针、小针刀、三棱针、梅花针、滚刺筒等，依病变部位大小和出血要求选择。一般针后拔罐留置 10 ~ 15min，亦可稍长，然后将罐起下，擦净血迹。

8. 药罐

药罐法是先在抽气罐内盛贮一些药液，约为罐子容积的 1/3 ~ 1/2，常用的如生姜液、辣椒液、两面针酊、风湿酒等，或根据需要配制，然后按抽气罐法，抽去空气，使罐吸附在皮肤上。另一种方法是将配制成的药料装入布袋内，扎紧袋口，放入清水煮至适当浓度，再把竹罐投入药内煮 15min，使用时按水罐法吸拔在所选的部位上，此法又称煮药拔罐。常用的药如：麻黄、羌活、独活、蕲艾、防风、秦艽、木瓜、川椒、生乌头、曼陀罗花、刘寄奴、乳香、没药各 6g。

（五）拔罐法的注意事项

1. 拔罐时注意体位要适当、拔罐过程中不要移动体位、以免火罐脱落。

2. 拔罐宜选择肌肉丰厚的部位。骨骼凸凹不平，毛发较多的部位不宜拔罐。

3. 根据病情及所拔部位面积的大小，来决定采用拔罐的方法及罐具的大小。

4. 用火罐时注意勿灼伤皮肤，若烫伤或留罐时间引起皮肤起泡时，小泡无须处理，仅敷以消毒纱布，防止擦破即可；水泡过大时，用消毒针将水放出，涂消毒药水，或用消毒敷料包扎，以防感染。

5. 皮肤有过敏、溃疡、水肿及大血管分布的部位，不宜拔罐。高热抽搐者和孕妇腹部、腰骶部，也不宜拔罐。

6. 不同拔罐法的注意点：闪火法拔罐时，棉棒蘸的酒精不宜太多，以防燃烧的酒精滴下烫伤皮肤；投火法拔罐时，火焰须旺，动作要快，避免火源掉下烫伤皮肤；贴棉法拔罐时，须防止燃着的棉花脱落；架火法拔罐时，扣罩要准，不要把燃着的火架撞翻；用多罐方法拔罐时，火罐排列的距离不宜太近，以免皮肤被火罐牵拉产生疼痛；水煮罐拔罐时，要甩净热水以免烫伤皮肤；刺血拔罐时，出血量应适当，每次总量（成人）以不超过 10ml 为宜；用针罐拔罐时，须避免将针撞压入深处或碰弯造成损伤，尤其在胸背部要谨慎。

7. 在拔罐过程中，一旦出现晕厥（晕罐）发生，应立即起罐，并及时妥善处理。

第四章　穴位治疗的法则与技巧

　　临床穴位治病的法则，是根据中医的基础理论，通过四诊（望、闻、问、切）采集资料，通过八纲辨证、脏腑辨证、经络辨证，拟订方案，实施治疗。

第一节　辨证方法

一、八纲辨证

　　八纲就是表、里、寒、热、虚、实、阴、阳。它是中医学辨证的基本方法。下面列表说明。

八纲辨证论治表

八纲	临床表现	选经	治法
表证	发热、恶风寒、苔薄白、脉浮	取督脉、手太阴、手阳明、足太阳穴	浅刺法。表寒证不留针，表热证配以灸法
里证	发热、不恶寒、苔黄、脉数或沉滑	取脏腑所属经脉腧穴	宜深刺。里寒证宜留针，并用灸法；里热宜针刺用泻法
寒证	恶寒、喜热、不渴、面白、手足厥冷、小便清长、大便溏薄、脉沉迟	取任脉、三阴经穴	留针并用灸法
热证	恶热、喜冷、口渴、面赤、手足热、小便赤短、大便结燥或里急后重、便脓血、脉滑数	取督脉和三阳经穴	针刺或补或泻或补泻兼施，不留针，或点刺出血
虚证	内伤久病，形体不足，声低气弱，痛处喜按，舌质胖嫩，脉虚无力	取任脉、三阴经、背俞穴	针刺补法，并用灸法
实证	外感初病，形体有余，声强气粗，痛处拒按，舌质苍老，脉象有力	取督脉及三阳经穴	针刺泻法

续表

八纲	临床表现	选经	治法
阴证	见于里证的虚寒证，如面色苍白、恶寒肢冷、口不渴、神萎、舌淡、苔白、脉沉微	取任脉经穴	深刺久留，并用灸法
阳证	见于里证的实热证，如身热、不恶寒、心烦口渴、尿赤、舌红绛、脉滑数等	取督脉及三阳经穴	针宜浅刺，疾出或点刺出血

说明：八纲虽有各种不同的见证，但表里、寒热、虚实之间又是相互联系而不可分割的，如表证有表寒、表热、表虚、表实之分；里证也有里寒、里热、里虚、里实之别。四对矛盾的双方又是互相转化的，如由表入里，由里出表，寒证化热，热证化寒，虚证转实，实证转虚，以及寒极似热，热极似寒的假象，即所谓的真寒假热，真热假寒；阳极似阴，阴极似阳等等。疾病是千变万化的，所以八纲辨治必须审实细辨，灵活运用。

二、脏腑辨治

脏腑辨治，是根据患者的临床症状和体征，辨别疾病属于何脏何腑，属虚属实，属寒属热，并据此制定出相应的治疗大法。下面列表说明。

脏腑辨证表

脏腑	归经	主要症状
肺	手太阴	肺司呼吸。有病时表现为：咳嗽、哮喘、咯血、胸闷、胸痛、鼻塞、流涕、鼻衄、咽喉肿痛、失音等
心	手少阴	心主血脉，主神明。血脉病表现为：心痛、心悸、吐血、衄血、斑疹及血液运行失调；神志病表现为：健忘、失眠、昏迷、谵语、癫狂等
心包	手厥阴	心包为心之宫城，凡病邪传入心多是心包代受其邪。表现为：神昏、谵语、癫狂躁扰等神志失常
大肠	手阳明	大肠主传导糟粕，有病时表现为：便秘、腹泻、里急后重、便血、肠痈、脱肛等
小肠	手太阳	小肠主分别清浊，有病时表现为：大小便失调。寒证时，肠鸣泄泻伴小便短少；热证时，心烦、口渴、小便热赤涩痛，甚至血尿
三焦	手少阳	三焦司一身之气化，有病时水湿潴留体内，表现为：肌肤肿胀、腹满、小便不利等
胃	足阳明	胃为水谷之海，以降为和，有病时表现为：脘腹疼痛、呃逆、呕吐、食少纳呆、嗳腐吞酸，热则消谷善饥、口渴引饮等
膀胱	足太阳	膀胱为津液之府，主司小便，有病时表现为：尿多或尿少、遗尿、癃闭、淋沥等
胆	足少阳	胆与肝互为表里，关系密切，胆病多由肝火旺盛所致，证见口苦、胁痛、头痛、目眩。胆性刚强，若胆气虚弱则证见胆怯

脏腑	归经	主要症状
脾	足太阴	脾司运化，又能统血，有病时表现为：消瘦、倦怠、腹胀、腹泻、便溏、浮肿；便血，女子崩漏等
肾	足少阴	肾主水，藏精，内寄命火。其功能是统摄一身之水和封藏精液。有病时表现为：水肿、消渴、遗精、阳痿、气喘、五更泻、腰痛、膝软等
肝	足厥阴	肝为风木之脏，内寄相火，主疏泄、喜条达，且有藏血功能。有病时表现为：（1）肝气郁结：胁肋痛、胸闷，气逆，吐酸或腹痛；（2）肝火亢盛：头目胀痛，巅顶痛，眩晕，目赤肿痛，心烦，脉弦等；（3）肝风内动：猝然昏倒，不省人事，四肢抽搐，角弓反张，口眼歪斜，半身不遂，语言謇涩等；（4）肝阴亏虚：头昏目眩，耳鸣，肢体麻木，或咽干，少寐多梦等

三、经络辨证

是根据经络分布规律、脏腑关系等辨别疾病的部位和性质，制订相应的治疗方法。一般规律是，膝以下穴位大多主治内脏及头面部的病；头面部及躯干部的穴位，治局部的病和相应内脏的病。现就十四经络主治规律列表如下。

十四经络主治规律表

经络		主治范围
手三阴经，从胸走手，主治胸部内脏及其经过部位的疾病	手太阴肺经	肺、喉、气管、胸等有关病证
	手少阴心经	心、胸、神经系统等有关病证
	手厥阴心包经	心、胃、胸、神经系统等有关病证
手三阳经，从手走头，主治其连属内脏及循行经过部位和肩颈头面等部位的疾病	手阳明大肠经	头面、鼻、口腔、喉、上肢等部位的病证及热病
	手太阳小肠经	后头、耳、眼、肩臂等部位病证
	手少阳三焦经	侧头、胁肋、耳、眼、咽喉、上肢等部位病证
足三阳经，从头走足，主治其连属内脏及循行经过部位的疾病	足阳明胃经	胃肠、头面、口腔、咽喉、下肢、神经系统等有关病证
	足太阳膀胱经	胃肠、胸、泌尿、腰背、头项、五官、下肢、肛管、神经系统等有关病证
	足少阳胆经	胁肋、腰腿、肝胆、头颞、耳、眼、神经系统等有关病证

经络		主治范围
足三阴经，从足走胸，主治腹部内脏及其经过部位的疾病	足太阴脾经	胃肠、泌尿、生殖系统等有关病证
	足少阴肾经	胃肠、咽喉、泌尿、生殖系统等有关病证
	足厥阴肝经	胃肠、胁肋、肝胆、目、外阴、生殖系统等有关病证
督脉，起会阴后长强穴，沿后正中线向上行，经腰背颈头再向下止于上唇系带龈交穴		头部、腰背、生殖、神经系统、脑病急救等有关病证
任脉，起至阴部会阴穴，沿前正中线向上行，止于颏唇沟的承浆穴		口、咽喉、胸、胃肠、泌尿生殖、妇科等有关病证

第二节 施治方法

总的归纳为补、泻、清、温、调五种，分述如下。

一、补法

即"虚则实之"或"虚则补之"之意。治疗时，毫针刺法用补，并灸。

临床常用补法举例如下：

（1）补益肾气法：用于肾气虚证，取穴肾俞、命门、关元、太溪，针刺补法，并灸。

（2）补中益气法：用于脾胃气虚证，取穴脾俞、胃俞、中脘、气海、足三里，针刺补，并灸。

（3）补益肺气法：用于肺气虚证，取穴太渊、肺俞、足三里、太白，针刺补法，并灸。

（4）补益心脾法：用于心脾两虚证，取穴心俞、脾俞、神门、三阴交，针刺补法，并灸。

（5）补益气血法：用于气血两虚证，取穴脾俞、胃俞、足三里、三阴交，针刺补法，并灸。

（6）补益肾阴法：用于肾阴虚证，取穴关元、肾俞、照海，针刺补法。

（7）升阳益气法：用于清阳不升，中气下陷证，取穴百会、中脘、气海、足三里，针刺补法，并灸。

二、泻法

即"盛则泄之""满则泄之""血实者决之"。治疗时用毫针泻法，或三棱针放血，或梅花针重叩出血。

临床常用泻法举例如下：

（1）疏风解表法：用于表实证，取穴风池、合谷、列缺，针刺泻法。

（2）泻热通便法：用于里实证，取穴天枢、曲池、上巨虚，针刺泻法。

（3）理气豁痰法：用于痰实证，取穴天突、膻中、合谷、丰隆，针刺泻法。

（4）活血化瘀法：用于血瘀证，取穴曲池、委中、十二井穴、膈俞，针刺泻法。

三、清法

即："热则疾之""温者清之"。治疗时，用毫针散刺，或三棱针点刺，或皮肤针叩局部出血，以疏散邪热。"疾"有快速运针之意，即快速提插，快速捻转，相当于泻法，多用于实热证

临床常用清法举例如下：

（1）清热解表法：用于表热证，取穴大椎、曲池、合谷，针刺泻法。

（2）清热解毒法：用于温毒热证，取穴委中、曲泽、十宣、阿是穴，点刺出血。

（3）清热开窍法：用于热闭神昏证，取穴水沟、十二井穴、劳宫、针刺泻法，或点刺出血。

（4）清泻脏腑法：用于脏腑热证，取穴为所属脏腑的荥穴和相应的经穴，如心热证取穴少府、劳宫；肝热证取穴行间、阳辅等，针刺泻法。

四、温法

即"寒者热之"。"寒"指疾病的性质属寒，或外邪引起的表寒证；或寒湿痹阻经络引起的寒痹证；或为阳气不足引起的脏寒证。"热"是指治疗的方法，如艾灸法，针刺热补法，温针法等。

临床常用温法有：

（1）温经通络法：用于寒凝经络证；取阿是穴，或根据病变部位循经取穴；治用灸法，或留针法，或温针灸。

（2）温中散寒法：用于胃寒证；取穴中脘、气海、足三里；留针补法、并灸。

（3）回阳救逆法：用于阳气衰微，四肢厥冷证；取穴关元、神阙，重用灸法，

或神阙用隔盐灸。

五、调法

是一种调和阴阳，解除寒热，调整脏腑偏盛偏衰的方法。临床用于不盛不虚，或不是因气血盛衰而发病，也不是由邪气侵犯所致病，而是由脏气或经气失调而发病，或是虚实不明显的病证，就用平补平泻方法，以调和之。

临床常用的调法

（1）和解少阳法：用于邪在半表半里，证见寒热往来，心烦喜呕；取穴外关、足临泣等。

（2）调和胆胃法：用于胆气犯胃，证见胸胁胀满，恶心欲吐，心下痞闷；取穴日月、阳陵泉、足三里、支沟等。

（3）调和肝脾法：用于肝气郁结，横逆犯脾，证见胸胁胀痛，厌食倦怠，腹痛或大便泄泻，如女乳胀胁痛，月经不调；取穴期门、太冲、三阴交。

（4）调和胃肠法：用于肠胃失调，证见腹痛、腹胀、时欲呕吐、心下痞满等；取穴中脘、天枢、气海、足三里、内关等。

第三节　取穴方法

临床治疗是把经络、腧穴、施治方法三大块综合运用。其中临床选穴尤为重要。但是穴位很多，有十四经穴，经外奇穴，还有许多新穴，加起来在千数以上，人身几乎寸寸是穴。每一个穴位都有一定的主治作用，有的一穴治多病，非常复杂，要一一记住很不容易。但是也有一定规律可循。一般说来，腧穴的作用分为两个方面，即局部作用和远端作用。凡是腧穴都可治疗所在部位的病证，即局部作用；但人体肘膝以下的腧穴，不但可以治疗经穴所在部位的疾病，还可以治疗属于本经循行部位的疾病，即远端作用。而本经取穴的规律是"越远越远，越近越近"。如太阳经头痛选金门、申脉；背痛选昆仑、承山；腰痛选委中；骶痛选殷门。又如少阳经病证，头晕失眠取足窍阴，目赤肿痛取侠溪，耳聋耳鸣取足临泣，颈部疼痛取悬钟，胁部痛取阳陵泉，胯痛取风市等等。由此可见，一条经脉的病变部位和取穴之间的关系，是由两头向中间靠拢，或是由中间向两头扩展。下面就选穴的基本原则，近部取穴、远部取穴、对症取穴等作一般的叙述。

一、近部取穴与远部取穴

近部取穴是在病证的局部或邻近部位选穴。压痛点选穴也属近部取穴；远部取穴是在远离病变部位取穴，通常以肘膝以下的穴位为主。远部取穴具体应用时，又可分为本经取穴、异经取穴、左右交叉取穴、上病下取、下病上取及同名经取穴等方法。

近部取穴与远部取穴举例表

部位	近部取穴				远部取穴			
前额	印堂	阳白	上星	头维	合谷	解溪	内庭	
颞部	太阳	颔厌	率谷	风池	外关	中渚	足临泣	侠溪
头顶部	百会				太冲			
后头部	玉枕	后顶	风池	天柱	后溪	养老	申脉	金门　至阴
眼部	睛明	攒竹	瞳子	承泣　风池	合谷			
耳部	翳风	听会	听宫	耳门	中渚	外关	足临泣	太溪
鼻部	印堂	迎香	巨髎	上星　通天	合谷	列缺		
口齿部	颊车	下关	大迎	地仓　承浆	合谷	内庭		
舌部	廉泉	哑门			劳宫	通里	大陵	照海　商丘
咽喉部	天容				合谷	列缺	照海	内庭
肺	肺俞	膻中	中府		天突	列缺	尺泽	内庭
心	心俞	厥阴俞	膻中		内关	神门	间使	郄门
胁肋部	期门	日月	肝俞		支沟	内关	阳陵泉	太冲
肝	肝俞				太冲			
胆	胆俞				阳陵泉			
上腹部	胃俞	中脘	梁门		内关	足三里	公孙	
脐腹部	天枢	气海	大肠俞		上巨虚	足三里		
小腹部	关元	中极	气海		三阴交			
肠	大肠俞	小肠俞	天枢	关元	上巨虚	足三里	下巨虚	
肾	肾俞	志室			太溪	涌泉		
膀胱	次髎	中极			三阴交			
生殖器	中极	关元			大敦	太冲	太溪	
肛门	长强	秩边			承山			
上肢	肩髃	肩髎	臑俞	曲池　合谷	夹脊（颈1～胸1）			
下肢	环跳	委中	阳陵泉	悬钟	夹脊（腰3～骶1）			

二、俞募配穴法

俞募配穴法，是将腰背部的俞穴与胸腹部的募穴相配合应用。俞穴和募穴都是脏腑之气输注或汇聚之处，既可反应脏腑的疾病，又可调节脏腑功能治疗脏腑的疾病。这种前后配穴的方法在临床应用时也不完全局限于俞募穴，也可以在胸腹部探明阳性反应点，然后向背腰部划一平行弧线直对痛点，前后各刺一针。此法多用于胸腹部疼痛性疾病。

俞募配穴表

脏腑	俞穴	募穴	脏腑	俞穴	募穴
肺	肺俞	中府	大肠	大肠俞	天枢
心	心俞	巨阙	小肠	小肠俞	关元
心包	厥阴俞	膻中	三焦	三焦俞	石门
脾	脾俞	章门	胃	胃俞	中脘
肾	肾俞	京门	膀胱	膀胱俞	中极
肝	肝俞	期门	胆	胆俞	日月

三、对症取穴

症状是疾病的病理反应，而不是疾病的本质，一种疾病可以出现多种症状，一个症状可以在多种疾病中出现，针对某些症状选择有效穴位进行治疗，称为对症治疗。对症治疗属治标范畴，应用时根据病情，急则治标，缓则治本的原则，或标本兼治，适当采用对症选穴。

常见症状对症取穴举例表

症状	选穴	症状	选穴
发热	大椎　曲池　合谷	噎症	天突　内关
昏迷	水沟　十宣	胸闷	中脘　内关
虚脱	灸关元　神阙　足三里	胸痛	膻中　内关
多汗	合谷　复溜	恶心　呕吐	足三里　内关
盗汗	后溪　阴郄	呃逆	膈俞　劳宫　内关
失眠	神门　三阴交	腹胀	天枢　气海　内关　足三里
多梦	心俞　神门　窍阴	胁肋痛	支沟　阳陵泉
失音	扶突　合谷　间使	消化不良	足三里　公孙
牙关紧闭	下关　颊车　合谷	尿闭	三阴交　阳陵泉

症状	选穴			症状	选穴		
舌强	哑门	廉泉	通里	遗精	关元	三阴交	
喉痹	合谷	少商		阳痿	关元	三阴交	
咳嗽	天突	列缺		早泄	关元	三阴交	
疳疾	四缝			尿失禁	曲骨	三阴交	
乳汁不足	少泽			便秘	天枢	支沟	
高血压	人迎			脱肛	长强	承山	
崩漏	隐白			皮肤瘙痒	曲池	血海	三阴交
阴痒	蠡沟			虚弱	足三里		

第四节　治疗的要领与技巧

一、取穴要准确

临床上取穴，常在体表凹陷之处，两肌肉之间，肌腱之间，关节上下、前后、左右，或在动脉跳动之处，皮肤皱纹和五官九窍的周围来找穴位。原则上，有特殊标志的就依特殊标志取穴，如头顶、眉间、鼻尖、手心、脚心、腘窝、肚脐、手指、足趾、爪甲角等。分肉之间、溪谷之会，都是寻觅穴位的地方。无特殊标志的就用骨度分寸法来测量，总之以找准穴位为原则。用手指按压观其感觉，来测定取穴准确情况，也是很有必要的。也可以专找压痛点（反应点），称为阿是穴。内脏有许多病往往在体表上会出现阿是穴，这些阿是穴，有的虽不在正经正穴上，但刺之有效，也是临床取穴的方法之一。人体经络走向及穴位定位大体是一致的，但人与人之间仍有个体差异的存在，因此检验取穴准确与否，应该是以穴位感应度或穴位附近的反应点为准，特别是针下得气，是取穴准确的重要标志。

二、针刺深浅要适度

如果深浅不恰当，不仅无效，而且容易发生医疗事故。临床上针刺穴位深浅应视患者体质胖瘦、肌肉厚薄、病位表里、穴位所在、穴下有无重要组织脏器而决定。同时选针要适宜，针刺要稳准，手法要巧妙，以得气为度，以最深限度而止。仍不得气，可向上提针，另找感觉。切不可因不得气而无限度深刺。这是取得疗效，确保安全重要的一环。具体说有以下几条规律。

1. 头部及胸骨体等的穴位，这些部位，多为扁平骨。应使用平刺方法，针刺皮下，进针一寸左右，根据需要也可延伸，一针贯两穴。如平刺阳白透头维、膻中透中庭；攒竹透鱼腰；颊车透地仓，透颧髎，透下关等。但注意，口颊区的穴位不能刺透口腔。头项部的穴位如风府、哑门应取头颈直位，针尖指向下颌平刺0.5～1寸，不可向上刺，不可深刺，以免刺伤延髓，危及生命。需有深刺之说亦不能效试。颈部穴位也不可深刺，一搬0.3～1寸即可，切勿伤及颈动脉

2. 胸、胁、肩、背等处，里面是胸腔，内有心、肺及大血管。右胁部内有肝脏，左胁部内有脾脏。所以针刺时，要准确估计胸壁厚度，采取正确的姿势，并适当选针，平刺或斜刺，深度在0.5～1寸左右，总之以不刺透胸壁为原则。凡在背部第10胸椎、侧胸的8肋骨、前胸的6肋骨以上及锁骨上窝等处的穴位，针刺过深，都可刺伤肺脏。颈前天突穴进针过深，可刺伤主动脉弓。右胁部针刺过深，可刺伤肝脏。左胁部针刺过深，可刺伤脾脏，操作时应高度警惕。有事故记载的穴位：如肩上的肩井、缺盆；前胸的中府、乳根；胁部的大包、渊腋；背部的肺俞、膏肓、心俞；季肋部的期门、日月；剑下的鸠尾等。究其原因，一是针刺过深进入胸腔；二是留针过久，疏忽大意，针尖随着患者呼吸刺入胸腔而发生事故。所以胸部的穴位，必须了解人体解剖，熟悉穴位下是什么脏器，选针不宜过长，进针不要过猛，刺针不能久留，必要时针不宜手，达到目的随即出针。就可避免事故发生。

3. 腹部的穴位，针刺时要估计腹壁的厚度，以不刺透腹膜，不刺伤腹内脏器为原则。一般针刺深度为0.5～1.5寸。但仍应注意，在针尖透过皮肤以后要缓慢进针，就不会伤及内脏。

4. 腰骶部的穴位无重要脏器，视肌肉厚薄，一般刺0.5～1.2寸均可。

5. 上下肢的穴位，针刺深度以不超过肢体总厚度的一半为原则。但在肘、膝、肩、髋关节的屈面，有大的神经、血管经过，应避免刺伤。

6. 手掌、足趾部的血管、神经、韧带都很丰富，穴位多在骨缝、肌腱、韧带之间，针刺时要缓慢进针，寻找空隙，不要盲目乱刺，避免损伤过多。

7. 指趾端的穴位，多用点刺放血的针法。一般1～2分深即可。

以上分寸只是大概而言，临床上具体操作时，仍应以接受治疗个体的胖、瘦，肌肉的厚薄、部位的不同而决定深浅。尤其要注意针下感觉，以得气即止，不必再深刺，不得气也适可而止，注意安全，灵活机动，贵在用心。

三、针刺方向要留意

针刺方向是指针刺在穴道上，针尖所指的方向。有时因不注意方向而刺伤大

血管、神经干而发生后遗症，或刺中内脏发生重大事故，或刺到骨骼而发生弯针，或不能得气而无疗效。为此提出以下八条原则，供临床参用：

1. 向空虚方向刺。针刺过皮下后，就向空虚方向刺。即向缝隙、空洞、松软之处进针。如碰到坚硬、柔韧、滞涩或患者保护性躲避、抽动、叫痛，即应改变方向，不可强刺。

2. 向组织肥厚处刺。进针达皮下后，针尖向组织丰满的地方刺，如针三间、后溪应俯掌轻握拳，横针直刺；针鱼际，应仰掌微屈指，从赤白肉际下针向第二掌骨方向进针。针曲池、中脘则应直刺，针头维则应沿皮向上刺，针丝竹空则应向眉中刺等。

3. 按补泻原则刺。即针尖顺着经脉走向刺为补法；针尖逆着经脉走向刺为泻法。

4. 向病灶方向刺。病灶在何处，针尖指向何方，要运气至病痛之所。如胸痛刺内关，针尖宜向上方，手指麻木刺内关，针尖宜向下方手指处。

5. 向经脉循行线上刺。这是因为"经不离穴，穴不离经"，经与穴关系密切。针刺时或顺经脉刺，或离经脉刺，只要不离开经线即可。

6. 向有针感的方向刺。针感是行针后，患者产生酸、麻、胀、重、沉、痛、凉、热、抽、触电或虫行蚁走的感觉；医者手下则有沉、紧、涩、重及吸引力等感觉。即谓之"得气"。针刺的目的就是要找到针感，找不到针感，就适当变换方向、或深或浅、或上或下、或左或右的探索，以能够得气，使针感传导、扩散为目的。但临床上针感随医者意向去传导的机会极少，因此，也不要过于去强求，只要有良好的针感就行。

7. 向安全的方向刺，凡刺针首先要考虑安全。针过皮下后，要缓慢进针，针尖要避开大血管、神经干、骨骼、韧带、重要组织器官；不要去刺透胸腔、腹腔、颅腔等。千万不能一味的要求针感，只管向空虚、向病灶方向刺，而不顾安全。

8. 根据穴位部位决定针刺方向。有些穴道因部位特征而有特定的方向，如风池穴应向内针刺成八字形；阳陵泉穴，针尖宜向下；内膝眼，针尖应斜向内上方，成八字形；风府穴要平刺；中脘穴应直刺等等。

四、补泻方法和疗程

古代针灸书上有许多补泻方法，如捻转、呼吸、提插、开合、迎随、疾徐，还分男、女，左、右，时间等等。非常复杂，很难掌握。用现代的观点说，补泻的实质就是刺激量的问题。弱刺激起兴奋作用，称补法；强刺激起抑制作用，称泻法；中刺激不轻不重，称平补平泻法。

临床具体操作的方法是：

补法：用针细而短，取穴少，手法轻，捻转提插幅度小而频率慢，患者感应不强烈，行针次数少，留针时间短，行间隔治疗。临床上用于形寒体弱的患者及小儿、妇人等。常取 2～4 个穴位，治疗和留针 20～30min 左右。

泻法：用针粗而长，取穴多，手法重，捻转提插幅度大而频率快，患者感应强而传导远，行针次数多，留针时间长，连续治疗。临床上用于体质较强壮的不畏针患者，证属急性热病或疼痛痉挛的患者或在四肢的穴位使用泻法。治疗时常取 4～6 个穴位，治疗和留针总时间约 40～50min 以上。对剧痛、抽搐、痉挛的病，可延长至数小时以上，或一日针数次。如果抢救急性热病，在手足井穴快速点刺放血刺激量就更大了。对一般患者就用平补平泻法（简称平法），每次取 3～5 穴，中等手法，得气即止，治疗留针总时间 30～40min。至于疗程，一般患者前三天每日一次，以后每隔 1 日或隔 2 日一次，连续 10～20 次，历时 1 个月左右为一疗程。休息 2～3 周后可再开始第 2 疗程。对小儿麻痹、瘫痪的患者需治疗几个疗程。对顽固病例亦有治 2～3 年者。对暴发病例，一般一二次即可；对急性热病，剧烈疼痛的病证，一日可诊数次，连针数日，直到症状缓解后可按普通病再针几次，以巩固疗效。

第五节　常用穴位部分歌诀

临床穴位治病是把经络、腧穴、施治方法三大块综合运用，其中临床选穴尤为重要。但是穴位很多，要一一记住很不容易。这就要求我们对一些常用的穴位首先读熟、牢记。为此，在第二章第二节的腧穴定位、主治表中已将一些常用的穴位标了重点符号。为了方便记背，本节我们将一些常用的腧穴歌赋及治疗歌赋记述于后。如"特要穴"，六总穴歌、行针指要歌等等。

"特要穴"就是十二经脉中各有一个特别重要的穴位。根据它们的特殊性能，主要作用和所在的位置，又分别为不同类别，给以特别的称号。如五输穴、十二原穴、背俞穴、腹募穴、八会穴、十五络穴、十六郄穴、下合穴等等。这些"特要穴"，是临床治疗学的基础，是提高治疗水平的关键。

（一）五输穴歌

少商鱼际与太渊，经渠尺泽**肺**相连。

少冲少府属于**心**，神门灵道少海寻。

中冲劳宫**心包络**，大陵间使曲泽连。

商阳二三间合谷，阳溪曲池**大肠**牵。

少泽前谷后溪腕，阳谷小海**小肠**经。

关冲液门中渚**焦**，阳池支沟天井连。

厉兑内庭陷谷**胃**，冲阳解溪三里随。

至阴通谷束京骨，昆仑委中**膀胱**汇。

窍阴侠溪临泣**胆**，丘墟阳辅阳陵泉。

隐白大都太白**脾**，商丘阴陵泉要知。

涌泉然谷与太溪，复溜阴谷**肾**所宜。

大敦行间太冲看，中封曲泉属于**肝**。

注释： 十二经脉在肘、膝关节以下各有五（六）个主要穴位，一般统称五输穴。这五个穴位名称是：井、荥、输（原）、经、合。从四肢末端的井穴开始向上排列，手不过肘，足不过膝。因为它各有属性（木、火、土、金、水）所以又叫五行穴，又因为它发于四肢末端，也称本输穴（四肢末端为本部，头面躯干为标部）。手足六条阴经，每经有五个穴位，计三十个穴位；手足六条阳经，每经有六个穴位，计三十六个穴位，总计六十六个穴位。阳经多一个"原"穴。阴经无原穴，是以输穴代替原穴，所以，单说原穴是十二经各有一个原穴

古人把气血在经脉中运行的情况，比喻为自然界的水流一样，从小到大，由浅入深。"井"为水之源头，像地下井泉水初出，水气浅小，脉气初发，穴多在四肢末梢指（趾）甲的侧端；"荥"，小水为荥，刚出之水成微流，脉气稍大，其穴在掌指、跖趾关节之前；"输"与俞通用，为运转灌注之意，脉气较盛，其穴多在在掌指、跖趾关节之后；"原"所过为原，为脉气所过之处，其穴多在腕、踝关节附近；"经"为长流，脉气流注，像水在河道中畅流一样，其穴多在腕、踝附近及臂、胫部；"合"为汇合，脉气深大，如百川汇海，其穴多在肘、膝关节附近。

（二）背俞穴歌

肺三心五膈七俞

肝九胆十脾十一

四为厥阴六督俞

十二胃俞寸半距

一焦二肾三气海

四大五关骶小肠

下髎中膂白环俞

内排八髎下会阳

注释：

1. 背俞穴（俞、腧、输三字通用）均在膀胱经循行于背部的一侧线上，距背中线一寸半。它的分布特点基本上和脏腑位置高低相近，内外相应；名称也各以其脏腑命名，如肺俞、心俞、肝俞等等。背俞穴与脏腑病理有密切关系，凡脏腑有病，均可用相应的背俞穴诊治，也可与腹募穴配合，以增强诊治效果。

2. 肺三心五膈七俞，指的是肺俞穴位于平第 3 胸椎棘突下旁开 1.5 寸的膀胱经上，心俞穴位于平第 5 胸椎棘突下的膀胱经上，以下依此类推。七为膈俞、九为肝俞、十为胆俞、十一为脾俞、四为厥阴俞、六为督俞、十二为胃俞等等。

3. 一焦二肾三气海，四大五关骶小肠，指的是平 1 腰椎棘突下为三焦俞，平 2 腰椎棘突下为肾俞、平 3 腰椎棘突下为气海俞，平 4 腰椎棘突下为大肠俞，平 5 腰椎棘突下为关元俞，平 1 骶椎棘突下为小肠俞、平 2 骶椎棘突下为膀胱俞、平 3 骶椎棘突下为中膂俞、平 4 骶椎棘突为白环俞。内排八髎下会阳指的是，位于骶椎的小肠俞、膀胱俞、中膂俞、白环俞的内侧相对应的。上髎、次髎、中髎、下髎（称八髎穴）及向下位于尾骨尖端旁的会阳穴。

（三）十二腹募穴歌

> 肺募中府心巨阙，心包胸前膻中切。
> 大肠天枢小关元，三焦气化石门全。
> 胃在中脘膀中极，胆腑就到日月观。
> 脾募章门肾京门，期门穴位属于肝。

注释：

腹募穴均在胸腹部，十二脏腑各有一个募穴，位置是以脏腑的部位而定。凡在任脉经上的都是单穴，在其他经上的都是双穴。是脏腑生理功能的关键部位，当脏腑有病时，在相应的俞募穴上会出现各种反应。因此，临床上用腹募穴诊治脏腑疾病时，要诊募而查俞，诊俞而查募。例如胃的募穴中脘有压痛时，往往背部的胃俞穴也有压痛或其他感觉。其他如肝俞与肝募、心俞与心募等等。此外还要注意募穴和经络其他穴的关系。如肺的募穴中府压痛时，在肺经的络穴上也会出现反应；心的募穴巨阙上有压痛时，心的原穴神门上也有异常反应。因此诊断时应募、俞、原、络、郄、会等特要穴全面参合。

（四）八会穴歌

> 脏会章门腑中脘，气会膻中血膈俞。
> 筋会阳陵骨大杼，脉会太渊髓绝骨。

注释：

"会"是经气聚会之意，凡脏、腑、气、血、筋、骨、脉、髓等人体八大组织器官，各有一个经气聚会之处，这个所在处就是会穴。如果脏、腑、气、血、筋、骨、脉、髓发生病变时，取其会穴效果就好。

（五）十五络穴歌

> 肺络列缺心通里，心包络穴内关司。
> 大肠偏历小支正，三焦络穴外关是。
> 胃络丰隆膀飞扬，少阳胆经光明使。
> 脾络公孙肾大钟，肝经络穴蠡沟里。
> 督脉长强任鸠尾，脾之大络大包利。

注释：

"络"有网络的意思。在经脉中横行或旁出者，起作相互传注的作用。在络脉上的穴位称为络穴。十二经脉在肘膝以下各别出一条络脉，沟通表里阴阳两经，从阴走阳，从阳走阴，也参加十二经脉整体运行。它反映的病候，大多偏重四肢体表的疾病。在络脉上的穴位称为络穴。除十二经脉各有一个络穴外，循行在人体前面的任脉和后面的督脉也各有一个络穴，脾经还另多一个大络。脾之大络总统阴阳诸络和任、督二络，发挥联络作用。所以共为十五络。

临床应用络穴治疗病证时，可单独使用，也可原络配合。络穴对于疏通表里经的疾病有良好的作用。凡是病证涉及表里经关系时，可取本经原穴和表里经的络穴，这就是主客、表里、原络配合法。如肺脏先有病，涉及大肠时，取肺经的原穴太渊为主，再取大肠经的络穴偏历为客；反之大肠先病，涉及肺脏时，则先取大肠经的原穴合谷为主，再取肺经的络穴列缺为客，以此类推，可提高疗效。也可以根据初病在经，久病在络的原则，对慢性病，病程久者可适当配合络穴，以提高疗效。因为络穴对于慢性病有效。

（六）十六郄穴歌

> 肺郄孔最心阴郄，厥阴心包是郄门。
> 大肠温溜小养老，三焦走到会宗瞧。
> 胃经梁丘膀金门，少阳胆经在外丘。
> 脾经地机肾水泉，厥阴肝经中都环。
> 七经八脉有维跷，阴维阳跷都有郄。
> 阴跷肾经有交信，阳跷膀胱有跗阳。
> 阴维肾经是筑宾，阳维胆经是阳交。

注释：

"郄"音"隙"，有间隙之意。郄穴是经脉气血汇聚深入之处。它的部位，除胃经的郄穴梁丘在膝上外，其余都分布在肘膝以下。十二经脉各有一个郄穴，奇经八脉中的阴维、阳维、阴跷、阳跷四条脉中也各有一个郄穴，总计十六个郄穴。

郄穴在脏腑发生急性病、突发病时可以选用。如胃痛，可选胃经的郄穴梁丘；心绞痛可取心经的郄穴阴郄；心悸、心痛可取心包经的郄穴郄门等等。一般多以郄穴为主，配合八会穴使用。例如咳喘气逆突然发作，是肺经的病，可以取肺经的郄穴孔最，配合八会穴中的"气会"膻中；又如脾不统血而发生大出血，可取脾经的郄穴地机，配合八会穴中的"血会"膈俞，这叫作郄会配穴法。

（七）下合穴歌

> 胃合三里纳二肠，大肠上巨小下墟。
> 膀合委中纳焦胆，委阳胆经阳陵泉。

注释：

下合穴也叫六腑下合穴，与六腑关系密切。共有六个穴名（足三里、上巨虚、下巨虚、委中、委阳、阳陵泉），其中三个是胃、膀胱、胆经的合穴，属于足三阳，与五腧穴中的合穴相同；还有三个是手三阳经，大肠、小肠、三焦的合穴，但它的下合穴却出于足三阳经上，这是因为六腑都居于腹部，与足经的关系密切，所以都分布在足三阳经上。足阳明胃合于足三里，手阳明大肠合于上巨虚，手太阳小肠合于下巨虚，合穴的位置都属于胃经，这是因为其生理功能是上下相承，都统属于消化系统的关系。足太阳膀胱合于委中，手少阳三焦合于委阳，合穴的位置都属于膀胱经，这是因为三焦为水道，出于膀胱的关系，胆经合于阳陵泉，这就是六个下合穴

（八）六总穴歌

> 肚腹三里留，腰背委中求，
> 头项寻列缺，面口合谷收。
> 心胸取内关，少腹三阴谋。

注释

这首歌原为《四总穴歌》，出自明代朱权《乾坤生意》，转引自杨继洲《针灸大成》。它的概括性很强，只取四个穴，就包括肚腹、腰背、头项、面口各部疾病，其理论是以经络学说循经取穴为依据。实际疗效也很好，所以流传很广。近代人们觉得缺少了主治胸部的穴位，就加上了"内关"，后来又有人补上了"三阴交"，主治三阴经及泌尿、生殖、妇科病等，就更全面了。

（九）行针指要赋

> 或针风，先向风府百会中；
> 或针水，水分夹脐上边取；

或针结，针着大肠二间穴；

或针痨，须向膏肓与百劳；

或针虚，气海丹田委中奇；

或针气，膻中一穴分明记；

或针嗽，肺俞风门须用灸；

或针痰，先针中脘三里间；

或针吐，中脘气海膻中补；

反胃吐食一般医，

针中有妙少人知。

注释："行针指要赋"出自明代高武所编《针灸聚英》。"指要"就是指出主要穴位，凡遇风、水、结、痨、虚、气、嗽、痰、吐九类证候群，先取主穴，再配他穴。

（十）交会穴

是一个穴位有两经或数条经脉经过，交会之处。它具有广泛的治病作用。全身十二经脉和奇经八脉有九十多处交会，头面、躯干和四肢均有分布，如三阴交穴属脾经，还和肾、肝经交会，主治足三阴经的病证；大椎穴属督脉和足阳明、足太阳、足少阳等三足阳经交会（又有六经皆通于大椎之说），主治全身性疾病。一般交会穴都是常用穴，这里不一一列举。

第五章 常见病证处方举例

第一节 一般病证

【中风】

概述：中风患者多为中年以上，以突然昏仆，半身不遂，或口眼歪斜为主的病证。因发病急骤，变化多端，犹如风之善行而数变，故称"中风"或"卒中"。临床上脑出血、脑血栓形成、脑栓塞、脑血管痉挛等病及其后遗症等出现上述症状，可参照治疗。

本证有轻、重之分：

（一）轻证［中经络］：证见半身不遂，口眼歪斜，神志尚清。

处方：

1. 半身不遂

上肢不遂：肩髃（41） 曲池（43） 手三里（44） 外关（45） 合谷（46）。

下肢不遂：环跳（50） 髀关（50） 伏兔（50） 阳陵泉（51） 足三里（52） 解溪（54） 昆仑（55）。

配穴：

上肢可轮取阳池（46）、后溪（47），病程日久配大椎（23）、肩外俞（41），肘部拘挛加曲泽（43）；腕部拘挛加大陵（45）；手指拘挛加八邪（47）。下肢可轮取风市（50）、阴市（50）、悬钟（53），久病选腰阳关（29）、白环俞（47）；膝部拘挛加曲泉（52）；踝部拘挛加太溪（55）；足指拘挛加八风（57）；语言謇涩加廉泉（24）、通里（43）；肌肤不仁可用皮肤针轻叩患部。

2. 口眼歪斜

近取：翳风（20） 下关（18） 地仓（21） 颊车（18） 阳白（18） 攒竹（17） 承泣（17） 迎香（21） 颧髎（19） 瞳子髎（18） 承浆（21）。

远取：合谷（46） 养老（46） 内庭（56） 昆仑（55）。

配穴：

善怒加太冲（57）；多愁加内关（44）；流涎加承浆（21）；舌强语涩加哑门（23）、廉泉（24）。

（二）重证［中脏腑］：证见突然昏仆，神志不清，半身瘫痪，口歪流涎。根据病因病机不同，又分为闭证和脱证。

1. 闭证：神志不清，牙关紧闭、两手握固，面赤气粗，喉中痰鸣，脉滑数或弦滑。

2. 脱证：昏沉不醒，目合、口张，手撒，遗尿，息微肢冷。

处方：

1. 闭证：人中（21） 十二井穴（48） 太冲（57） 丰隆（53） 劳宫（46）。神志清醒减人中（21）、十二井穴（48），酌加百会（22）、印堂（18）、三阴交（54）；失语加通里（43）、哑门（23）；吞咽困难加照海（55）、天突（24）。

2. 脱证：关元（37） 神阙（36） ［灸］人中（21） 百会（22） 涌泉（57）。虚汗不尽加阴郄（43）；鼾睡不醒加申脉（55）；小便不禁加水道（37）、三阴交（54）、足三里（52）；虚阳浮越重灸命门（29）、气海（36）、肾俞（30）、涌泉（57）。

【感冒】

概述：感冒俗称"伤风"，是由鼻病毒引起的鼻咽部卡他性炎症，通过手指接触传播或近距离飞沫传播，一年四季均可发生，但以秋冬季发病率为高。证见鼻塞、流涕、咳嗽、咽痛、头痛、恶寒、发热等。

但许多疾病的早期均可出现感冒症状，如麻疹、肠伤寒、风湿热等等，因此，在确定感冒诊断时，要排除发热性疾病早期的可能性。

中医认为感冒的病因是感受风邪，但风邪常与寒热、暑湿之邪夹杂，或兼有气血阴阳之虚。临床辨治如下。

一、风寒：鼻塞清涕，喷嚏，咽痒，咳嗽，痰清稀；恶寒发热、寒重热轻，头痛身痛无汗，苔薄白，脉浮紧。

二、风热：鼻塞而干、少涕，咽痛，咳嗽，痰黄稠；发热恶寒、热重寒轻，头痛，汗出不解，苔薄黄，脉浮数。

三、挟湿：身热不扬，恶寒少汗，头重如裹，肢体酸困重痛，苔腻，脉濡数。

四、挟暑：身热汗出不解，心烦口渴，苔微黄或黄腻

五、感冒兼虚：兼气虚者少气懒言，肢体倦怠，舌质淡嫩，脉浮无力；兼阳

虚则四肢欠温，面白形寒，舌质淡胖，脉沉无力；兼血虚则面色少华，唇爪舌淡，头晕，心悸，舌淡苔白，脉细；兼阴虚则心烦，口渴，咽干，手足心热，舌红，脉细数。

处方：

风池（23）　合谷（46）。

配穴：

风寒配风门（27）、列缺（43）；鼻塞加迎香（21）；风热加大椎（23）、曲池（43）、外关（45）、尺泽（43）；头痛加印堂（18）、太阳（18）：咽喉肿痛加少商（47）、鱼际（46）；咳嗽加太渊（45）、肺俞（27）。暑湿加孔最（43）、中脘（35）、足三里（52）、支沟（45）；湿重加阴陵泉（52）；腹胀便溏加天枢（36）；气虚阳虚加足三里（52）、膏肓（29）；阴虚血虚加肺俞（27）、足三里（52）、复溜（54）。

【高热】

概述：高热指体温高于39℃以上，是临床常见的一个症状，在许多疾病中都可看到。临证辨治分风热犯肺、温邪内陷、暑热蒙心、疫毒熏蒸。

辨证

一、风热犯肺：发热咳嗽，微恶风寒，汗出头痛，口干而渴，苔薄黄，脉浮数。

二、风热犯肺：有邪陷气分、血分的区别。

气分证：高热，不恶寒反恶热，面赤，口渴或咳嗽胸痛，或腹胀拒按，苔黄燥，脉洪数。

血分证：高热夜甚，烦躁不安，甚者神昏谵语，口燥而不渴，或斑疹隐隐，或衄血，吐血，便血，舌红绛而干，脉细数。

三、暑热蒙心：壮热，心烦不安，口渴，唇干，肌肤灼热，或有神昏谵语，甚者痉厥，舌红绛而干，脉洪数。

四、疫毒熏蒸：壮热，头面红肿热痛，咽喉肿痛，烦躁不安，或见丹痧密布肌肤，或咽峡腐烂作痛，舌红苔黄，脉数。

处方：

一、风热犯肺：大椎（23）　曲池（43）　合谷（46）　鱼际（46）　外关（45）。咽喉肿痛加少商（47）；咳嗽加列缺（43）。

二、温邪内陷

（一）气分证：大椎（23）　曲池（43）　商阳（47）　内庭（56）　关冲（48）。高热不解加十宣（48）；咳嗽胸痛加中府（33）、尺泽（43）、少商（47）；

口渴加尺泽（43）；便秘腹痛加合谷（46）、天枢（36）、上巨虚（52）。

（二）血分证：曲泽（43）　中冲（47）　少冲（47）　委中（47）　曲池（43）。神昏谵语加十宣（48）、人中（21）；斑疹加血海（51）。

三、暑热蒙心：大椎（23）　曲池（43）　曲泽（43）　十二井穴（51）。神昏加人中（21）、百会（22）；口渴加金津（21）、玉液（21）。

四、疫毒熏蒸：曲池（43）　合谷（46）　外关（45）　委中（51）　陷谷（56）。咽痛加天容（25）、少商（47）；烦躁不安加曲泽（43）；丹痧加曲泽（43）、委中（51）、血海（51）。

【长期发热】

概述： 长期发热，指发热两周以上，常为慢性病的一个症状，也可以是没有明显病因的。

临证辨治分三型：

一、阴虚内热型，表现为午后或夜间潮热、心烦盗汗、手足心热，舌红苔少，脉细数。

二、气血亏虚型，常于劳累后发作或加重，伴乏力气短，食少便溏，面色不华，心悸自汗，舌淡苔白，脉细弱。

三、肝经郁热型，每于情绪激动时发作或加重，常伴急躁易怒，胸胁不适，口苦，苔黄，脉弦数。

处方：

大椎（23）　曲池（43）　合谷（46）　血海（51）。

配穴：

午后发热加太渊（45）、太溪（55）；气血亏虚加足三里（52）、气海（36）；心烦易怒加内关（44）、太冲（57）。

【昏迷】

概述： 昏迷是意识丧失，对外界刺激无反应，无自主运动的一种病证。

临证辨治有虚实之分。

一、实证：面赤气粗，牙关紧闭，两手握固，大小便闭，脉弦实。

二、虚证：面色苍白，眼闭口开，肢冷弛缓，气息低微或二便自遗，脉细弱。

处方

实证：人中（14）　十宣（48）　涌泉（57）　太冲（泻）（57）。

虚证：百会（22）　关元（37）　神阙（隔盐灸）（36）　足三里（52）。

【惊厥】

概述：惊厥又称"惊风"。是以四肢抽搐、口噤不开、角弓反张和意识不清为特征的一种病证。本病证在很多疾病中均可出现，如小儿高热、急性上呼吸道感染、肺炎、急性菌痢、流行性脑膜炎、流行性脑炎、癫痫等。患者常见于 5 岁以下的小儿。

临床辨治，发病急暴者称急惊风，病势缓慢者称慢惊风。

一、急惊风（实证）：突然出现神志昏迷，四肢抽搐，双目上视，牙关紧闭，颈项强直，兼高热，痰鸣，舌苔黄干，脉弦数。

二、慢惊风（虚证）：病势缓慢，全身衰弱，抽搐反复出现，四肢不温，唇舌淡，脉沉细无力。

处方

急惊风：人中（21）　十宣（针刺出血）（48）　大椎（23）　太冲（57）　合谷（46）。热重加曲池（43）；呕吐加中脘（35）；腹胀加天枢（36）、气海（36）；喉间痰鸣加丰隆（53）、牙关紧闭加颊车（18）；双目上视加神庭（22）、筋缩（27）。

慢惊风：中脘（35）　关元（37）　足三里（52）　百会（22）。惊风不止加顖息（20）、囟会（22）；昏睡不醒加人中（21）。

【晕厥】

概述：是以突然昏倒，不省人事，四肢厥冷为主的一种病证。一般晕厥的时间较短，历经数秒至数分钟意识恢复，醒后无后遗症。临床上体位性低血压、休克、虚脱、昏厥、低血糖昏迷以及癔证性昏迷等均可出现晕厥。

临证辨治有虚实之分

一实证：形体壮实，突然昏倒，四肢厥冷、抽搐者为实证，分以下四型：

气厥：因情绪而诱发，口噤握拳，呼吸气粗，四肢厥冷，苔薄白，脉沉弦；

血厥：暴怒之后发生晕厥，牙关紧闭，面赤唇紫，舌红，脉沉弦；

寒厥：面青身凉，口不干不渴，四肢厥冷，苔薄白，脉沉细；

热厥：初病身热头痛，渴欲饮水，便秘尿赤，烦躁不安，继则晕厥，脉沉伏数；

痰厥：突然昏厥、喉中有痰鸣，或呕吐涎沫，呼吸气粗，苔白腻、脉沉滑。

二虚证：晕厥伴面色苍白，汗出肢冷，呼吸微弱，肌肉松弛，舌淡苔白，脉细无力为虚证。又有气虚、血虚之分。

气虚：素体虚弱，因疲劳惊恐后发生晕厥，面色苍白，呼吸微弱，汗出肢冷，舌质淡，脉沉微。

血虚：因失血过多，突然昏厥，面色苍白，呼吸微弱，自汗肢冷，舌质淡，脉细数无力。

处方：

实证：人中（21）　内关（44）　中冲（47）。

热厥加手足十二井穴（48）；寒厥加神阙（36）；气厥加太冲（57）；血厥加行间（57）、涌泉（57）；痰厥加巨阙（35）、丰隆（53）。牙关紧闭加颊车（18）、合谷（46）；抽搐加合谷（46）、侠溪（56）；喉中痰鸣加天突（24）；身热配大椎（23）、曲池（43）。

虚证：百会（22）　人中（21）　气海（36）。气厥加足三里（52）；血厥加关元（37）。

【眩晕】

概述：眩晕是患者自觉头晕眼花，或天旋地转，站立不稳，恶心呕吐、出汗等，本证可见于高血压、动脉硬化、内耳眩晕、贫血、神经衰弱等疾病中。

中医辨治有虚实之分。

一、虚证：素体虚弱，气血不足，证见头晕目眩，但视物无旋转翻覆之感，面色少华，心悸失眠，舌淡，脉细。

二、实证：呈阵发性眩晕，视物旋转翻覆，头痛头胀，多烦易怒，恶心，呕吐痰涎，舌红苔腻、脉弦劲或滑数。

处方：

虚证：百会（22）　风池（23）　脾俞（27）　肾俞（30）　膈俞（27）　足三里（52）。心悸加内关（44）；少寐加神门（45）；耳鸣加听宫（19）。

实证：肝俞（27）　太冲（57）　风池（23）　侠溪（56）　印堂（18）。呕吐加中脘（35）、腹胁不适加阳陵泉（40）；头重加头维（19）。

【中暑】

概述：中暑古称"中暍"、俗称"发痧"。是盛夏季节，天气炎热，或在高温环境中劳作或烈日下远行，或在人群拥挤，缺乏必要的防暑降温措施的场所，致使汗出不畅，热不能外泄而发病。临床辨治有轻重之分。

一、轻证：头晕，头痛，身热，少汗，烦渴，乏力，呕吐，苔腻，脉濡数。

二、重证：壮热无汗、肌肤灼热，面赤气粗，烦渴多饮，或神昏抽搐，舌红少津，苔黄，脉洪数。甚者汗出肢冷，脉微欲绝，呼吸浅促，昏迷深沉，舌绛少苔，脉细数。

处方

轻证：大椎（23）　合谷（46）　陷谷（56）　内关（44）　足三里（52）。头痛加头维（19）；呕吐加中脘（35）。

重证：百会（22）　人中（21）　十宣（48）　曲泽（43）　曲池（43）　委中（51）。抽搐加阳陵泉（51）、承山（53）；汗出肢冷，脉微欲绝加关元（37）、气海（36）、太渊（45）、阴郄（43）。

【头痛】

概述：头痛是一个常见的临床症状，可发生于多种急慢性疾病中，其病因病机极为复杂。这里只针对病程较长，反复发作的慢性头痛。至于已明确病因的头痛或急性温热病引起的头痛，则有专题讨论，不在此类。

中医临证辨治如下：

一、风湿头痛：头痛常遇阴雨风寒天气而诱发，呈胀痛、刺痛、搏动性痛，苔白，脉弦紧。俗称"头风"。

二、肝阳头痛：情志郁怒所致，头痛偏于一侧，急躁易怒，口苦，舌质红，脉弦。

三、痰浊头痛：头昏痛如裹，常伴胸脘痞闷，呕吐痰涎，苔白腻，脉弦。

四、血虚头痛：头痛绵绵，乏力头晕，心悸，面色不华，舌淡，脉细。

五、瘀血头痛：头痛如刺，经久不愈，痛有定处，舌微紫，脉细或涩。

处方：

一、风湿头痛：风池（23）　头维（19）　通天（22）　合谷（46）　三阳络（45）。前头痛加上星（22）、印堂（18）、阳白（18）；头顶痛加百会（22）、前顶（22）；后头痛加后顶（23）、天柱（24）；侧头痛加率谷（20）、太阳（158）、外关（45）。

二、肝阳头痛：悬颅（19）　颔厌（19）　太冲（57）　太溪（55）。目赤加关冲（48）；面热感加内庭（56）。

三、痰浊头痛：中脘（35）　丰隆（53）　百会（22）　印堂（18）。呕吐加内关（44），便溏加天枢（36）。

四、血虚头痛：上星（22）　百会（22）　血海（51）　足三里（36）　三阴交（54）。头痛缓解后可酌加肝俞（27）、脾俞（27）、肾俞（30）、气海（36）。

五、瘀血头痛：阿是穴　合谷（46）　三阴交（54）　膈俞（27）。血瘀头痛，随痛处进针，出针后不按孔穴，任其流出恶血，即"以痛为俞""血者缺之"的意思。

配穴：

眉棱骨痛加攒竹（17）；侧头痛加太阳（18）；后头痛加瘛脉（20）；头顶痛加四神聪（23）。肝火重者泻行间（57）、侠溪（56）；肝阳上亢加太冲（57）；气血不足补关元（37）、足三里（52）。

【血证】

概述：凡血液不循常道，上溢于口鼻诸窍，下出二阴或渗于肌肤，统称"血证"。可见于各器官多种疾病，以下按出血部位辨治。

一、咳血，咳血有肝火犯肺，阴虚火旺之别。

肝火犯肺：咳嗽痰中带血，或大口咯血，胸胁掣痛，口苦，脉弦数。

阴虚火旺：咳嗽痰中带血，潮热盗汗，口咽干燥，颧红，消瘦，舌红苔少，脉细数。

处方：

肝火犯肺：肺俞（27）　鱼际（46）　劳宫（46）　行间（57）

阴虚火旺：尺泽（43）　鱼际（46）　孔最（43）　百劳（24）　然骨（55）

二、鼻衄　鼻衄可因肺热、胃热、肝火等原因。

肺热衄血，兼鼻燥咽干，或身热咳嗽，舌红，脉数。

胃热衄血，兼口渴引饮，胸闷烦躁，舌红苔黄，脉数有力。

肝火衄血，兼头痛眩晕，目赤，口苦，舌红苔黄，脉弦数。

处方：

肺热：神庭（22）　天府（42）　合谷（46）　风府（23）。

胃热：上星（22）　二间（46）　中脘（35）　厉兑（47）　隐白（57）。

肝火：兑端（21）　曲泉（52）　委中（51）　行间（57）　涌泉（57）。

三、吐血　吐血常由胃热、肝火犯胃、脾胃虚弱所致。

胃热：呕血夹食物残渣，腹痛，或大便黑色，舌红苔黄腻，脉滑数。

肝火犯胃：吐血鲜红或紫黯，口苦胁痛，烦躁易怒，舌质红绛，脉弦数。

脾胃虚弱：吐血较多，血色紫黯，面色苍白，神疲，食少，舌淡苔白，脉沉细。

处方：

胃热：上脘（35）　郄门（44）　内庭（56）。

肝火：不容（35）　劳宫（46）　梁丘（50）　太冲（57）　地五会（56）。

脾胃虚弱：中脘（35） 脾俞（27） 足三里（52） 隐白（57）。

四、便血 是大便带血，见于脾气虚弱，大肠湿热之证

脾气虚弱：先便后血，血色紫黯，腹痛隐隐，面色不华，神倦，食少，舌淡，脉弱。

大肠湿热：先血后便，血色鲜红，肛门灼痛，苔黄腻，脉数。

处方：

脾气虚弱：关元（37） 足三里（52） 太白（56） 会阳（30）。

大肠湿热：长强（29） 次髎（30） 上巨墟（53） 承山（53）

五、尿血 尿中带血或血块，而无明显疼痛者为尿血。若尿时尿道涩痛则为血淋。有阴虚火旺、心火亢盛之分。

阴虚火旺：尿血，伴头晕耳鸣，潮热盗汗，舌红苔少，脉细数。

心火亢盛：血尿鲜红，小便热赤，心烦口渴，口舌生疮，舌尖红，脉数。

处方：

阴虚火旺：关元（37） 阴谷（52） 太溪（55） 大敦（57）

心火亢盛：关元（37） 劳宫（46） 然谷（55）

第二节 脑、神经病证

【神经性头痛】

概述： 神经性头痛，中医称头风、偏头风、头痛、偏头痛。是一类因为脑血管神经功能紊乱引起的一种有周期性发作倾向的病证。典型的发作包括颅内动脉收缩和颅外动脉扩张。表现为阵发性发作性的偏侧搏动性头痛，呈钻痛、钝痛或刺痛，可伴恶心、呕吐、眩晕等症状。压迫颈总动脉或搏动较强的颞动脉有时可使头痛减轻。每次发作数小时或 1~2 天。

本病常有家族史，多见于女性。目前病因尚不清楚，紧张、劳累、气候骤变、强光刺激、低血糖、应用扩血管药或利舍平、食用高酪酸食物如巧克力、乳酪、柑橘及酒精类饮料都可诱发。

处方：

百会（22） 风池（23） 太阳（18） 列缺（43） 合谷（46） 太冲（57）。

配穴：

前额痛加上星（22）、印堂（18）、攒竹（17）；侧头痛加头维（19）、率谷（20）、外关（45）、足临泣（56）；后头痛加天柱（24）风府（23）、后溪（47）、申脉（55）；巅顶痛加四神聪（23）、通天（22）、行间（57）；肝阳上亢加中封（55）、行间（57）、涌泉（57）；痰浊上扰加中脘（35）、丰隆（53）、足三里（52）、太白（56）；气血瘀滞加膈俞（27）、血海（51）等。

【三叉神经痛】

概述： 三叉神经痛为三叉神经分布区内反复发作的，阵发性的短暂的剧烈疼痛，不伴三叉神经功能破坏表现，即无感觉缺失等神经功能障碍，病理检查亦无异常的一种病证。女性多见，常于40岁后起病，但很少超过70岁。有原发性和继发性的区别，以原发性多见。

临床上三叉神经痛多为单侧，以面颊、上颌、下颌或舌部最为明显，常因触及某一点而发作，称"扳机点"或"触发点"。发作前无先兆，发作时呈闪电式，为阵发性剧烈疼痛，如刀割、电击、钻刺、烧灼。一般持续几秒至一二分钟，发作间隙完全正常。原发性者，各种检查无特殊发现，继发性者发病年龄常较小，多数有神经系统损害的阳性体征。

处方：

近取：

眼支：鱼腰（18）丝竹空（18）攒竹（17）阳白（18）头维（19）

上颌支：四白（17）颧髎（19）下关（19）迎香（21）

下颌支：下关（18）颊车（18）承浆（21）大迎（18）

远取：

合谷（46）内庭（56）列缺（43）太冲（57）足临泣（56）

配穴：

风寒加风池（23）外关（45）；风热加商阳（47）关冲（48）曲池（43）；阳明热盛加内庭（56）二间（46）；肝火上逆加行间（57）侠溪（56）太冲（57）；阴虚火旺加复溜（54）太溪（46）。

【面神经炎】

概述： 面神经炎亦称周围性面神经麻痹，中医称口僻、面瘫、歪嘴风。是茎乳突孔内急性非化脓性的面神经炎症，目前确切病因尚未明了。临床表现为一侧面部肌肉运动障碍，发生口眼歪斜等。多数患者在清晨漱口时发现动作不灵，水从病侧口角流出，病侧面部表情肌瘫痪，额纹消失，眼裂扩大，鼻唇沟平坦，口角下垂，面部肌肉被牵向健侧，舌部病侧的前2/3味觉减退。面部肌肉运动时，上述体征更为明显。大约75%的患者在几周内可基本恢复正常。

面神经麻痹如恢复不完全时，常可产生瘫痪肌的挛缩、面肌痉挛或连带运动。本病应与中枢性面瘫鉴别。中枢性面瘫系由大脑病变，如脑卒中、脑肿瘤等引起，面瘫的范围仅在眼裂以下，味觉正常，常伴有较明显的伴发症和偏瘫。

处方：

选麻痹侧风池（23） 翳风（20） 阳白（18） 攒竹（17） 丝竹空（18）四白（17） 地仓（21） 颊车（18） 颧髎（19） 下关（18） 合谷（46）。

配穴：

露睛加攒竹（17）、鱼腰（18）；鼻唇沟平坦加迎香（21）；流泪加迎香透四白（17）；人中沟歪斜加水沟（21）；颏唇沟歪斜加承浆（21）；味觉消失加廉泉（24）；头痛兼恶风寒表证加大椎（23）、外关（45）；风寒配风池（23）；阴虚阳亢加太冲（57）。

【原发性面肌痉挛】

概述：原发性面肌痉挛或称面肌阵挛、面肌抽搐。系指一侧面肌不自主不规则的自发性抽搐。无神经系统其他阳性体征。好发于中老年人，尤以女性多见。原因不明，可能是面神经的通路上某些部位受到病理刺激的结果，少数可为面神经炎的后遗症。

处方：

阿是穴 攒竹（17） 四白（17） 颧髎（19） 地仓（21） 翳风（20） 合谷（46） 太冲（57） 下关（18） 颊车（18） 风池（23）

配穴：

气血不足，乏力头晕加百会（22）、气海（36）、足三里（52）；心烦失眠加神门（45）、安眠（20）、心俞（23）、肾俞（27）；两胁胀痛，心烦易怒加太溪（55）、三阴交（54）、内关（44）；脾虚湿盛加中脘（35）、阴陵泉（52）、三阴交（54）；恶寒喜暖加风池（23）、风门（27）。

【急性感染性多发性神经炎】

概述：急性感染性多发性神经炎又称急性多发性神经根炎，是一组病因尚未明了的，以损害多数脊神经根及神经末梢，也常累及脑神经的综合征。多见于青壮年及儿童。主要表现为瘫痪、感觉异常和其他感觉障碍。脑脊液检查蛋白质与细胞分离，即蛋白质增高而细胞并不增多的现象，诊断即可成立。本病发病急，病情严重，应以中西医结合方法抢救，并配合针灸治疗。

处方：

肩髃（41） 曲池（43） 尺泽（43） 温溜（44） 外关（45） 合谷（46）伏兔（50） 梁丘（29） 足三里（52） 丰隆（53） 阳陵泉（51） 阴陵泉（52） 悬钟（53） 解溪（54） 大椎（23） 身柱（27） 脾俞（27） 胃俞（27）

配穴：

呼吸困难加肺俞（27）、膈俞（27）、素髎（21）；语言困难、吞咽不利加天柱（24）、廉泉（24）；指端麻木刺痛加十宣（48）点刺出血；瘫痪不起加腰阳关（29）、命门（29）、华佗夹脊（28）。

【末梢神经炎】

概述： 末梢神经炎又称周围神经炎、多发性神经炎。是由中毒、感染或变态反应等引起的全身多数周围神经损害。表现为四肢远端对称性分布的感觉、运动和自主神经功能障碍，呈手套型、袜子样分布，弛缓性瘫痪，肌萎缩以末端明显。

感觉障碍表现为指、趾疼痛，如针刺、蚁走、电灼；运动障碍表现为四肢远端对称性无力，肌张力低下，重者弛缓性瘫痪，肌萎缩；自主神经功能障碍表现为四肢末梢对称性菲薄，失去光泽、脱屑、变冷、苍白或青紫，汗多或无汗，手指甲或足趾甲粗糙或松脆。

由于病因的不同，各有其特殊症状：如急性感染性多发性神经根炎，呈对称性下运动神经元性瘫痪，并逐渐向近端发展，可出现全瘫、尿潴留或尿失禁，危重时可出现呼吸困难。药物引起的中毒性神经炎，运动障碍不明显，以疼痛和自主神经症状最突出。糖尿病引起的多发性神经炎以两下肢感觉异常、麻木瘙痒、肌肉压痛、小腿肌肉痉挛、容易疲劳为特征。

急性脊髓炎，表现为受损平面以下，各种感觉均减退或消失，并有截瘫及括约肌症状。急性脊髓前角灰质炎，多发生在儿童，肢体呈节段性瘫痪，一般表现在某一肢体，或累及多个肢体，但轻重有悬殊，无感觉障碍。周期性瘫痪，四肢瘫痪呈弛缓性，但无感觉障碍及肌肉萎缩。血钾和心电图异常，钾盐治疗效果明显。

处方：

上肢：合谷（46） 曲池（43） 外关（45） 腕骨（46） 阳池（46） 后溪（47） 八邪（47）

下肢：足三里（52）　足临泣（56）　八风（57）

配穴：

发热加十宣（37）、兑端（21）；脘痞加中脘（35）、建里（48）、阴陵泉（52）。慢性或全瘫者加大椎（23）、大杼（27）、腰阳关（29）、夹脊穴（28）。

【臂丛神经痛】

概述：臂丛系由颈5～胸1的神经根组成，主要支配肩和上肢的感觉及运动。受损时，产生其支配范围疼痛，称臂丛神经痛。可分原发性和继发性两类，继发者较为常见。按其部位可分为根性、丛性和干性三种。原发性臂丛神经痛无明确病因，继发性臂丛神经痛的病因有：颈椎病、颈椎间盘突出、颈椎结核、骨折、脱位、颈部肿瘤、蛛网膜炎、锁骨骨折、肺尖部肿瘤等。

根性神经痛常由颈5～8及胸1神经根损害产生，多为一侧的单根或几个神经根受损，偶有累及双侧。常于颈部扭伤、劳累、受凉后发病。病程长而反复发作。疼痛常位于一侧的颈根部，并向肩、臂及手指放射。头部活动，咳嗽，喷嚏时疼痛加重。下颈椎棘突、横突及锁骨上窝可有压痛。

丛性神经痛主要由锁骨上、下窝的各种病变所致。而疼痛主要在锁骨上下窝的臂丛分怖区，并向肩后部、臂部、手指放散。上肢活动时疼痛加剧。锁骨上下窝、肩胛冈上方、腋窝等处有明显压痛。重者可出现臂丛神经麻痹，手部无力和肌肉萎缩，以至呈"爪形手"。

干性神经痛是上肢某周围神经干的病变所产生。出现相应部位的运动麻痹、感觉障碍及自主神经功能紊乱等症状。在上肢的各神经中，因正中神经内所含植物神经最丰富，所以受损后往往产生剧烈的疼痛，2、3、4指麻木、刺痛，拇指、示指不能屈曲亦不能过伸，鱼际肌萎缩，拇指呈内收伸展状态，致使手掌平坦，即形成所谓"猿手"。此外，尚有桡侧手掌及3个半手指的感觉障碍。

处方：

极泉（34）　天鼎（25）　颈臂阿是穴

配穴：

颈痛加百劳（24）、大杼（27）；肩胛痛加肩髃（41）、肩髎（41）、肩外俞（41）、肩贞（41）；上肢桡侧痛加肩髃（42）、曲池（43）、手三里（44）、列缺（43）、合谷（46）；正中线痛加曲泽（43）、内关（44）、大陵（45）；尺侧痛加少海（43）、支正（44）、后溪（47）。

【肋间神经痛】

概述：肋间神经由胸2～胸11脊神经的前支组成。肋间神经痛是指胸神经根或肋间神经由各种原因刺激，产生的一种胸部肋间或腹部呈带状区疼痛的综合征。又分原发和继发两种。原发性较少见，继发性肋间神经痛可由胸膜、肺、纵隔及脊柱及相关的疾病引起。主要表现为沿肋神经分布区半环形、束带状放射性疼痛，可有压痛点。

处方：

相应夹脊　阿是穴　支沟（45）　阳陵泉（51）；

配穴：

肝气郁结加太冲（57）、内关（44）；瘀血凝滞加膈俞（27）、肝俞（27）；痰饮内盛加丰隆（53）、阳陵泉（51）。隐痛不休［属虚］加肝俞（27）、三阴交（54）。

【坐骨神经痛】

概述： 坐骨神经由腰4至骶3组成，为全身最粗大的神经。经梨状肌下孔出骨盆，在臀大肌深面下行，经大转子与坐骨结节之间下降达股后，从股二头肌深面下降至腘窝上方分为胫神经和腓总神经，坐骨神经在股后发出肌支，支配大腿后群肌。

坐骨神经痛是指坐骨神经通路及其分布区的疼痛。表现为腰部、臀部、大腿后侧、小腿后外侧及足背外侧疼痛。直腿抬高征阳性是本病特征性体征。可在病变的椎旁、股后、腘窝、腓骨小头、腓肠肌、外踝后有压痛。腰骶 MRI 有助诊断。

坐骨神经痛可分原发性和继发性两大类。原发性坐骨神经痛由感染、受寒、中毒等原因引起，临床较为少见。继发性坐骨神经痛由神经通路的邻近组织病变，对坐骨神经产生压迫、刺激、粘连或破坏所引起。常见的有腰椎间盘突出、脊椎肿瘤、结核及椎间关节、骶髂关节、骨盆内病变、腰骶软组织劳损等。

处方：

腰3-5夹脊，或气海俞（30）　大肠俞（30）　关元俞（30）　阿是穴　秩边（31）　环跳（50）

配穴：

足太阳分布线痛加承扶（50）、殷门（50）、委中（51）、承山（53）、飞扬（53）、昆仑（55）；足少阳分布线痛加风市（50）、阳陵泉（51）、悬钟（53）、丘墟（55）；腰骶痛加小肠俞（30）、次髎（30）、白环俞（23）；腰脊痛加腰阳关（22）、大钟（44）。

【截瘫】

概述： 截瘫是脊髓损伤，神经功能障碍而引起的四肢或下肢痿软瘫痪。临床无疼痛症状。常见致病原因有脊髓外伤、急性脊髓炎、急性血管病变及脊髓结核、肿瘤等。

脊髓横贯性损伤时，出现病变以下截瘫，并伴有膀胱、直肠功能障碍。颈段以下可出现四肢瘫痪，下肢为痉挛性瘫痪。胸段病变引起两下肢痉挛性瘫痪，腰以下病变呈现两下肢弛缓性瘫痪。

脊髓不完全损伤时可产生不同的症状。如前角损害，可引起下运动神经元的瘫痪，锥体束损害造成上运动神经元性瘫痪，后索的损害则产生感觉障碍。

根据病史，CT、MRI 等检查可诊断

处方：

夹脊（28）　大杼（27）　肺俞（27）　心俞（27）　膈俞（27）　肝俞（27）胆俞（27）　脾俞（27）　胃俞（27）　肾俞（30）　身柱（27）　神道（27）　至阳（27）　筋缩（27）　命门（29）

配穴：

上肢瘫痪加大椎（23）、肩髃（41）、曲池（43）、手三里（44）、外关（45）、合谷（46）、后溪（47）。

下肢瘫痪加髀关（50）、伏兔（50）、足三里（52）、解溪（54）、环跳（50）、风市（50）、阳陵泉（51）、悬钟（53）、殷门（50）、委中（51）、承山（53）、昆仑（55）、血海（51）、曲泉（52）、阴陵泉（53）、三阴交（54）、太溪（53）。

膀胱功能障碍加肾俞（30）、次髎（30）、膀胱俞（30）、中极（37）、阴陵泉（52）。

直肠功能障碍加大肠俞（30）、天枢（36）、支沟（45）。

随症选穴：高热加大椎（23）、合谷（46）、曲池（43）、尺泽（43）、复溜（54）、委中（51）。

【震颤麻痹】

概述： 震颤麻痹又称帕金森氏病。是中枢神经系统变性的锥体外系疾病。主要病理改变是黑质和黑质纹状体神经细胞变性，多巴胺制造减少，而乙酰胆碱的作用相对亢进而产生。有原发、继发两类，原发性震颤麻痹的原因至今不明；而称继发性震颤麻痹可因脑炎、脑动脉硬化、颅脑损伤、颅内基底节肿瘤或基底节钙化、甲状旁腺功能减退、慢性肝脑病变，一氧化碳、二氧化碳、锰等化学物质中毒等，均可引起与震颤麻痹类似的临床症状或病理改变。其主要临床表现为，静止性震颤、肌强直、运动徐缓、姿态异常，反射丧失。如"面具脸"头前倾，躯干俯屈，行走上肢无摆动及"慌张步态"等。

处方：

四神聪（23）　风池（23）　本神（22）　曲池（43）　外关（45）　合谷（46）　足三里（52）　阳陵泉（51）　丰隆（53）　三阴交（54）　太冲（57）。

配穴：

肝肾阴虚配肾俞（30）、肝俞（27）；气血虚弱配气海（36）、公孙（56）；痰浊中阻配膻中（33）、中脘（35）、阴陵泉（52）；颤抖加少海（43）、后溪（47）、三间（46）、大椎（23）；僵直甚者加大包（34）、期门（34）、大椎（23）；汗多加肺俞（27）、脾俞（27）、气海（36）；皮脂溢出加曲池（43）、内庭（56）；脘胀加梁门（35）、中脘（35）；便秘加天枢（36）、气海（36）；口干舌麻加廉泉（24）、承浆（21）。

【周期性瘫痪】

概述：周期性麻痹，以周期性发作的弛缓性瘫痪为特点的肌肉性疾病，多数伴有钾离子代谢异常，低钾性周期性麻痹最为常见。发病年龄多在30岁以前，男性多见，可因饱餐高糖饮食、受凉、疲劳等诱发。常在半夜或清晨起病，醒来后感到以下肢为主的软弱无力。数小时或数日后自行恢复。有的每日一发，也有一身中仅发一次者。查血钾及心电图可确诊。

处方：髀关（50）　伏兔（50）　梁丘（50）　足三里（52）　阴陵泉（52）　三阴交（54）　解溪（54）　内庭（56）　大椎（23）　脾俞（27）　胃俞（27）　肝俞（27）　肾俞（30）

配穴：肺热加尺泽（43）、肺俞（27）；上肢瘫痪加肩髃（41）、曲池（43）、合谷（46）、阳溪（45）；呼吸困难加天突（24）、膻中（33）、尺泽（43）、列缺（43）。

【重症肌无力】

概述：重症肌无力是神经肌肉接头传递障碍所致的慢性病。临床特征是部分或全部骨骼肌容易疲劳。常从一组肌肉开始，1~2年内逐步累及面肌、颈肌和四肢肌肉，表现为眼睑下垂，四肢软弱无力，进食、吞咽、说话等极易疲劳。经休息或用胆碱酯酶药物后症状减轻或消失。新斯的明肌肉注射或肌电图可明确诊断。

处方：

肺俞（27）　脾俞（27）　胃俞（27）　肝俞（27）　肾俞（30）　气海（36）　足三里（52）　三阴交（54）　合谷（46）　太冲（57）

配穴：

眼睑下垂、斜视、复视取阳白（18）、攒竹（17）、瞳子髎（18）、丝竹空（18）；声音低微、嘶哑，饮水呛咳取廉泉（24）、扶突（24）、完骨（20）；下颌下垂、无力闭合取颊车（18）、下关（18）；呼吸困难、咳嗽无力取大椎（23）、身柱（27）、大包（34），或灸脑户（23）；肢体无力，上肢取肩髃（41）、曲池（43），下肢取髀关（50）、伏兔（50）、解溪（54）。

【进行性肌营养不良】

概述：进行性肌营养不良是一组原发于肌肉的遗传性变性疾病，主要表现为进行性肌无力、肌肉萎缩或假性肥大。根据遗传形式和临床特点可分为数种类型。

一、假性肥大型，多为男儿患病，起病以骨盆肌无力为突出症状。表现为学会行走较晚，臀中肌，背脊伸肌无力，步态是鸭步；90%双侧腓肠肌假性肥大。

二、肢带型，发病年龄为10～30岁，表现为骨盆带或肩胛带的肌肉营养不良，出现上楼困难或举臂不能过肩及翼状肩等典型体征。

三、面-肩-肱型，以青少年多见，表现为眼睑闭合无力或上睑下垂，表情运动丧失，上臂抬举无力，肩胛及上肢部肌肉萎缩。

血清酶活性测定、肌电图等可诊断。

处方：

曲池（43）　足三里（52）　三阴交（54）　脾俞（27）　胃俞（27）

配穴：

骨盆肌萎缩加腰1～5夹脊（28）、次髎（30）、伏兔（50）、殷门（50）、委中（51）、上巨虚（52）、阳陵泉（51）；

肩胛带肌肉萎缩加天柱（24）、百劳（24）、巨骨（41）、肩髃（41）、极泉（34）、天泉（42）、天宗（41）、秉风（41）；

面部肌肉萎缩加阳白（18）、地仓（21）、颊车（18）、合谷（46）、风池（23）。

【急性脊髓炎】

概述：急性性脊髓炎又称急性非特异性脊髓炎。原因尚不明了，可能为病毒感染后引起的自身免疫反应。病变多累及脊髓胸段，患者发病急剧，可先有全身不适，继而迅速出现为脊髓病变水平以下的肢体瘫痪、感觉缺失、膀胱、直肠、自主神经功能障碍，一切反射消失。多发生于青壮年。

根据发病急剧，迅速出现的脊髓横贯性运动、感觉和膀胱直肠功能障碍等，诊断不难。本病应与急性感染性多发性神经根炎、硬膜外脓肿、脊髓出血等疾病鉴别。

一、急性感染性多发性神经根炎，表现为四肢呈弛缓性瘫痪，感觉障碍呈末梢型，常有颅神经障碍，而大小便障碍少见，脑积液有蛋白—细胞分离现象。

二、硬膜外脓肿，有化脓性细菌感染史，有高热及全身中毒症状，出现根性神经痛及相应部位的脊柱剧烈疼痛、压痛，迅速出现截瘫，脑脊液中蛋白含量增多，脊髓腔阻塞。

三、脊髓出血，起病突然，多有外伤等诱因，病初伴背部剧烈疼痛，迅速出现肢体瘫痪，感觉和大小便障碍，脑脊液常含血，脊髓造影或脊髓血管造影可发现血管畸形，CT、MRI 可明确出血部位。

处方：

病变部位督脉穴及夹脊穴（选用病变节段上、下各超过一个节段）

一、上肢瘫痪：大椎（23）　肩髃（41）　曲池（43）　手三里（44）　合谷（46）。

二、下肢瘫痪：髀关（50）　伏兔（50）　足三里（52）　阳陵泉（51）　解溪（54）。

三、膀胱、直肠功能障碍：关元（37）　中极（37）　天枢（36）　承山（53）三阴交（54）　肾俞（30）　次髎（30）。

配穴：

肺热重加尺泽（43）、肺俞（27）；湿热重加阴陵泉（52）、水道（37）；脾胃虚弱加气海（36）、脾俞（27）、

胃俞（27）；肝肾阴亏加肝俞（27）、肾俞（30）、腰阳关（29）。

【脊髓空洞症】

概述：脊髓空洞症，以脊髓内出现空洞为病理基础的慢性进行性疾病。空洞多见于脊髓颈段，可向下延伸至胸髓、腰髓，少数向上伸到延髓。目前病因尚不明了，

临床表现为空洞部位脊神经支配段的肢端肌肉萎缩，肢体瘫痪和分离性感觉障碍，如出现单侧上肢痛、温觉丧失，而触觉、关节位置觉相对保留的现象。脑脊液及 MRI 检查有助诊断。

本病应与以下疾病鉴别：

一、颈椎病，以颈神经根性疼痛为突出症状，感觉障碍不呈分离性，一般无营养障碍。

二、脊髓腔内肿瘤，膀胱功能障碍出现较早。常于半年内发展为截瘫。脊髓

造影可出现椎管阻塞征象。

三、运动神经元疾病，多发生于中年人，只侵及运动神经元，而感觉神经元不受侵犯。

处方：

风府（23）　天柱（24）　风池（23）　大椎（23）　至阳（27）　命门（29）相应夹脊　曲池（43）　外关（45）　合谷（46）　后溪（47）　足三里（52）　三阴交（54）　太溪（55）

配穴：

肢体麻木不仁加肝俞（27）、脾俞（27）、肾俞（30）、少海（43）、手三里（44）、阳陵泉（51）、丰隆（53）；吞咽困难加廉泉（24）、照海（55）。

【脊髓侧束硬化症】

概述：脊髓侧束硬化症是运动神经元疾病中的一种常见类型。主要病理变化是皮层延髓束的变性，脊髓前角侧束有弥漫性变性，原因不明。本病发病多为男性，起病隐匿，缓慢发展，至 30～50 岁才出现症状。临床表现为上肢肌肉无力、萎缩、肌束颤动，下肢痉挛性瘫痪，而感觉正常。病程 2～3 年，可长达 5 年，常死于并发症。诊断本病注意与脊髓空洞症、脊髓腔内肿瘤相鉴别。

处方：

大椎（23）　脾俞（27）　肾俞（30）　肩髃（41）　曲池（43）　手三里（44）　合谷（46）　环跳（50）　髀关（50）　伏兔（50）　风市（50）　足三里（52）　阳陵泉（51）　悬钟（53）　解溪（54）

配穴：

病变广泛可用背部夹脊穴（28），分组轮流应用；舌肌无力、吞咽困难加人迎（25）、扶突（25）、天容（25）、廉泉（25）。

【脑血管意外】

概述：脑血管意外又称急性脑血管病。是脑动脉破裂出血或栓塞的脑部急性循环障碍性疾病。表现为偏瘫、失语、昏迷等脑损害的症状，中年以上较为多见。本病发病急，死亡率、致残率高。根据疾病性质，分为出血性与缺血性两大类。前者包括脑出血与蛛网膜下隙出血，后者包括脑血栓形成和脑栓塞。

一、脑出血　常见的病因是高血压和动脉硬化。初起可有头痛、眩晕和偏瘫，意识由模糊逐渐进入昏迷，面色潮红，呼吸深大且带鼾声，口角歪斜，脉搏缓慢有力，血压增高。偏瘫侧张力减退。病情严重者呈深度昏迷，呼吸不规则，脉搏增快，血压下降，体温升高者为危象。出血不严重者，昏迷可在数日或数周后逐渐好转。

二、蛛网膜下隙出血　常为颅内动脉瘤或动脉畸形破裂所致。起病突然，头痛剧烈，颈项强直，烦躁不安，双目紧闭，血压升高，脉搏缓慢，呼吸不规则，颅内压增高等。一般无神经系统局部受压的表现。

三、脑血栓形成　常见病因是动脉硬化，其次是动脉炎、血液病。常于休息或睡眠时发生。起病相对缓慢，多无明显头痛、呕吐，一般不出现意识障碍，生命体征多无异常。瘫痪的发生与发展，依病变部位及范围不同而异。

四、脑栓塞　是栓子堵塞脑动脉的疾病，以心源性栓子最为常见。发病急骤，多有短暂的意识模糊。因栓子的性质、大小、多少不同可出现瘫痪、失语、癫痫、烦躁；或头痛、呕吐，甚至昏迷、惊厥。

脑血管病的诊断，根据病史，临床表现，结合发病情况，症状、体征、血压、眼底检查，脑血管造影、CT，MRI 等可助区别脑血管病的不同类型。

治疗，取穴参照"中风"的"中脏腑"、"中经络"的辨证施治原则。

一、中脏腑　证见突然昏仆，神志不清，半身瘫痪，口歪流涎。根据病因病机不同，又分为闭证和脱证。

闭症：神志不清，牙关紧闭、两手握固，面赤气粗，喉中痰鸣，脉滑数或弦滑。

脱症：昏沉不醒，目合、口张，手撒，遗尿，息微肢冷。

二、中经络　证见半身不遂，口眼歪斜，神志尚清。

处方：

一、中脏腑

闭症：水沟（21）　十宣（48）　涌泉（57）　内关（44）　合谷（46）　太冲（57）　丰隆（53）。身热加曲池（43）、大椎（23）；便秘加支沟（45）、上巨虚（52）、天枢（36）；舌謇加廉泉（24）；牙关紧闭加颊车（18）、下关（18）。

脱症：素髎（21）　涌泉（53）　神阙（36）　关元（37）。虚汗加阴郄（43）；鼾睡不醒加申脉（55）；二便自遗加水道（37）、三阴交（54）、足三里（52）。

二、中经络：风池（23）　百会（22）

上肢取穴：肩髃（41）　肩髎（41）　曲池（43）　手三里（44）　外关（45）　合谷（46）　中渚（47）。

下肢取穴：环跳（50）　风市（50）　伏兔（50）　足三里（52）　阳陵泉（51）　丰隆（53）　三阴交（54）　解溪（54）　太冲（57）。

配穴：

吞咽困难，加廉泉（24）、扶突（25）；失语加廉泉（24）、哑门（23）、通里

（43）；浮肿明显加局部刺络出血。

【脑震荡后遗症】

概述：脑震荡后遗症是指由脑震荡后遗留有头痛、头晕等症状的综合征。

处方：

百会（22） 风池（23） 合谷（46） 内关（44） 阿是穴 膈俞（27）

配穴：

眩晕多梦加太冲（57）、太溪（56）；乏力头晕加气海（36）、肝俞（27）。

【阿尔茨海默病】

概述：阿尔茨海默病是由弥漫性脑萎缩、脑功能失调引起的进行性智能衰退的器质性病变，发病多在65岁以后，故以往称老年性痴呆症。

临床症状：主要表现为精神变化、个性改变和行动异常等三类。一、精神变化：表现为记忆、理解、判断、计算、识别、语言等智能全面减退。患者有时不能正确回答自己和亲人的姓名和年龄，饮食不知饥饱，外出找不到回家之门。二、个性改变：表现在丧失情感，对周围事物逐渐淡漠，自私、主观急躁、固执或忧郁。平时多疑，常有睡眠节律改变，白天卧床，夜出活动等。三、行动异常：表现在疾病后期的严重衰退，缓慢犹豫的动作。本病患者外貌苍老，皮肤干燥多皱，色素沉着，发白，齿落，肌肉萎缩，痛觉反射消失。神经系统检查无明显的阳性体征。

处方：

四神聪（23） 百会（22） 神庭（22） 上星（22） 本神（22） 风池（23） 太溪（55） 悬钟（53） 丰隆（53） 合谷（46） 太冲（57）

配穴：

肝肾不足加肝俞（27）、肾俞（30）；痰浊上扰加中脘（35）、内关（44）；脾胃不足加足三里（52）、三阴交（54）；瘀血阻络加膈俞（27）、内关（44）。

第三节 心理、精神病证

【失眠】

概述：失眠亦称不寐，以入睡困难或容易惊醒为特征的病证。是神经衰弱、贫血等病的常见症状。因一时的情绪紧张，环境吵闹失眠不属病理范围，如因发热、疼痛而失眠者，应着重处理原发病。

临证辨治如下

一、心脾两虚：失眠多梦，心悸健忘、神疲、脘痞，舌淡、苔薄白，脉细弱。

二、阴虚火旺：虚烦不眠，或稍寐即醒，手足心热，口干咽燥，头晕，耳鸣，健忘，舌质红，脉细数。

三、胃腑不合：睡眠不实，脘痞噫气，头晕目眩，甚则呕哕痰涎，苔黄腻，脉滑或弦。

四、肝火上扰：头晕而痛，多烦易怒，不能入眠，目赤耳鸣，胁痛，口苦，苔薄黄、脉弦数。

处方：

神门（45） 三阴交（54） 安眠（20）

配穴：

心脾两虚：脾俞（27） 心俞（27）。多梦加魄户（29）；健忘加志室（31）、百会（22）。

阴虚火旺：大陵（45） 太溪（55） 太冲（57）。眩晕加风池（23）；耳鸣加听宫（19）；遗精加志室（31）。

胃腑不合：中脘（35） 丰隆（53） 厉兑（57） 隐白（57）。呕吐加内关（44）；头晕加印堂（18）、合谷（46）。

肝火上扰：行间（57） 足窍阴（57） 风池（23）；耳鸣加翳风（20）、中渚（47）；目赤加太阳（18） 阳溪（45）。

注：治疗失眠最好安排在下午，留针时间可稍长。

【神经衰弱】

概述： 神经衰弱是由精神忧虑、劳累以及睡眠不足等原因引起的精神活动能力减弱的一种常见的神经症。其基本特点是精神易于兴奋，脑力减退和体力不足，容易疲劳，工作效率低，以及多种躯体不适和睡眠障碍等，但无器质病变的存在，检查无阳性体征。

本病常见症状有以下四个方面：

一、过度敏感，患者对细微的躯体不适特别敏感，常诉说头晕、胸闷、心慌、腹胀、关节酸痛等。

二、容易疲劳，特别是精神活动能力减弱十分突出。患者常感精力不足，容易疲乏，注意力不集中，记忆力下降，用脑稍久即感头晕眼花，肢体乏力，不愿多活动。

三、睡眠障碍，不易入睡，多噩梦，易惊醒，醒后难再入睡。有的睡眠时间充足，但仍不能解除疲乏，有的夜间不眠，白天嗜睡，一旦上床，又无法入睡。

四、自主神经功能紊乱，可有心动过速，血压不稳定、多汗、肢冷、厌食、便秘或腹泻、尿频、月经不调、遗精、早泄、阳痿等。

值得注意的是，若患者在以上广泛不适的基础上，出现紧张、惊恐、兴趣低下、强迫思维或不可控制的认为自己内脏有病，应分别考虑为神经症的其他类型，如焦虑症、抑郁症、强迫症等。

处方：

百会（22）　翳明（24）　神门（45）　三阴交（54）　足三里（52）　太溪（55）　肾俞（30）

配穴：

头晕失眠纳差加心俞（27）、脾俞（27）、太冲（57）；脘痞加中脘（35）；腹胀便秘加天枢（36）、气海（36）；心悸胸闷加膻中（33）；尿频、阳痿、月经不调加关元（37）、中极（37）、阳陵泉（52）、交信（54）。

【咽异感症】

概述：咽异感症又称"癔球"、中医称为"梅核气"。是不伴有局部器质性病变的咽部感觉异常。主要表现是，自觉咽喉部内有异物存在，咽之不下，吐之不出，与进食和呼吸无碍，患者有时夸大咽部不适的症状，并不自觉的反复吞咽动作以试验自己咽部的感觉。症状轻重与患者的情绪有一定关系。属咽部神经官能症的范畴。

处方：

太冲（57）　天突（24）　丰隆（53）　鱼际（46）　神门（45）

配穴：

胸膈痞满加内关（44）、膻中（33）；胁肋胀满加章门（38）、阳陵泉（51）；呃逆加内关（44）、公孙（56）；月经不调加关元（37）、三阴交（54）。

【癔证】

概述：癔证是由精神刺激或不良暗示引起的一类精神障碍性疾病。多发病突然，表现为短暂的精神失常或感觉、运动障碍，自主神经功能障碍，但无器质性病变基础。暗示可使症状产生或加重、也可使症状消失或减轻，体检无阳性发现。

一、精神失常表现为哭笑无常，大吵大闹，蹬脚捶胸，倒地翻滚，手舞足蹈。

常有装模作样的戏剧性表演。抑制时突然倒地，屏气或过度喘气，不言不语，全身木僵或手不规则的舞动。

二、运动障碍表现为癔证性瘫痪，以单侧或截瘫，但瘫痪肢体腱反射正常或增强，肌张力正常，无锥体束征。检查时可见两组对抗肌肉同时收缩，以致无法完成指定的动作。或出现震颤、痉挛、失音等，还可出现眨眼、摇头等奇异动作。

三、感觉障碍表现为麻木，或轻微触摸则出现剧痛，过敏范围与神经分布不相符合。有的突然失明、耳聋、喉头异物感等。

四、自主神经功能障碍，表现为顽固性呕吐、呃逆、厌食等。

根据患者平时性格特殊、发病与精神因素有关、临床症状具有感情色彩，暗示可使症状减轻缓解或发作加重，体检无阳性发现等，可做出诊断。但应注意排除与之相类似的神经系统疾病、内脏器质性疾病、五官科疾病、低血糖休克、低血钙抽搐、反应性精神病及其他精神病，散发性脑炎等的鉴别。

处方：

百会（22）　水沟（21）　间使（44）　合谷（46）　三阴交（54）　太冲（57）

配穴：

哭闹无常加内关（44）；昏厥加中冲（47）、涌泉（57）；痴呆加郄门（44）、间使（44）；肢体瘫痪加曲池（43）、阳陵泉（51）；语言障碍加廉泉（24）、通里（43）；触痛加阿是穴；梅核气加天突（24）、照海（55）。耳聋加翳风（20）、耳门（19）；视力障碍加风池（23）、攒竹（17）；呃逆加内关（44）、公孙（56）。用泻法，留针至症状消失为度。

【癫痫】

概述：癫痫又名痫证、俗称羊痫风、母猪风。是大脑神经元异常放电，导致短暂性突发性大脑功能失常而引起的疾病。表现为突然昏倒，不省人事，口吐涎沫，两目上视，肢体抽搐，口中发出猪羊样的尖叫声等。

临床常见有大发作、小发作、局限性发作、精神运动发作等。

一、大发作：部分患者可有躯体不适的先兆，继则突然意识丧失，尖叫跌倒，全身肌肉强直性收缩，牙关紧闭，头向后仰，两眼上翻，瞳孔散大，呼吸暂停，面色红或青紫，可伴二便失禁。约1min后四肢剧烈抽动，口吐白沫，此期历时4～5min，清醒后可有头痛等不适，对抽搐全无记忆。

二、小发作：多见于儿童或少年，呈现出极短暂的意识障碍而不为人所察觉。其发作表现为突然发生和突然休止的意识丧失，如谈话中断，持物失落，行走停止等。

三、局限性发作：有运动型和感觉型两种。局限性运动型表现一侧肢体远端或口角部肌肉阵发性抽搐；局限性感觉型表现为一侧肢体或面部突然发麻、针刺感或肢体消失感。

四、精神运动发作：又称额叶癫痫，多发生于成人，主要表现为发作性意识障碍，可伴有错觉、幻觉及遗忘。

根据病史、发作情况，配合脑电图检查，基本可以诊断，但应进一步区分原发和继发。一般来说，初次发生于儿童及青年者多为原发，首发年龄在25岁以后多为继发；大发作或小发作多为原发，局限性发作及精神运动发作多为继发。

处方：

发作时：百会（23） 风府（23） 大椎（23） 合谷（46） 后溪（47） 太冲（57）

间隙期：本神（22） 身柱（27） 腰俞（29） 鸠尾（35） 丰隆（53） 行间（57） 大椎（23） 筋缩（27） 脾俞（27） 肾俞（30） 腰奇（29） 气海（36） 神门（45） 阳陵泉（52） 太溪（55）

配穴：

昏迷配人中（21）、十宣（48）、涌泉（57）；牙关紧闭配下关（18）、颊车（18）；夜间发作配照海（55）；白昼发作配申脉（55）；小发作配内关（44）、神门（45）、神庭（22）；局限发作配阳陵泉（51）、三阴交（54）；精神运动发作配间使（44）、神门（45）、丰隆（53）、巨阙（35）、中脘（54）。

【发作性睡眠】

概述： 发作性睡眠是一种原因不明的睡眠障碍，主要表现为发作性的不可抗拒的睡眠。以10~20岁男性多见。患者常可在进食、工作，发言时出现十多分钟嗜睡，但睡眠程度较浅，容易唤醒，也可一日发作数次。部分患者可伴有猝倒症，在强烈的情感刺激下如喜悦、发怒、惊奇、狂笑时发生全身肌肉松弛，患者突然跌倒，不能动弹，一般持续1~2min消失，但意识始终清醒。部分患者嗜睡和睡眠时，出现幻视、幻听、幻触、幻痛等。

本病根据病史及发作性睡眠的症状不难诊断，但应与两种疾病鉴别：

一、癫痫小发作，好发于儿童，为极短的失神，无入睡及猝倒等现象。

二、原发性睡眠增多症，多为白天嗜睡，比发作性睡眠容易克制，无发作性特点，一般入睡时间长，24h内的睡眠时间明显增加。

处方：

百会（22） 太阳（18） 内关（44） 丰隆（53） 三阴交（54） 太冲

（57） 心俞（27） 脾俞（27）

配穴：

纳差腹胀便秘加中脘（35）、天枢（36）；口苦心烦加劳宫（46）、阳陵泉（51）、行间（57）。

【情感性精神障碍】

概述： 情感性精神障碍指原发性的情感高涨或低落，伴有相应的思维和行为改变的精神疾病。情绪高涨时表现为躁狂，情绪低落时表现为抑郁，所以又名躁狂抑郁症，相当于中医的"癫狂"证。其症状又常常表现为上午重而下午较轻。

一、躁狂症：核心症状是情绪高涨，伴思维敏捷和言语动作增多，即躁狂三联征。多数患者表现为自我感觉良好，终日嘻嘻哈哈，谈笑风生，或盲目乐观，做事轻率，不顾后果。有的思维敏捷，但注意力容易转移。语言动作增多，表现为爱管闲事，或有始无终。严重的表现为精神失常，多动多怒，狂奔乱走，伤人毁物，喧骂不休。

二、抑郁症：其表现也有三联征，但与躁狂症恰恰相反，即情绪低落、思维迟钝和语言动作减少。开始常表现为失眠，食欲不振、精神萎靡，以后情绪低落，悲观失望，甚至消极自杀，或沉默痴呆，或喃喃独语。

抑郁症也常有妄想幻觉，但与躁狂症不同，妄想多为罪恶妄想、被迫害妄想、疑病妄想、虚无妄想等。

抑郁情绪晨重晚轻的节律变化是抑郁症的一个重要特征，具有诊断价值。

处方：

躁狂症：人中（21） 上星（22） 劳宫（46） 少商（47） 隐白（57） 内关（44） 申脉（55） 丰隆（53） 行间（57） 涌泉（针泻或刺出血）（57）。火盛伤阴加太冲（57）、大陵（45）、三阴交（泻针）（54）。神志朦胧加中冲（47）；四肢震颤加太冲（57）、阳陵泉（51）；木僵加大陵（45）；口噤加合谷（46）、颊车（18）；失语加通里（43）；耳聋加听会（19）、中渚（47）。

抑郁症：百会（22） 神门（45） 内关（44） 丰隆（53）。痰气郁结加肝俞（27）、三阴交（54）；心脾两虚加心俞（27）、脾俞（27）、关元（宜补宜灸）（37）

【精神分裂症】

概述： 精神分裂症是一种原因未明的精神病，多起于青壮年。表现为感知、思维、情感、行为等多方面的障碍和精神活动的不协调。患者多缓慢起病。初期常有头痛、头晕、失眠等症状，患者对自己的病态缺少认识，因而不能主动就医。

一、思维障碍，表现为缺乏连贯性和逻辑性，思维联想散漫或分裂，缺乏具体性和现实性。逻辑推理荒谬离奇。

二、情感障碍，表现为感情迟钝淡漠。甚至对亲人也面无表情，缺乏责任心、义务感。甚至情感不协调，或怒气冲冲，或孤僻离群、沉默少言。

三、行为紊乱，表现为生活懒散，或哭笑无常，或乱跑不归，赤身露体。或出现不言不动、不吃不喝木僵状态。

本病应与神经衰弱、强迫性精神病、抑郁症、狂躁症、反应性精神病及更年期偏执症相鉴别。这些病需有较多相似，但没有精神与现实环境相脱离的情况。

处方：

偏抑郁者：间使（44）　神门（45）　膻中（33）　巨阙（35）　丰隆（53）太冲（57）

偏躁动者：水沟（21）　风府（23）　大椎（23）　合谷（46）　太冲（57）

配穴：抑郁者可选用心俞（27）、厥阴俞（27）、脾俞（27）、胃俞（27）；躁动者还可选用少商（47）、隐白（57）、劳宫（46）、涌泉（57）；幻视加承泣（17）、瞳子髎（18）；幻听加翳风（20）、听宫（19）。

第四节　胸、呼吸系统病证

【咳嗽】

概述：咳嗽是呼吸系统主要症状之一，咳指肺气上逆作声，嗽指咯吐痰液。有声有痰为咳嗽，有声无痰为咳逆。本证有急、慢之分，前者为外感咳嗽，后者属内伤咳嗽，凡外感新病多属实证，内伤久病多属虚证，但亦有虚实夹杂者，施治当分清标本缓急。本证可见于急慢性支气管炎、支气管扩张、上呼吸道感染等疾病中，可参照治疗。

中医有外感、内伤之辨

一、外感咳嗽：与气候冷热急剧变化有关，证有风寒、风热之分。

风寒咳嗽：咳嗽有力，喉痒，痰稀白，咯吐不畅，伴恶寒发热，无汗，头痛身痛，鼻塞清涕，苔薄白，脉浮紧。

风热咳嗽：咳嗽频频，咽痛口干，痰黄质黏，咯出不爽，头痛，身热恶风，汗出不畅，口渴，苔薄黄，脉浮数。

二、内伤咳嗽：咳嗽反复发作，肺伤及脾，脾虚生湿化痰，或肝郁化火，上逆灼肺。证有湿痰、肝火之别。

湿痰证：咳嗽声重，痰多黏稠，痰色稀白或灰白，伴胸闷、脘痞、食少、疲倦，苔白腻，脉濡或滑。

肝火证：咳嗽咽干，痰少质黏，胸胁引痛，咽干口苦，舌尖偏红，舌薄黄，脉弦数。

处方：

风寒：列缺（43）　合谷（46）　肺俞（27）　外关（45）。头痛加风池（23）、上星（22）；肢体痛加昆仑（55）、温溜（44）。

风热：大椎（23）　曲池（43）　尺泽（43）　肺俞（27）。咽痛加少商（47）；汗出不畅加合谷（46）；多汗热不退加陷谷（56）、复溜（54）。

痰湿：肺俞（27）　脾俞（27）　太渊（45）　丰隆（53）　太白（57）　合谷（46）。兼喘者加定喘（24）；胸脘痞闷者加足三里（52）、内关（44）。

肝火犯肺：肺俞（27）　肝俞（27）　经渠（43）　太冲（57）。咽喉干痒加照海（55）；咳逆咯血加孔最（43）。

【哮喘】

概述：哮指喉中有痰鸣音，喘指呼吸困难而急促，两者相兼名为"哮喘"。

哮喘的基本原因是痰饮内伏，遇到气候、饮食失宜，或情志、劳累过度，均可发生哮喘。本证可见于急慢性支气管炎、支气管哮喘、肺部的炎症、心源性哮喘及癔证等疾病中，可参照治疗。

临证辨治有实、虚之分。

一、实证：有风寒、风热之别。

（一）风寒型，证见呼吸困难，喉中痰鸣，咳逆痰少，质稀色白，形寒无汗，多在冬季或受寒发作，苔白滑，脉紧或浮紧。

（二）风热型，证见喘咳气粗，发热有汗，痰黄质稠，咯痰不爽，口渴，烦躁，苔黄腻，脉浮洪或滑数。

二、虚证

哮喘初病多属实证，反复发作，则转为虚证。肺虚则呼吸少气，自汗恶风乏力，舌质淡红，脉细数无力；脾虚则中气不足，便溏，食少，痰多，舌胖嫩，苔厚腻，脉缓滑或濡缓；肾虚则面色黧黑，头晕，耳鸣，腰酸，下肢清冷，动则喘甚，舌淡有纹，脉沉细无力。累及心脏则心阳不振，心悸，多汗，神昏、紫绀，肢冷，舌有紫点，脉微细。

处方：

风寒型：列缺（43）　尺泽（43）　风门（27）　肺俞（27）。鼻塞流涕加巨髎（21）；头痛、肩背酸痛加温溜（44）；寒热加支正（44）。

风热型：合谷（46）　大椎（23）　丰隆（53）　膻中（33）　中府（34）　孔最（43）。喘甚加肺俞（27）、云门（34）拔火罐。

虚证型：定喘（24）　膏肓（29）　肺俞（27）　太渊（45）。肺脾两虚加肺俞（27）、足三里（52）；肺肾两虚加肾俞（30）、太溪（55）；肺气心阳俱虚，出现虚脱倾向，加内关（44）、神门（45）以强心，灸气海（36）、关元（37）、命门以防虚脱；虚喘兼外感者，参考实喘证治。

【胁痛】

概述：胁痛指一侧或两侧胁肋部疼痛。本证可见于肝、胆、胸膜病及肋神经痛等疾病中，可参照治疗。

临证有肝郁、湿热、瘀血、阴虚之辨。

一、肝气郁结：胁痛常因情志波动而发作，伴胸闷，嗳气泛酸，苔薄白，脉弦劲。

二、湿热胁痛：胁痛偏于右侧，急性发作时伴恶寒发热、口苦、心烦、恶心呕吐、厌油，苔厚腻或黄腻，脉弦数。

三、瘀血胁痛：胁痛固定不移，呈持续性疼痛，伴患部压痛，部分可有外伤史，舌质偶见瘀点、瘀斑，脉弦或细涩。

四、阴虚胁痛：胁痛隐隐，痛无定处，劳累和体位变动时疼痛明显，面色欠华，低热，自汗，头晕，心悸，舌质偏红少苔，脉细数。

处方

肝气郁结：中庭（33）　肝俞（27）　期门（34）　侠溪（56）。泛酸加胃俞（27）；少寐加神门（45）。

湿热胁痛：期门（34）　日月（34）　支沟（45）　阳陵泉（51）　太冲（57）。热重加大椎（23）；呕恶腹胀加中脘（35）、足三里（52）；心烦加郄门（44）。

瘀血胁痛：大包（34）　京门（34）　行间（57）　膈俞（27）　三阴交（54），阿是穴。

阴虚胁痛：阴郄（43）　心俞（27）　三阴交（54）　血海（51）。潮热加膏肓（29）；头晕加百会（22）。

【急性支气管炎】

概述： 急性支气管炎是由细菌、病毒或理化因素引起的气管和支气管的急性炎症。其病理表现为支气管黏膜充血水肿，纤毛上皮细胞毁坏、脱落。本病初起可有上呼吸道感染症状，如鼻塞、喷嚏、恶寒、发热、头痛，全身不适等。其主要症状为咳嗽，初时痰不易咳出，1~2天后，有少量黏痰或稀薄痰，继而转为黄脓痰或白黏痰。发热和全身不适可在3~5天内消退，咳嗽可延长数周方愈。

急性支气管炎的发病与气候有关，但因感受邪气不同，有风寒、风热、风燥之别。咳嗽，痰色白清稀为风寒袭表；咳嗽，痰色黄稠者，为风热犯肺；干咳、呛咳、痰少者为风燥伤肺。

处方：

大椎（23） 肺俞（27） 风门（27） 足三里（52）。

配穴：

风寒加风池（23） 尺泽（43） 合谷（46）；风热加曲池（43） 鱼际（46）丰隆（53）；风燥加孔最（43） 阴陵泉（52） 照海（55）。

【慢性支气管炎】

概述： 慢性支气管炎是呼吸道的常见病、多发病。病因极为复杂，如大气污染、吸烟、感染、变态反应等，亦可由急性支气管炎转化而来，也可因支气管哮喘、支气管扩张而形成。其基本病理变化是支气管黏膜的炎性变化，分泌物增多。通常分为单纯型和喘息型两种，前者表现为反复咳嗽、咯痰；后者还可有明显的气喘。

早期症状轻微，每于冬季发作或加重，春暖后缓解；晚期炎症加重，症状常年存在，进而可并发阻塞性肺气肿、肺源性心脏病等。

临床上凡有慢性咳嗽、咯痰伴喘息，每年发病至少持续3个月，并连续两年以上，排出其他心、肺疾病，诊断即可成立。

处方：

膻中（33） 肺俞（27） 身柱（27） 璇玑（33） 膏肓（29）

配穴：

咳声重浊，痰多质稀易咯出者为痰湿阻肺，加中府（34）、丰隆（53）、阴陵泉（52）、公孙（56）；咳声洪亮，痰多色黄质黏甚则腥臭者，为痰热阻肺，加鱼际（46）、三阴交（54）、太溪（55）；咳声低怯，气短，痰液清稀者为脾肾阳虚，加大椎（23）、脾俞（27）、肾俞（30）。胸痛加膻中（33）；痰中带血加尺泽（43）；呼吸气短加照海（55）、膏肓（29）；胸闷心悸唇绀加心俞（27）、内关

（44）。

【支气管哮喘】

概述： 支气管哮喘是发作性的肺部过敏性疾病，受遗传因素和环境因素的双重影响。基本病理改变是气管及支气管树的平滑肌痉挛气道过度收缩，致广泛性的气道狭窄。临床表现为，阵发性带有哮鸣音的呼吸困难，反复发作，好发于冬季。任何年龄均可发病，以 12 岁前开始发病为最多，儿科患者则多以 3 岁前发病为多。

临床还应区别是外源性哮喘或内源性哮喘，前者多见于青少年，发病急；后者多发生于中年，起病缓慢，易发生哮喘持续状态，抗过敏治疗无效，多并发阻塞性肺气肿、肺不张或气胸。

临床辨治：发病急，痰量多而稀薄，兼清涕、喷嚏者为风寒表证；咳喘痰多黏稠，喉中痰鸣者为痰热壅肺；发病急促，喘声响亮者为实；病情持续，喘而气促者为虚。

处方：

发作期：定喘（24）　肺俞（27）　天突（24）　尺泽（43）　列缺（43）　丰隆（53）。风寒表证，加大椎（23）、风门（27）；痰热壅肺加鱼际（46）、合谷（46）、曲池（43）；鼻塞加迎香（21）；流涕加巨髎（21）；头痛加温溜（44）。

缓解期：定喘（24）　膏肓（29）　肺俞（27）　太渊（45）　关元（37）。脾肺气虚加脾俞（27）、足三里（52）；脾肾阳虚加肾俞（30）、太溪（55）。

【支气管扩张】

概述： 支气管扩张是支气管及其周围组织的慢性炎症损坏管壁所致的支气管扩张变型，多见于儿童及青年。支气管扩张患者多伴有明显的反复的呼吸系统感染史，如麻疹、百日咳、支气管肺炎或慢性支气管炎等，可追溯到童年时代。临床表现为慢性咳嗽，大量脓痰和反复咯血。痰量在体位改变时，如起床或就寝后最多，每日可达 100～400ml，痰液为黄绿色脓样，若有厌氧菌混合感染，则有臭味。置全日痰液于玻璃瓶中数小时后，可分为四层：上层为泡沫，下悬脓性分泌物，中层为混浊黏液，下层为坏死组织沉淀物。支气管造影可确诊本病。

处方：

尺泽（43）　鱼际（46）　肺俞（27）　孔最（43）

配方：

痰热郁肺加少商（47）、尺泽（43）、丰隆（53）；阴虚肺热加太渊（45）、太溪（55）；肝火犯肺加行间（57）、肝俞（27）。

【肺炎】

概述：肺炎是肺的实质性炎症。按解剖部位，可分为大叶肺炎，支气管肺炎，间质性肺炎；按病因分类，可分为细菌性、病毒性、真菌性、立克次体性、支原体性、衣原体性和原虫性等感染性肺炎，其中细菌性肺炎占80%以上。典型的细菌感染性肺炎，常以突发寒战、高热、胸痛、咯铁锈色痰为特征。诊断靠胸部 X光，血及痰的细菌培养。

处方：

大椎（23）　身柱（27）　肺俞（27）　心俞（27）　膻中（33）

配方：

风邪犯肺加鱼际（46）、曲池（43）、内庭（56）；痰热壅肺加尺泽（43）、合谷（46）、丰隆（53）；热入心包加内关（44）、后溪（47）、中冲（47）刺出血；正虚欲脱加神阙（36）隔盐灸、人中（21）、素髎（21）、内关（44）。

【胸膜炎】

概述：胸膜有两层，被覆在胸壁内面的叫壁层胸膜，被覆在肺表面的叫脏层胸膜，因感染、肿瘤、变态反应、物理及化学等原因发生炎症的统称胸膜炎。

临床上以结核性胸膜炎较为常见，结核性胸膜炎有干性和渗出性两种。

一、干性胸膜炎　起病时可有畏寒、发热、干咳，主要症状是胸痛，是由壁、脏两层胸膜摩擦引起，可因深呼吸或咳嗽加重。

二、渗出性胸膜炎　初期可有发热，盗汗，胸痛等症状，以后胸水增多，将脏、壁两层胸膜分开，胸痛即消失，这时临床主要症状是呼吸困难，是由胸水压迫肺、心和血管，使呼吸面积及心输出量降低所致，呼吸困难的程度与胸水的多少有关。

X 胸片可协助诊断。

处方：

干性胸膜炎：尺泽（43）　鱼际（46）　支沟（45）　阳陵泉（51）　蠡沟（54）

渗出性胸膜炎：膻中（33）　肺俞（27）　章门（38）　阴陵泉（52）　丰隆（53）　足三里（52）

第五节　心脏、血管、循环系统、代谢病证

【惊悸、怔忡】

概述：以心跳不安、胸闷心慌，善惊易恐为主症。惊悸常因受惊而发，怔忡常因劳累而发作。风心病、冠心病、肺心病及神经症等均可出现该证，可参照治疗。

临证辨治有气虚、血虚、痰火、血瘀四型。

一、气虚心悸：心脏悸动，善惊易恐，乏力短气，手心多汗，苔薄白，脉细数。

二、血虚心悸：心悸、头晕、气短，思虑、劳累后尤甚，舌质淡，脉细数。若心中烦热，少寐多梦，口干、耳鸣，舌尖红、脉细数、则为阴虚火旺。

三、痰火心悸：心悸时发时止，胸闷烦躁，咳嗽口苦，眩晕多梦，苔黄腻，脉滑数。

四、血瘀心悸：心悸日久，动则气喘，或形寒肢冷，怔忡不已，喘咳不能平卧，浮肿，舌紫暗，脉细涩结代。

处方：

气虚心悸：心俞（27）　巨阙俞（27）　间使（44）　神门（45）。善惊加神堂（29）、大陵（45）；多汗加膏肓（29）。

血虚心悸：膈俞（27）　脾俞（27）　通里（43）　神堂（29）　内关（44）足三里（52）。烦热加劳宫（46）；耳鸣加中渚（47）。失眠加安眠（20）；便秘加大肠俞（30）；虚火面赤加太溪（55）。

痰火心悸：灵道（43）　郄门（44）　肺俞（27）　尺泽（43）　丰隆（53）。失眠加厉兑（57）；便秘加大肠俞（30）。

血瘀心悸：血海（51）　气海（36）　曲泽（43）　少海（43）。脉微欲绝加内关（44）　太渊（45）；浮肿灸水分（35）。

【心律失常】

概述：心律失常是心脏收缩的频率或节律异常的总称。临床表现为心悸，心慌，心脏搏动突然加速，或突然减少，或暂停。心律失常的电生理机制主要包括

有冲动发生异常及冲动传导异常。心律失常最常见于各种器质性心脏病，也可以是单纯性功能障碍，其中以冠心病、心肌病、风心病等最为多见。

心律失常可包括如下多种类型：

一、窦性心动过速：有心悸，心率超过 100 次/分，心电图表现 P 波 P－R 间期≥0.12s，P－P 间期短于 0.6s。

二、病态窦房结综合征：大多于 40 岁以上出现症状，常继发于心肌感染，或原因不明。表现为心律缓慢，导致脑、心、肾血供不足。症见头晕、乏力、失眠、尿少等。

三、期前收缩：又称过早搏动，或早搏。可无症状，或有心悸、心跳暂停感。脉搏触诊可发现间歇性脉搏缺如。心电图特征，为心律提早一次或多次 P－QRS 波群。

四、室上性心动过速和室性心动过速：起止均突然。激动、饱餐和猛然用力可诱发，心率在 100～200 次/分。大多数仅有突发心悸，或伴恐惧、不安。若持续时间久者，可因心脑血供不足导致血压下降、昏厥，甚至发生猝死。

五、心房颤动：患者有心悸或胸闷。若发生在心脏有器质性疾病者，可加重病情，导致心衰。房颤还易导致血栓形成或栓塞，尤以脑栓塞较为常见。心电图特征：P 波消失，代之以形态不一，大小不等的颤动波（f 波），心室律绝对不规则，QRS 波群与窦性心律相同。

六、房室传导阻滞：可有心脏暂停和心悸感，心室律缓慢时可有头晕、乏力、活动后气促，甚则短暂昏厥。心电图特征，一度为 P－R 间期延长为主，二度则现 QRS 波群脱落，三度为完全传导阻滞，P 波不能下传，P 波与 QRS 波群无固定关系。

处方：

内关（44）　神门（45）　心俞（27）　膻中（33）　足三里（52）

配穴：

心动过速，加间使（44）；心动过缓加通里（43）；室早加三阴交（54）、条口（52）、承山（53）、中都（54）；房早加合谷（46）、曲池（43）；阵发性室上性心动过速加三阴交（54）、八髎（30）、内关透间使（44）；房颤、房扑取合谷（46）、曲池（43）、俞府（33）、膻中（33）、乳根（34）、大椎（23）、心俞（27）。

【高血压】

概述：高血压指安静状态下血压高于正常，收缩压高于 140mmHg（18.6kPa），舒张压高于 90mmHg（12.0kPa）（1kPa＝0.75mmHg）。可伴头痛，头晕等症状。

高血压可分为原发性和继发性两种。一般认为，原发性高血压的发生，与长期紧张工作、精神刺激、遗传、饮食中钠摄入过多、过食及肥胖等有关，是本文论的题材；继发性高血压，即症状性高血压，多见于慢性肾炎、脑外伤及内分泌功能紊乱等，其治疗主要针对原发病。

高血压病根据起病和病程进展的缓急，可分为缓进性高血压和急进性高血压，前者又称良性高血压，后者称恶性高血压。

一、缓进性高血压，多于中年后起病，病情发展缓慢，病程长，不少患者无任何临床表现，在发生心、脑、肝、肾等器官的并发症时才明确高血压的诊断。合并心脏损害的表现为心悸，重者发生左心衰竭和全心衰竭；脑损害的表现有头痛、头晕、头胀；高血压患者都有不同程度的肾脏改变，早期可无任何症状，病情进展，可出现蛋白尿，血尿，进而发展为肾衰。

二、急进型高血压，多在青年时发病，头痛明显，发病迅速，舒张压多持续在 130～140 mmHg 左右或更高，数月或 2 年内出现严重的心、脑、肾功能损害。

三、高血压危象，高血压进程中，血压迅速上升，出现剧烈头痛、恶心、呕吐、心悸、视力模糊以及出汗、兴奋，皮肤潮红或苍白、手抖等一系列症状时，称高血压危象。

四、高血压脑病，高血压进程中，引起脑循环障碍，导致脑水肿和颅内压增高，出现呼吸困难、黑蒙、意识障碍，抽搐、暂时性偏瘫和偏身感觉障碍，称高血压脑病。

高血压患者常伴有冠心病、糖尿病、高血脂、高尿酸等疾病，可加快病情的发展，故在诊断高血压病时，应明确有无上述疾病并存。

处方：

足三里（52） 太冲（57） 内关（44） 行间（57） 风池（23） 曲池（43）。

配穴：

肝火炽盛加行间（57）、太阳（18）；阴虚阳亢加太溪（55）、三阴交（54）、神门（45）；痰湿内盛加丰隆（53）、内关（44）；阴阳两虚加气海（36）、关元（37）。

【低血压】

概述：低血压指血压低于正常，导致脑血供不足而出现头晕、头痛，甚则晕厥等临床表现。可为心动过缓、失血、脱水等多种病证的一个症状。这里叙述的是以低血压为主的原发性直立性低血压，是自主神经功能障碍的原因不明的疾病。

本患者直立位时，头重脚轻，血压在 30/20mmHg 以上，心率并不增快（很具诊断价值）。患者多伴有吞咽困难，腹泻、便秘或大小便失禁等自主神经功能障碍的症状。病情若持续发展，5～15 年内可出现严重残疾或死亡。

处方：

百会（22）　风池（23）　曲池（43）　足三里（52）　三阴交（54）　脾俞（27）　肾俞（30）

配穴：

痰湿中阻加中脘（35）、丰隆（53）、解溪（54）；恶心呕吐加内关（44）；阳痿耳鸣加关元（37）、听宫（19）；眼睑下垂加阳白（18）、鱼腰（18）；晕厥刺人中（21），不效再刺中冲（47），补足三里（52）、百会（22）、气海（36）。

【冠心病】

概述： 冠心病是冠状动脉粥样硬化性心脏病的简称，是冠状动脉粥样硬化导致心肌缺血、缺氧而引起的心脏病。临床表现为心绞痛、心肌梗死、心律不齐、心力衰竭，心电图可见心肌缺血的改变。本病常发生在 40 岁以上，男多于女，且以脑力劳动者多见。根据冠状动脉病变的部位、范围、临床特点，可将冠心病分以下五型。

一、隐匿型或无症状型冠心病　常在体检时发现有 ST 段降低，T 波倒置等心肌缺血的表现，又伴有动脉硬化等因素。

二、心绞痛　呈突发性胸骨后、心前区压榨性、窒息性疼痛，持续时间为 2～15min。休息或含硝酸甘油可缓解。

三、心肌梗死　表现为心绞痛，但程度重、范围广、时间久，硝酸甘油不能缓解。且常伴烦躁、出汗、恐惧、濒死感。部分患者数小时后可出现心源性休克。心力衰竭的基本体征，如心尖区第一心音减弱，或出现奔马律。

四、心肌纤维化　由长期心肌缺血所致，表现为心脏扩大，心力衰竭和心律失常，近年称为"缺血性心脏病"。

五、猝死　突发性心脏骤停而死亡。

诊断冠心病，依据病史、各种实验室检查及心电图。其他如超声心动图、血清心肌酶等。冠状动脉造影是最有价值的检查方法，能准确地找出冠状动脉病变的部位。

本病还应与心神经官能症相鉴别，与二夹瓣狭窄、风湿热或其他原因引起的冠状动脉炎、肥厚性心肌病等所引起的心绞痛相鉴别，以及与肋间神经痛、食管病变、膈疝、溃疡病等不典型疼痛相鉴别。

处方：

内关（44）　心俞（27）　膻中（33）　通里（43）　厥阴俞（27）　巨阙（35）　足三里（52）。

配穴：

心血瘀阻配膈俞（27）、阴郄（43）；气阴不足加阴郄（43）、太溪（55）、三阴交（54）；心阳不振加命门（29）、巨阙（35）；肝气郁结加太冲（57）、蠡沟（54）；痰浊壅盛加中脘（35）、丰隆（53）；阳气暴脱灸关元（37）、气海（36）。

【心肌炎】

概述： 心肌炎多为病毒侵犯心脏所致，常发生于感冒病毒感染之后，以年轻人多见。病毒的侵犯若涉及心包，可引起心包心肌炎，病变涉及心脏起搏与传导系统，则可引起心律失常。

临床表现为胸闷，心悸、心前区痛等。体检有心脏扩大，心率与体温升高不相称，或心律缓慢，听诊第一心音减弱。可出现各种心律失常、心力衰竭或心源性休克。

凡病毒感染后 1~2 周内或在发热期中，见心律失常或其他心肌炎症状和体征，甚至出现充血性心力衰竭，应考虑心肌炎的诊断，同时应排出心瓣膜病、高血压、冠心病、肺心病、心包病及甲状腺病等。

处方：

心俞（27）　厥阴俞（27）　内关（44）　神门（45）　三阴交（54）。

配穴：

低热盗汗加阴郄（43）；心烦易躁加太冲（57）；心痛明显加郄门（44）。

【风心病】

概述： 风心病，这里指的是风湿热后遗留下来的，以心瓣膜病变为主的风湿性心瓣膜病。患者可有心悸、气促等症状。心脏听征可有明显的杂音，如二尖瓣关闭不全，可在心尖部听到收缩期杂音，狭窄时可闻及舒张期杂音，甚至可触及猫喘（震颤）；主动脉瓣狭窄时在主动脉区可闻及粗糙的收缩期杂音，向颈动脉传导，关闭不全时可听到舒张期吹风样杂音。

处方：

心俞（27）　厥阴俞（27）　内关（44）　神门（45）

配方：

心脉瘀阻，证见唇甲青紫，心悸、咯血，或有瘀点者加膈俞（27）、郄门

（44）；气血两虚，证见心悸气促，动则加重，面色苍白或萎黄，舌淡脉细弱者加气海（36）、足三里（52）；心肾阳虚，证见面色晦暗，心悸浮肿，咳喘不能平卧，舌淡，脉结代者加三阴交（54）。

【心脏神经官能症】

概述：心脏神经官能症是神经官能症的一种特殊类型，多发生于 20～40 岁的青壮年，女性尤为多见。患者自觉心悸，心慌，心前区痛，可持续数小时或数天，劳累或情绪激动可导致复发或加重，客观检查无器质性心脏病的证据。多数患者伴有激动、头晕、失眠、多梦、乏力等一般神经官能症的症状。体检时心率过速，可达 100 次/分以上。心前区可有压痛和皮肤过敏点，有的患者有低热，这种低热多与情绪有关。

处方：

心俞（27）　郄门（44）　内关（44）　神门（45）　天突（24）。

配穴：

心胆气虚加胆俞（27）；心脾两虚加脾俞（27）　膈俞（27）　足三里（52）；心肾不交加肾俞（30）　太溪（55）。

【贫血】

概述：贫血指人体血液中的红细胞或血红蛋白低于正常。引起贫血的原因有三：一、造血不良；二、红细胞过度破坏；三、急、慢性失血。

临床表现：患者皮肤苍白，面色无华，指甲、口唇和眼结膜苍白。患者自觉疲倦、乏力、头晕、耳鸣、记忆力减退、思想不集中等，都是贫血早期表现。中度贫血患者心尖区可闻及吹风样收缩期杂音，心搏加快，中晚期还可见蛋白尿和轻度氮质血症。检查血象，红细计数、血红蛋白测定可协助诊断。

处方：

脾俞（27）　肾俞（30）　足三里（52）　三阴交（54）　合谷（46）　膏肓俞（29）　膈俞（27）　悬钟（53）。

配穴：

血虚心悸加神门（45）内关（44）；脾胃虚弱加中脘（35）关元（37）、胃俞（27）；血枯经闭加肝俞（27）关元（37）血海（51）。

【白细胞减少症】

概述：白细胞减少症指外周血液中白细胞计数持续低于正常（$4 \times 10^9/L$）。有原发性和继发性两种。其发病原因很多，如化学药物、放射线、细菌、病毒感染、饥饿、神经性厌食及免疫异常等。

临床表现有乏力，头晕。原发性白细胞计数减少，常伴低热、盗汗、心悸、失眠等症状，无明显继发病因。继发性白细胞计数减少的临床表现，多取决于原发病，可伴单核细胞增多，经常感冒、扁桃体肿大、支气管炎、肺炎、中耳炎、咽喉炎、口疮及泌尿道感染。一旦有感染病灶，往往迁延难愈。

外周白细胞计数，骨髓象检查，可确立本病的诊断。

处方：

关元（37）　足三里（52）　三阴交（54）　大椎（23）　血海（51）　脾俞（27）　肾俞（30）　膈俞（27）。

【原发性血小板减少性紫癜】

概述： 原发性血小板减少性紫癜，是外周血中的血小板数量减少，皮肤出现瘀点及瘀斑，黏膜及内脏出血的病证。病因不明，可能与自身免疫功能异常有关。临床分急性和慢性两型。

急性型多为儿童。一般起病前 1～2 周常有病毒感染史，起病急骤，发热，畏寒，皮肤黏膜出现瘀点或瘀斑，或衄血，或齿龈出血；若出现口腔及舌遍布紫斑，伴头痛或呕吐者是颅内出血的先兆，要特别警惕。

慢性型多为青年和成人。一般起病隐袭，表现为紫癜，衄血、齿龈出血、月经过多、小手术或外伤后出血时间延长，急性发作时也可见消化道、泌尿系出血，甚至颅内出血或出血性休克。

实验室检查，血小板减少有助诊断。急性型或慢性型急性发作期，血小板常在 $20 \times 10^9/L$（20000/mm^3）以下，可出现自发性出血。慢性型一般在 $30～80 \times 10^9/L$，高于 $50 \times 10^9/L$ 者可无症状。

处方：

足三里（52）　血海（51）　三阴交（54）　膈俞（27）

配方：

血热妄行，取曲池（43）、合谷（46）、大椎（23）、中脘（35）、足三里（52）、血海（51）；阴虚火旺，取太溪（55）、照海（55）、三阴交（54）、血海（51）；气不摄血，取足三里（52）、三阴交（54）、阴陵泉（52）、膈俞（27）、脾俞（27）；热毒内结，取曲泽（43）、委中（51）；衄血，加上星（22）、天柱（24）、迎香（21）；肠道出血，加长强（29）、承山（53）；子宫出血加隐白（57）、大陵（45）、神门（45）、太溪（55）；尿血加血海（51）、中极（37）。

【糖尿病】

概述：糖尿病中医称"消渴"，是糖代谢紊乱为主的慢性内分泌疾病。基本的病理生理是胰岛素分泌不足。有原发性和继发性两类，以原发性者为多，病因和发病机理目前尚不完全明了。继发性者，属一些疾病中的病理生理状态或胰切除术后。本病呈慢性进行性，早期较长时间没有特殊不适。症状期的主要表现为，多饮、多食、多尿、消瘦、高血糖和糖尿等。久病后可出现营养障碍、继发感染、心血管系统、神经系统、肝、肾、眼及肌肉关节等部位的并发症。

若空腹血糖≥7.8 mmol/L，餐后血糖≥11.1mmol/L可诊断为糖尿病。对空腹血糖<5.5mmol/L，餐后血糖<7.8 mmol/L可排除糖尿病。对空腹血糖正常或偏高的可疑病例，可作葡萄糖耐量试验（CGTT），方法是，口服葡萄糖2h后，测血糖仍≥11.1mmol/L，则应考虑本病的可能。

处方：

胰俞（27） 脾俞（27） 肾俞（30） 足三里（52） 太溪（55）。

配穴：

口渴多饮加少商（47）、鱼际（46）、膈俞（27）、心俞（27）；多食善饥加中脘（35）、胃俞（27）、内庭（56）、三阴交（54）；多尿口干加关元（37）、复溜（54）、水泉（55）、命门（29）。

【高脂血症】

概述：人体内血清胆固醇及甘油三酯等血脂成分高于正常值时，称高脂血症，又称高脂蛋白血症。

本病有原发性和继发性两大类，原发性系由于脂质或脂质代谢先天缺陷加之环境等未知因素所致；继发性者常继发于某种疾病，如糖尿病、肝脏疾病、肾脏疾病、甲状腺疾病等，以及饮酒、肥胖、饮食、生活方式等环境因素的影响。脂质代谢异常与人体的动脉硬化等疾病有着密切的关系。

本病表现错综复杂，亦可以毫无任何主诉，临床上以高血脂病的症状，及本病继发病的症状为主，如动脉硬化、高血压、冠心病、脑卒中，糖尿病、肝肾疾病及黄色瘤、视网膜脂血症等。

临床诊断主要靠实验室检查：若总胆固醇（TC）>6.465mmol/L，为高胆固醇血症；甘油三酯（TG）>2.25mmol/L，为高甘油三酯血症；高密度脂蛋白胆固醇（HDL–C）不应少于0.905mmol/L，而>2.069mmol/L则为偏高。

处方：

中脘（35） 脾俞（27） 气海（36） 内关（44） 丰隆（53） 足三里（52）

配穴：

依主症之不同而参考原发疾病治疗，如高血压、冠心病、动脉硬化、糖尿病等。

【肢端动脉痉挛症】

概述：肢端动脉痉挛症又称雷诺氏病，是血管神经功能紊乱所引起的肢端小动脉痉挛性疾病。以阵发性四肢端（主要是手指）对称的间歇性发白、发绀和潮红为其临床特点，局部加温，将患肢浸入温水中能使症状缓解，常为情绪激动和寒冷所诱发。

病因不明，与血液中肾上腺素和去甲肾上腺素含量增高、内分泌激素的变化及小血管反应性增高等因素有关。

本病的诊断主要根据典型的临床表现，其标准是：①由寒冷或情绪诱发；②两侧对称性发作；③无指（趾）端坏死或只有指（趾）端皮肤坏死；④排除各种原因引起的"雷诺现象"；⑤症状持续发生两年以上。

处方：

上肢：灸：少泽（46） 前谷（47） 关冲（48） 腕骨（46） 腋门（47） 阳池（46） 中冲（47） 劳宫（46）

下肢：灸：至阴（57） 束骨（56） 足临泣（56），特别感到麻冷痛的局部（重灸）

【血栓闭塞性脉管炎】

概述：血栓闭塞性脉管炎是一种慢性周期性加剧的全身中小动、静脉闭塞性炎症性疾病，主要发生在四肢，以下肢尤为多见。临床特点为下肢缺血、疼痛、间歇性跛行，受累动脉搏动减弱或消失，伴血栓性浅表静脉炎，逐渐发展为坏疽和慢性溃疡。病因及病机目前尚不明确，患者多为青年男性，易在冬天寒冷季节发病。若怀疑本病，应进一步作多普勒超声波血管、血流量测定及动脉造影等检查。

处方：

下肢前缘部：足三里（52） 阳陵泉（51） 丰隆（53） 解溪（54） 冲阳（56） 内庭（56）

下肢后外侧：足三里（52） 阳陵泉（51） 承山（53） 绝骨（41） 昆仑

（55）　足临泣（56）

配穴：

气滞血瘀者加膻中（33）、膈俞（27）、血海（51）；热毒蕴结者加曲池（43）、合谷（46）、委中（51）；气血两虚者加关元（37）、太溪（55）、血海（51）。

【脚气病】

概述：脚气病是维生素 B_1 缺乏引起的病证，临床表现有二：一、循环系统症状，如心悸、气促、下肢浮肿，甚至心包积液、胸腔积液，以至右心衰竭，即湿脚气、脚气冲心。二、神经系统症状，表现为双下肢无力，麻木、疼痛等周围神经炎，即干脚气。

处方：心俞（27）　厥阴俞（27）　内关（44）　神门（45）

配穴：心脉瘀阻，证见心悸、怔忡、咳嗽咯血者，加膈俞（27）、郄门（44）；气血两虚，证见心悸气促，动则喘甚，面色苍白，舌淡，脉细弱者，加气海（36）、足三里（52）；心肾阳虚，证见心悸浮肿，咳喘不能平卧，舌淡，脉沉细或结代，加肾俞（30）、三阴交（54）。

第六节　腹、消化系统病证

【噎膈】

概述：噎膈即吞咽困难。噎指吞咽时哽噎不顺，膈指食物不下，或食入即吐。噎证可单独出现，亦可为膈证之前驱，故噎膈并称。临床见于食道、贲门疾病，如食道炎，食道狭窄、贲门痉挛、食道肿瘤及食管外肿瘤压迫等。

中医辨治如下：

一、痰气交阻：吞咽困难，常伴胸膈痞满，每于忧思烦怒时加重，舌质偏红，苔薄腻，脉弦细而滑。

二、瘀血内结：胸膈疼痛，食不得下或下而复吐，甚至滴水难进，消瘦无华，舌红或青紫，脉细涩。

三、气虚阳微：吞咽不下，面色㿠白，形寒气短，舌淡苔白，脉细弱。

处方：

膈俞（27）　内关（44）　足三里（52）　中魁（48）

配穴：

痰气交阻加丰隆（53）、膻中（33）；瘀血内结加血海（51）；气虚加肾俞（30）、脾俞（27）、关元（37）。

【呕吐】

概述：呕吐见于多种疾病中，有声无物为呕，有物无声为吐，两者同时出现称呕吐。临床常见于急慢性胃炎、胃扩张、贲门痉挛、幽门痉挛、胃神经症等疾病过程中。

临床辨治有，饮食所伤、痰饮内扰、肝气犯胃、外感呕吐等。

一、伤食呕吐：呕吐物为未消化的食物，吐后轻快，腹满疼痛，食入更甚，苔厚腻，脉滑实。

二、痰饮呕吐：呕吐痰涎或夹食物，胸脘痞闷，眩晕心悸，苔白脉滑或濡。

三、肝气呕吐：心烦呕吐，以吐尽为快，或干呕泛酸、嗳气频频、胸胁满痛、苔薄白，脉弦。

四、外感呕吐：偏寒者，吐物清水稀涎，伴恶寒发热、头痛、苔白、脉浮；偏热者，吐出物为酸苦胆汁，伴头痛发热，口渴饮冷，饮入即吐，舌红，脉数。

取穴：

内关（44）　中脘（35）　足三里（52）　公孙（56）

配穴：

伤食呕吐加下脘（27）、璇玑（33）；腹胀加气海（36）、腹结（38）；痰饮呕吐加章门（38）、丰隆（53）。肠鸣加脾俞（27）、大肠俞（30）；肝气呕吐加上脘（35）、阳陵泉（51）、太冲（57）、梁丘（50）、神门（45）。泛酸干呕加公孙（56）；外感呕吐初期多偏实热，取大椎（23）、外关（45）、合谷（46）、内庭（56）；外感后期呕吐多属虚寒，取中脘（35）、三阴交（54）、太冲（57）。干呕灸间使（44）；眩晕针风池（23）；呕吐黄水加丘墟（42）。

【呃逆】

概述：呃逆是自觉胸膈气逆上冲，喉间呃呃有声之证。声短而频，轻者偶发几声，重者可持续几天以致数月。引起呃逆的原因很多，其主要病理是膈神经受刺激引起的膈肌痉挛。

呃逆初起，呃声响亮有力，多属实证；呃逆日久，声低无力，神疲形枯，多属虚证。若见于危重病后期者，示预后不良。

临证辨治有虚实之分

一、实证：

胃寒者，呃声沉缓有力，喜得热饮，大便溏薄，小便清长，苔白润，脉迟缓；

胃热者，呃声响亮，连续有力，喜得冷饮，口臭，烦渴，大便秘结，小便黄赤，苔黄，脉滑数；

肝气犯胃者，常因情绪波动而发呃，睡眠时可停呃，常伴嗳气、胸闷、脘痞胁痛，苔薄白，脉弦。

二、虚证：

脾胃阳虚者，呃声低微，面色少华，手足欠温，舌质胖，脉细或濡；

胃阴亏损者，呃声断续，口咽干燥，舌绛少苔。

处方：

中脘（35）　气舍（25）　内关（44）　足三里（52）　膈俞（27）

配穴：

胃寒灸梁门（35）；胃热加陷谷（56）；肝气横逆泻期门（34）、太冲（57）；阳虚加气海（36）；阴虚补太溪（55）。

【胃痛】

概述： 胃痛又称"胃脘痛"，是上腹部心窝处及其附近的疼痛。这里讨论的是有关胃部疾病引起的疼痛。值得提出的是阑尾炎早期，以及胆道疾病，心脏疾病，胸膜疾病、肺疾病、肋间神经疾病都可发生上腹部疼痛，必须注意区别。

一、胃痛常见病的鉴别

（一）急性胃炎，起病较急，疼痛剧烈。

（二）慢性胃炎，起病较慢，疼痛隐隐。

（三）胃部溃疡的疼痛有它的节律性。如胃溃疡疼痛，多在食后半小时至一小时出现，疼痛的部位多在剑突下或稍偏左；而十二指肠溃疡的疼痛多在食后三小时发作，疼痛的部位多在上腹部偏右，进食后可获得暂时缓解。慢性胃炎和溃疡可有出血倾向。

（四）胃神经官能症，多在精神受刺激时发病，痛连胸胁，无固定痛点。

二、中医辨证

（一）寒邪犯胃，胃痛暴作，得温缓解，口不渴，喜热饮，苔白。

（二）胃热气郁，疼痛较剧，灼热拒按，口苦，苔黄，脉数。

（三）肝气犯胃，胃痛连胁，嗳气吐酸，苔白脉弦。

（四）脾胃气虚，胃痛绵绵。偏虚寒者，喜暖喜按，清涎肢冷，苔白脉虚；胃阴不足者，口苦咽干但不多饮 ，舌红苔少，舌质多皱纹，脉细数。

（五）瘀血凝滞，痛有定处，如针似割，或见呕血黑便，舌紫暗，脉弦涩。

处方：

中脘（35）　足三里（52）　内关（44）

配穴：

寒邪犯胃加公孙（56）、行间（57），痛重加梁丘（50）；胃热气郁加内庭（56）、曲池（43）；肝气犯胃加太冲（泻）（57）、阳陵泉（51）；脾胃气虚加脾俞（27）、胃俞（27）、章门（38）；胃阴不足者加大都（56）、三阴交（54）；瘀血凝滞加膈俞（27）、血海（51）。

【腹痛】

概述：腹痛指胃脘（胸剑联合）以下、耻骨以上的腹部发生疼痛，依疼痛的部位可分为（"井"字形九分法）上腹部、中腹部、下腹部，及各自的偏左或偏右的疼痛，是腹部多种脏器疾病的临床症状。但这里讨论的主要是急、慢性肠炎，肠痉挛，肠神经症等肠部疾病引起的疼痛。

中医辨治分寒、食、气、虚。

一、寒邪停滞：腹部绞痛，喜暖怕冷，口不渴，肢凉尿清，舌淡，苔白，脉沉紧。

二、饮食停滞：脘腹胀痛，痛处拒按，嗳腐吐酸，泻后痛减，苔腻，脉滑。

三、肝郁气滞：腹痛连胁，痛无定处，常因情志而发病，嗳气或矢气后缓解。

四、脾肾阳虚：腹痛绵绵，喜按，便溏，神疲畏寒，舌淡，苔白，脉沉细迟。

处方：

寒邪停滞：中脘（35）　足三里（52）　大横（36）　公孙（56）　合谷（46）。泄泻肢冷灸神阙（36）。

饮食停滞：下脘（35）　梁丘（50）　天枢（36）　曲池（43）。口渴加内庭（56）；吞酸加阳陵泉（51）。

肝郁气滞：膻中（33）　太冲（57）　阳陵泉（51）　内关（44）。胁痛加期门（34）；上腹痛加中脘（35）；脐腹痛加气海（36）　下脘（35）。

脾肾阳虚：脾俞（27）　肾俞（30）　关元（37）　章门（38）。便溏加足三里（52）　三阴交（54）。

【腹泻】

概述：腹泻是大便次数增多的病证。急、慢性肠炎，肠结核，肠功能紊乱，结肠过敏等病都可有腹泻症状。本病证分急性和慢性两类。

一、急性腹泻：多由不洁食物，或寒湿暑热所致。表现为起病急、腹泻重，尿少。感受寒湿，则粪质清稀，水谷相杂，肠鸣腹痛，身寒喜暖，苔白腻，脉濡缓。感受湿热者，粪质稀黄夹有黏液，肛门灼热，尿少色深，苔黄腻，脉濡数。

二、慢性腹泻：多因脾胃虚寒，肾阳不振，或由急性腹泻失治而来。表现为大便时泻时溏，食谷不化，神疲纳差，面色萎黄，苔白腻，脉濡缓。肾阳虚者（五更泻），黎明则泻，泻后痛减，形寒肢冷，舌淡苔白，脉沉细。

处方

急性腹泻：天枢（36）　合谷（46）　阴陵泉（52）　上巨虚（52）　下巨虚（53）。热甚加内庭（56）、商阳（47）、少泽（48）；肢冷脉伏灸神阙（36）。

慢性腹泻：中脘（35）　天枢（36）　足三里（52）。脾虚加脾俞（27）、关元俞（30）；肝气郁结加肝俞（27）、行间（57）；肾虚加肾俞（30）、命门（29）。脘痞加公孙（56）；胁痛加阳陵泉（52）；气短如喘加气海（36）。

【便秘】

概述：便秘指大便秘结不通，排便难涩，常数日一次，甚至不用泻药、栓剂或灌肠不能排出。

中医对便秘有热、气、虚、冷四辨。

一、热秘：大便干结，腹满矢气，烦热口渴，苔黄燥，脉滑实。

二、气秘：大便不甚干结，腹胁胀痛，口苦，目眩，舌质偏红，苔薄白，脉弦。

三、虚秘：患者便难，乏力气短，无力排出大便，其粪质松散，也无腹胀便结。舌淡白，脉细弱无力。

四、冷秘：便质不结，因体虚年迈，排便艰难，四肢欠温，腰膝酸软，舌淡苔白，脉沉迟。

处方：

热秘：合谷（46）　曲池（43）　腹结（38）　上巨虚（52）。烦热口渴加少府（36）、廉泉（24）；头痛加印堂（18）；口臭加承浆（21）。

气秘：中脘（35）　阳陵泉（51）　气海（36）　行间（57）。胁痛加期门（34）、日月（34）；腹胀加大横（36）。

虚秘：脾俞（27）　肾俞（30）　大肠俞（30）　足三里（52）　三阴交（52）关元（37）。多汗加阴郄（43）；心悸加内关（44）。

冷秘：肾俞（30）　关元俞（30）　气海（36）　照海（55）　石关（35）。脱肛加长强（29）、百会（22）；腰痛加委中（51）。

【食管炎】

概述：食管炎多为胃十二指肠内容物反流入食管，引起食管黏膜的炎症。临床特征为胸骨后烧灼样或刀割样疼痛，间歇性咽下困难或胸部窒闷感。本病患者多伴有胃炎。主要症状是胸骨后疼痛，常发生在食后1h左右，服制酸药后可缓解。发病常与情绪有关，预后良好。临床上注意与心源性疼痛、消化性溃疡、食道癌、食道真菌感染等鉴别。

处方：颈4~6夹脊（24） 肺俞（27） 膈俞（27） 内关（44） 公孙（56）丰隆（53）

配穴：前胸热痛加照海（55）、天突（24）；气短胸闷加气海（36）、行间（57）。

【急性胃炎】

概述：急性胃炎是胃黏膜的急性炎症。常由不洁性食物、药物等理化因素引发；也可是严重创伤、大手术、肝肾功能衰竭等的应激反应。临床主要表现是食欲不振、上腹疼痛、恶心、呕吐等。根据临床症状，结合饮食、服药情况及应激状态，诊断不难。

中医辨证有寒、热、食三型。

一、寒湿型：呕吐清水或食物，泄泻物为清稀或水样，腹痛、肠鸣、畏寒、肢冷，身重体倦，苔白腻，脉濡。

二、湿热型：呕泻臭秽，肛门灼热，舌红，苔黄腻，脉滑数。

三、食滞型：呕吐酸腐，量多，脘腹胀痛，嗳气或泻后痛减，苔厚腻，脉滑。

处方：

足三里（52） 内关（44） 上巨虚（52） 中脘（35） 天枢（36）

配穴：

寒湿犯胃加阴陵泉（52）、公孙（56）；肝胃湿热加合谷（46）、内庭（56）；食滞伤胃加璇玑（33）、梁门（35）、下脘（35）；胁胀嗳气加阳陵泉（52）。

【慢性胃炎】

概述：慢性胃炎可由急性胃炎转化而来，亦可因长期服用胃刺激药物，或因致病菌所致。病程进展缓慢，常反复发作。主要表现为，上腹不适、饭后饱胀、嗳气等。

按胃镜下所见的组织病理分为四型：浅表性、糜烂性、萎缩性及肥厚性。依临床表现分以下三型：

一、胆汁反流性胃炎：临床呈持久的上腹痛，尤以餐后为甚，可有恶心，胆汁性呕吐。

二、萎缩性胃炎：表现为贫血、消瘦、腹泻等。

三、肥厚性胃炎：表现为顽固性饭后痛，食物和碱性药物可使疼痛缓解。胃镜可确定诊断。

处方：

脾俞（27） 胃俞（27） 中脘（35） 章门（38） 气海（36） 足三里（52）

配穴：

肝胃不和加肝俞（30）、太冲（57）、行间（57）；瘀血内阻加血海（51） 膈俞（27） 三阴交（54）；胃热夹滞加下脘（35） 天枢（36） 内庭（56）；胃阴不足加三阴交（54） 太溪（55）；脾胃阳虚加脾俞（27）气海（36）三阴交（54）。

【消化性溃疡】

概述：是指发生在胃和十二指肠的慢性溃疡，本病的形成有多种因素，其中胃酸－胃蛋白酶对胃黏膜的消化作用是基本原因。主要病理为胃十二指肠壁的黏膜和肌层有溃疡形成。

临床主要症状是上腹部疼痛，其疼痛的特征有二点，一、部位性，胃溃疡的疼痛多在上腹正中或剑突下，或稍偏左；十二指肠溃疡的疼痛多在脐上或上腹偏右，溃疡相应部位可有局限性压痛。二、时间性及节律性，胃溃疡一般在餐后 1h 左右发生，十二指肠溃疡多在餐后 3h 左右或后半夜疼痛，进食后可以缓解，常有嗳气反酸等症状。结合 X 线钡餐、胃镜等可确定诊断，大便隐血阳性对早期发现本病有帮助。

处方：

肝俞（27） 胃俞（27） 中脘（35） 章门（38） 足三里（52） 内关（44）

配穴：

肝气犯胃加阳陵泉（51）、太冲（57）；肝胃郁热者加行间（57）、内庭（56）；气滞血瘀加膈俞（27）、三阴交（54）、公孙（56）；脾胃虚寒加关元（37）、气海（36）。

【胃下垂】

概述：胃下垂是因胃膈韧带与胃肝韧带松弛、胃张力减退及腹压下降，胃小弯切迹低于髂嵴连线水平而言。

临床表现：主要为上腹部慢性疼痛，与进食量的多少有关。进食和直立时症状加重，平卧则减轻。检查，脐下可有振水音，上腹部可扪及强烈的主动脉搏动。X线钡餐可确诊。

处方：

提胃［脐上1寸、旁开4寸］或胃上［脐上2寸、旁开1寸］中脘（35）　梁门（35）　关元（37）　气海（36）　足三里（52）

配穴：

嗳气加内关（44）；泛酸加梁丘（50）；腹胀加气海（36）；胃肠停饮，肠鸣有声者加幽门（35）、阴陵泉（52）、肓俞（36）。脾胃虚弱加脾俞（27）、胃俞（27）；胃阳不足加冲阳（56）。

【急、慢性肠炎】

概述：肠炎是肠道炎症的泛称，其病因有感染性、非感染性、肿瘤、胃源性、消化不良、吸收障碍、肠变态反应、功能性腹泻及药物性腹泻等多种。但以感染性腹泻较为常见。其病理改变主要是肠道的渗出增加、水分分泌增多、肠道吸收不良及肠蠕动加速等。临床上有急、慢之分。

一、急性肠炎是一种肠道黏膜的急性卡他性炎症，起病急，常于进食后数小时或一天后发病，腹泻症状严重，常伴脐周痛，恶心，食欲不振。

二、慢性肠炎是肠黏膜的慢性炎症，是一种缓慢发病的、反复发作的，持久不愈疾病。可由急性肠炎转化而来。其腹泻，每日2~5次，日久则出现营养不良。

肠炎诊断需结合病史、大便检查及结肠镜等。

处方：

急性肠炎：上巨虚（52）　下巨虚（53）　梁丘（50）　阴陵泉（51）　天枢（36）

慢性肠炎：中脘（35）　关元（37）　天枢（36）　足三里（52）

配穴：

寒湿腹泻加神阙（36）、梁门（35）、关门（36）；湿热腹泻加大椎（23）、曲池（43）、内庭（56）。热甚刺商阳放血（47）；食滞腹泻加上廉（44）、下廉（44）、中脘（35）；肝气乘脾加肝俞（27）、行间（57）、阳陵泉（51）；脾胃虚弱加脾俞（27）、胃俞（27）、公孙（56）。

【慢性非特异性溃疡性结肠炎】

概述： 慢性非特异性溃疡性结肠炎是一种原因不明的慢性结肠炎，多累及直肠和远端结肠。病理改变主要为结肠黏膜溃疡，肠镜检查可见肠壁充血、水肿、溃疡及渗出。临床表现为腹泻，脓血便，腹痛，里急后重，呈慢性反复发作。后期可有假性息肉，甚至癌变。诊断本病主要是排除其他结肠疾病，如慢性细菌性痢疾、慢性阿米巴肠病、血吸虫病、结肠癌、肠道激惹综合征、克罗恩病、放射性结肠炎等。

处方：

上巨虚（52）　关元（37）　天枢（36）　足三里（52）

配穴：

腹泻重加止泻（38）、长强（29）；乙状结肠炎加气冲（37）；降结肠炎加天枢（36）；升结肠炎加关元（37）、公孙（56）；全结肠炎加中脘（35）、神阙（36）。

【肠梗阻】

概述： 肠梗阻是肠内容物正常运行受阻的总称，临床特征可概括为痛、呕、胀、闭四个字，即腹痛、腹胀、呕吐、肛门停止排便排气。典型体征有，腹部肠型，高调肠鸣，气过水声等。根据病因可分三种：机械性肠梗阻，动力性肠梗阻，缺血性肠梗阻。根据临床表现有急性肠梗阻、慢性肠梗阻、完全性肠梗阻和不完全性肠梗阻。

肠梗阻的诊断：主要有以下四点

一、肠梗阻诊断的确立：对临床有痛、呕、胀、闭四大症状，伴腹部肠型、肠蠕动波，肠鸣音亢进患者，可确定肠梗阻的存在。腹部 X 平片若发现小肠内有气体及液面对肠梗阻的诊断有很大帮助。

二、肠梗阻诊断确立之后，应区分是机械性肠梗阻还是麻痹（动力）性肠梗阻。机械性肠梗阻常有阵发性剧烈绞痛，肠鸣音亢进，不对称性腹胀；麻痹性肠梗阻无阵发性绞痛，肠蠕动消失、呈对称性腹胀；痉挛性肠梗阻为突然发作和突然消失的间歇性剧烈腹痛、肠蠕动减弱但不消失、无明显腹胀。

三、是单纯性肠梗阻还是绞窄性肠梗阻。若腹痛发作剧烈，呈持续性，同时伴肠鸣音消失，有明显的腹膜刺激征，或有持续的压痛和反跳痛，腹部不对称隆起，全身情况有加重趋势，应考虑为绞窄性肠梗阻。

四、是小肠梗阻还是结肠梗阻。腹部 X 平片对确定梗阻部位有一定帮助。如小肠梗阻，腹中部可见胀大的肠襻排列成所谓"阶梯状"。胀大的空肠可显示黏膜环状皱襞，呈"青鱼骨刺状"等。结肠梗阻的腹胀一般在外围。

处方：

中脘（35）　大横（36）　天枢（36）　足三里（52）　合谷（46）　内关（44）

配穴：

呕吐加内关（44）、上脘（35）；腹胀加关元（37）、气海（36）、次髎（30）、大肠俞（30）；下腹痛加关元（37）、气海（36）；热结加内庭（56）、曲池（43）；寒结加神阙（36）、关元（37）；水结加水分（35）、公孙（56）。

注：针刺疗法是中西医结合治疗肠梗阻的方法之一，对单纯性肠梗阻和麻痹性肠梗阻及痉挛性肠梗阻均有一定疗效。

【急性阑尾炎】

概述：急性阑尾炎中医称"肠痈"，是常见的外科急腹症之一。本病的重要特征有三点，即转移性右下腹痛、麦氏点压痛及白细胞计数增高。

急性阑尾炎的腹痛，开始多于上腹部或脐周，为阵发性疼痛，逐渐加重，此时疼痛部位并无压痛，而阑尾所在部位可有压痛。经过数小时或一天后，腹痛转移到右下腹麦氏点（阑尾所在部位），并有明显的压痛及反跳痛。是早期诊断阑尾炎的重要体征之一。

如体温持续增高38℃以上，压痛范围增宽，或出现反跳痛，或触及边缘不清的肿块时，提示已出现并发病，如阑尾穿孔、腹膜炎、阑尾脓肿等。

诊断时应与右侧输尿管结石、美克耳憩室炎、急性肠系膜淋巴结炎、胃十二指肠急性穿孔、急性胃炎、宫外孕破裂、急性输卵管炎等鉴别。

处方：

阑尾穴（54）　足三里（52）　上巨虚（52）　曲池（43）

配穴：

发热加尺泽（43）、合谷（46）、大椎（23）；腹痛加天枢（36）；恶心呕吐加内关（44）、上脘（35）。

【黄疸】

概述：黄疸是以目黄、肤黄、尿黄为主要症状，尤以目黄为重要特征。临床见于多种疾病中，如急慢性肝炎、胰腺炎、胆囊炎、胆结石、肝硬化等。

中医辨证分阳黄与阴黄。

一、阳黄：阳黄多属外感，病程较短，实证为多。起病急，巩膜皮肤黄疸鲜艳如橘，发热、口渴，尿黄、腹满、胁痛、苔黄腻，脉弦数。若热毒内陷，可见神昏、发斑、出血；若湿重于热，则黄疸欠鲜明，脘痞便溏。

二、阴黄：阴黄多属内伤，病程较长，虚症或虚实夹杂症为多。黄疸颜色暗晦或如烟熏，神疲、脘痞、纳差、便溏，口淡不渴，舌淡、苔腻，脉濡缓或沉迟。若腹胀形瘦，舌质紫，脉细涩，多兼瘀血症候。

处方：

阳黄：至阳（27）、腕骨（46）、阳陵泉（51）、太冲（57）。热重加大椎（23）；神昏加人中（21）、中冲（47）、太冲放血（57）；湿重加阴陵泉（51）；脘痞便溏加足三里（52）。

阴黄：至阳（27）、胆俞（27）、脾俞（27）、足三里（52）、三阴交（54）、阳陵泉（51）、气海（36）。神疲畏寒加命门（29）、关元（37）；大便溏薄加天枢（36）。

【急、慢性胆囊炎】

概述：胆囊炎有急、慢之分。急性胆囊炎是胆囊的急性感染性病变。临床特征，是发热，右上腹痛和压痛、呕吐，白细胞增高等。慢性胆囊炎，多与胆结石症同时存在，临床表现为，反复发作的右上腹疼痛，向右肩胛放射，进食油腻食物后加重。体检有右上腹压痛、墨菲氏征阳性。本病多见于女性，尤其是中年、肥胖者。根据病史、临床症状、体征、结合理化及 B 超检查可确定胆囊炎的诊断。

处方：

胆囊穴（54）、三阴交（54）、肝俞（30）、胆俞（27）、至阳（27）。

配穴：

气郁加行间（57）；湿热甚加足三里（52）、阴陵泉（51）；发热加大椎（23）、曲池（43）、合谷（46）；胆绞痛加期门（34）、章门（38）、阴陵泉（51）；胸满加膈俞（27）、内关（44）。

【胆结石】

概述：胆结石泛指胆囊、胆总管、胆囊管、肝内胆管等胆道系统的结石。临床上胆结石主要有三种，即胆色素结石、胆固醇结石、混合性结石。胆石的形成与胆汁瘀滞、细菌感染及胆汁化学成分改变有关。本病以 30～50 岁多见，女性多于男性。

临床表现：腹痛、寒战、高热是胆结石发作的三大症状，但与结石的部位、大小、性质以及有无梗阻、感染等有关。

单纯胆囊结石及肝内胆管结石可以无明显症状，或仅有上腹或右胁部不适；较小的胆囊结石每于饱餐油腻或夜间平卧时发生胆绞痛。如发生胆囊积水或积脓，在右上腹有局部压痛，可触及肿大的胆囊。如发生梗阻、感染时可出现高热，黄疸等。X 光及 B 超可协助诊断。

鉴别诊断：本病应注意与病毒性肝炎、胰腺炎、阑尾炎、消化性溃疡急性穿孔、右心衰竭、右侧泌尿系感染及右侧输卵管炎等相鉴别。

处方：

肝俞（27）　胆俞（27）　日月（右）（34）　期门（右）（34）　胆囊穴（54）

配穴：

肝内胆管结石加太冲（57）；气滞型加内关（44）、公孙（56）；湿热型加大椎（23）、曲池（43）、外关（45）；火毒型加大椎（23）、十宣（48）、水沟（21）、关元（37）。

【胆道蛔虫症】

概述：胆道蛔虫症是肠蛔虫钻入胆道所致。当肠蛔虫寄生环境改变，加之其厌酸喜碱的癖性，蛔虫顺碱性的胆汁上行到达十二指肠，窜过胆总管括约肌达胆总管内，发生胆道蛔虫症。是肠道蛔虫的严重并发症之一，多见于儿童和青壮年人。

临床主要表现为，突发性、剑突下"钻顶样"疼痛，十分剧烈，而发作间歇完全不痛，开始体征较少，压痛局限于剑突下右下方的一点。这种腹痛严重而体征轻微是本病的特点。以后可发生感染、梗阻、结石，而出现相应的症状及体征。典型的剑突下钻顶样绞痛，多表明蛔虫嵌顿在胆总管口括约肌处；当蛔虫完全进入胆总管后则钻顶样痛减轻，腹痛转为持续性胀痛；当钻入胆道内的蛔虫死亡后阵发性疼痛可消失，而表现为持续性胀痛，但也可无明显体征。

本病在发作期间应与胆石症、急性胰腺炎、急性肠梗阻、溃疡穿孔、心绞痛及胃痉挛等相鉴别。

处方：

迎香透四白（17）　阳陵泉（51）　胆囊穴（54）　至阳（27）　胃俞（27）胆俞（27）　脾俞（27）。

配穴：

心窝部钻顶样痛，加鸠尾（35）或巨阙（35）；钻痛偏右上腹加右侧不容

（35）、透腹哀（36）；呕吐加内关（44）；发热加合谷（46）；偏湿热者加中脘（35）、天枢（36），偏瘀滞者加中脘（35）、承山（53）。

【慢性胰腺炎】

概述： 慢性胰腺炎又称慢性复发性胰腺炎，是一种反复发作的、渐进性的、广泛的胰腺纤维化病变。临床特点有三个方面，一是急性胰腺炎发作的表现，腹痛、腹部包块；二是胰腺内、外分泌功能不足的象征如脂肪泻、糖尿病；三是胰腺炎的并发症，如腹膜炎等。

本病腹痛的特征是，上腹部钻痛或钝痛，向左季胁下或左腰背放射，左上腹可有深压痛。

诊断： 有胆道疾病及长期饮酒史者，出现持续性上腹部疼痛、体重减轻应考虑本病的可能性。若有急性胰腺炎史，间歇性上腹痛 6 个月以上，伴左上腹深压痛，结合实验室及影像学检查可明确诊断。

处方：

期门（34）　章门（38）　中脘（35）　胃俞（27）　脾俞（27）　肾俞（30）
足三里（52）

配方：

腹痛甚加地机（54）、内庭（56）、梁门（35）；黄疸加腕骨（46）、至阳（27）、阴陵泉（51）；腹胀加璇玑（33）、府舍（38）、内关（44）；腹泻加天枢（36）、上巨虚（52）。

【痔疮】

概述： 是直肠末端黏膜下和肛管皮下的静脉丛发生扩大、曲张，在肛门齿线上下出现隆起的紫色静脉团。在齿线上者为内痔，齿线下者为外痔，上下均有者为混合痔。

临床症状，外痔主要为疼痛及包块；内痔主要是便血，是排便时或排便后不与粪便相混的鲜血，同时伴有淡红色包块自肛门脱出。痔疮可因发生感染或嵌顿使症状加重。

处方：

长强（29）　白环俞（30）　承山（53）

配穴：

湿热瘀滞加二白（45）、会阳（30）；气虚下陷加百会（22）、神阙（36）、关元俞（30）、膈关（29）；肛门肿痛配秩边（31）、攒竹（17）、飞扬（53）；便后出血加血海（51）、气海俞（30）；便秘加大肠俞（30）、上巨虚（52）。

【脱肛】

概述：又名直肠脱垂，是肛管、直肠下端甚至乙状结肠脱出肛门之外。轻者便后自行回缩，重者不能自行回缩，必须用外力托推方能复位。患者自觉肛门下坠感，排便时肛门有肿物脱出，脱出物呈淡红色，形如螺旋而有层次，按之质较韧且厚。

处方：

百会（22）　长强（29）　大肠俞（30）　承山（53）

配穴：

虚证加气海（36）、关元（37）、足三里（52）、脾俞（27）；实证加曲池（43）、阴陵泉（52）。

【疝】

概述：泛指睾丸、阴囊、少腹痛胀而言。本病以腹痛牵睾，形寒肢冷，痛甚欲厥为寒疝；睾丸肿大，硬痛积液，阴囊红肿热痛为湿热疝；小肠脱入阴囊为孤疝（类似腹股沟疝）。

处方：

寒疝：期门（34）　大敦（57）　气海（36）。厥逆加灸神阙（36）、足三里（52）。

热疝：大敦（57）　照海（55）　阴陵泉（52）。少腹痛胀加大巨（37）、关元（37）；恶寒身热加合谷（46）、外关（45）。

孤疝：归来（37）　关元（37）　三角灸（36）　大敦（57）。

第七节　泌尿、生殖系统病证

【尿潴留】

概述：尿潴留中医称"癃闭"，或"小便不通"。癃，指尿液潴留膀胱，小腹充盈隆起；闭，指尿液潴留膀胱，难以尿出。但尿潴留与肾实质病变引起的少尿或无尿是截然不同的。

本证有虚、实两大类型。

一、虚证：为肾气不足所致，表现为排尿乏力，甚者点滴不通，面色不华，腰膝酸软，舌淡苔薄，脉沉细无力。

二、实证：为湿毒上犯或外伤手术所致。表现为心烦，小便短少，少腹胀痛，烦躁口渴，舌红，苔黄腻。

处方：

虚证：阴谷（52）　肾俞（30）　三焦俞（30）　脾俞（27）　气海（36）　委阳（51）。肛门坠胀加次髎（30）；心烦加内关（44）。

实证：三阴交（54）　阴陵泉（51）　膀胱俞（30）　中极（37）。湿毒上犯喘息加尺泽（43）、少商（47）；心烦加内关（44）；神昏加人中（21）、中冲（47）。

【水肿】

概述：水肿中医又名"水气"，指人体水液潴留，泛溢肌肤，引起头面、四肢、腹部甚至全身水肿。临床上水肿见于多种疾病，如心源性水肿、肾性水肿、营养不良性水肿等。

中医辨治分为"阳水""阴水"两大类。

一、阳水：发病较急，多从头面部先肿，肿势以腰部以上为甚，按之恢复较快，皮肤光泽。

二、阴水：发病较缓，足跗先肿，渐及周身，肿势以腰部以下为剧，按之恢复较慢，皮肤晦暗。

处方：

阳水：肺俞（27）　三焦俞（30）　偏历（44）　阴陵泉（52）　合谷（46）　外关（45）。咽痛加少商（47）；面肿加水沟（21）。

阴水：脾俞（27）　肾俞（30）　水分（35）　气海（36）　太溪（55）　足三里（52）。脘痞加中脘（35）；便溏加天枢（36）。

【尿路感染】

概述：尿路感染是致病菌侵入泌尿器官生长繁殖，引起下尿道、膀胱、输尿管、肾盂和肾实质感染所致的疾病。致病菌入侵的途径，主要为上行性感染及血源性感染或淋巴管感染。临床上以膀胱炎、肾盂肾炎及尿道炎为多见，其次为前列腺炎、肾多发性脓肿、肾积脓、肾周围炎。致病菌以大肠杆菌最多，女性发病率较高。

不同部位的尿路感染临床表现各有不同；肾盂肾炎等上尿路感染，主要表现为发热、腰痛及腰部叩痛，或有尿频、尿痛、脓尿、血尿；膀胱炎主要表现为尿频、尿急、尿痛、脓尿、血尿和耻骨上区、会阴部疼痛及膀胱区压痛；下尿道炎的主要表现为尿痛、尿频、尿急、尿道口红肿，分泌物较多。尿常规检查及 B 超可协助诊断。

处方：

肾俞（30）　膀胱俞（30）　中极（37）　关元（37）　三阴交（54）　阴陵泉（52）。

配穴：

热甚加合谷（46）、曲池（43）；血尿加血海（51）、地机（54）；排尿无力、淋沥不尽配关元（37）、气海（37）；小便混浊加太溪（55）、足三里（52）。

【泌尿系结石】

概述：泌尿系结石是泌尿系统的常见病，依结石所在部位可分为，肾结石、输尿管结石、膀胱结石和尿道结石。结石形成可能与遗传、代谢异常、饮食习惯、饮水矿物质含量超标、药物，或个体因素，以及感染、梗阻、异物、畸形等因素有关。

临床主要症状是疼痛和血尿。典型的输尿管结石，引起患侧肾绞痛和镜下血尿，其疼痛骤然发生，从腰部开始，沿输尿管向下放射至大腿内侧、睾丸或阴唇。常伴恶心、呕吐，可伴尿频、尿急和尿痛的症状。膀胱结石的主要症状是排尿困难、血尿和排尿疼痛。B 超、X 片可确定尿路结石的大小、位置和肾积水程度。

处方：

肾俞（30）　膀胱俞（30）　京门（34）　中极（37）

配穴：

湿热下注加阴陵泉（52）、三阴交（54）、委阳（51）、太冲（57）；气滞血瘀加气海（36）、血海（51）、足三里（52）。

肾气虚加肾俞（30）、脾俞（27）、关元（37）；结石在肾输尿管上段，加气海（36）、天枢（36）、三焦俞（30）；结石在输尿管下段及膀胱俞，加中枢（27）、水道（37）。

【慢性肾小球肾炎】

概述：慢性肾小球肾炎，是一种慢性的、进行性的肾脏疾病，是任何原发或继发性肾小球肾炎进入肾衰前的进展阶段。临床主要症状是水肿、高血压、蛋白尿、管型尿及镜下血尿等，有时可伴肾病综合征或重度高血压，或急性肾炎的表现，病情时轻时重，逐渐出现肾功能衰退。

若蛋白尿、血尿等持续 1 年以上，可考虑慢性肾炎的可能；若见有严重贫血、血浆蛋白减少、肾功能减退和眼底改变有助于慢性肾炎的诊断。而对本病的确诊要靠肾组织的活检。

处方：

肺俞（27）　志室（31）　膻中（33）　鸠尾（35）　中脘（35）　气海（36）
足三里（52）　三阴交（54）

配穴：

肾阳虚加大椎（23）、命门（29）、关元（37）；肾阴虚加京门（34）、膈俞（27）；面浮肿加人中（21）、阴陵泉（52）、三焦俞（30）；血压偏高加太冲（57）、足三里（52）；失眠加风池（23）、涌泉（57）；肾功能不全加胸椎 5～7 夹脊（28）；水肿重者加水道（37）、复溜（54）。

【慢性前列腺炎】

概述：是男性成年人常见的泌尿系统疾病，其主要表现是会阴部坠胀疼痛，小便不利，尿道口流出白色黏液（常在小便终末时滴出），有时晨起发现尿道口外为分泌物所黏合。患者可有头晕、遗精、阳痿、性欲减退等，伴精囊炎者，可见血精。一般分为慢性细菌性前列腺炎和非细菌性前列腺炎两种。前者系病原体侵入前列腺引起，主要病原菌为葡萄球菌、链球菌和大肠杆菌等，可由尿道炎、精囊炎或附睾炎直接蔓延而来；后者原因不明可能与前列腺连续不断的充血有关。发病年龄集中在 20～50 之间。尿液、前列腺液检查可确诊。

处方：

气海（36）　关元（37）　太溪（55）　中极（37）　阴陵泉（52）　三阴交（54）　会阴（37）

配穴：

湿热下注加天枢（36）、阳陵泉（51）；脾虚气陷加脾俞（27）、胃俞（27）、气海（36）、关元（37）、中脘（35）。

下元虚衰加肾俞（30）、关元（37）、太溪（55）、涌泉（57）；气血瘀滞加血海（51）、行间（57）、太冲（57）。

【前列腺肥大】

概述：前列腺肥大，亦称前列腺良性肥大或前列腺增生。主要特征是尿潴留和排尿困难。患者多为 50～70 岁老年男性。其病因目前尚不清楚，但本病发病年龄是睾丸功能低下的老年期，因此前列腺肥大一般从 40～50 岁开始，到 55～60 岁出现症状。最初为排尿费力，速度缓慢、尿线变细、尿后不净感及夜尿，这是因为肥大的前列腺刺激膀胱颈和膀胱三角区所致。病情继续发展，则不能排空膀胱，膀胱残余尿增加，引起充盈性尿失禁或急性尿潴留。晚期可出现尿多、尿比重降低、贫血、恶心、血压升高等肾功能损害的表现。

诊断：直肠指检是诊断前列腺肥大简单而有效的方法。B 超对前列腺诊断，不仅可以测量出前列腺前、后、左、右、上、下各径的数据，对鉴别诊断，排除前列腺肿瘤等都很有价值。

处方：

气海（36） 中极（37） 水道（37） 会阴（37） 三阴交（54） 列缺（43）

配穴：

中气不足加足三里（52）；肝郁气滞加太冲（57）；湿热下注加阴陵泉（52）；肾阳亏虚加肾俞（30）、关元（37）

【睾丸炎】

概述：睾丸炎指多种致病因素引起的睾丸炎性病变，如急性化脓性睾丸炎、外伤性睾丸炎和腮腺炎性睾丸炎，梅毒性睾丸炎，结核性睾丸炎等。睾丸本身直接发生感染者少见，多继发于附睾的感染，因此，常称附睾睾丸炎。

睾丸炎的主要症状是，阴囊肿坠痛，红肿，睾丸肿大、疼痛、压痛，重者形成脓肿，可伴发热，白细胞增高等全身症状。亦可因失治或误治，转成慢性睾丸炎，进而导致继发性男性不育。

因睾丸被附睾包陷其中，临床上很难区分是睾丸肿大还是附睾肿大，一般说来，附睾肿大质地可能较软，局部有液动感，疼痛的特点是放射性痛较重。

本病注意与其他睾丸疾病鉴别，如睾丸扭转、睾丸鞘膜积液、睾丸肿瘤等。

处方：

关元（37） 归来（37） 三阴交（54） 太冲（57） 大敦（57） 行间（57）。

配穴：

发热加合谷（46）、太冲（57）；睾丸痛甚加蠡沟（54）、中极（37）、中封（55）。

【遗精】

概述：遗精有梦遗、滑遗之分。因梦而泄称遗精，无梦而泄称滑精。青壮年偶有遗精，过后无其他症状者，属"精满自溢"的生理现象。若遗精频频，伴头痛、头晕、失眠、乏力、腰酸等则属病态。神经衰弱、精囊炎及睾丸炎等可引起遗精。

中医辨证：有梦遗、滑精之分。

一、梦遗：为阴虚火旺，心有所感则君火动于上，夜有所梦则相火动于下。治当清心降火，滋阴涩精。

二、滑精：为肾虚不固，常伴头晕、耳鸣、腰酸腿软。治当补益肾气，固涩精关。

处方：

梦遗：心俞（27） 肾俞（30） 关元（37） 中封（55）。失眠加神门（45）、厉兑（57）；头昏加百会（22）。

滑精：气海（36） 三阴交（54） 志室（31） 肾俞（30）。自汗加阴郄（43）、足三里（52）；少气加肺俞（27）。

【阳痿】

概述：又称阴痿，是指男子性功能衰退出现阴茎不能勃起或勃起不坚，不能正常进行房事。中医辨证对阳痿有虚实之分，以虚证为多。

一、虚证：阴茎勃起困难，时时滑精，头晕耳鸣，腰酸膝软，畏寒肢冷，舌淡白，脉细弱。

二、实证：阴茎虽能勃起，但时间短暂，每多早泄，阴囊潮湿，下肢酸重，苔黄腻，脉濡数。治当温补肾阳，兼清利湿热。

处方：

肾俞（30） 关元（37） 阴陵泉（51） 曲骨（37） 八髎（30） 百会（22）

配方：

命门火衰加命门（29）、蠡沟（54）；心脾受损加神门（45）、足三里（52）。

【男性功能障碍】

概述：男性功能障碍包括许多病证，常见的有阳痿、阳强、阳缩、遗精、早泄、不射精及性欲低下、逆射精等。

阳痿：指阴茎不能正常勃起，或勃起不坚，或时间短暂，不能维持正常性交。

阳强：是指不伴有性欲和性刺激情况下，阴茎呈强直性疼痛性勃起，时间可达几小时或几周。

阳缩：表现为突然阴茎或阴囊睾丸内缩，伴少腹拘急、疼痛剧烈、甚至四肢厥冷等。

遗精：指不性交而自遗，每月超过 4 次以上。

早泄：指行房时过早泄精不能进行正常性交。

不射精及性欲低下：指性交时未能排出精液即进入消退期等。

逆射精：是精液逆流入膀胱，而无精液从尿道口排出。

这些病证，病因有许多共同之处，病机上相互关联，故合为讨论。不同病证，根据各自的临床特征，即可做出诊断。但是必须通过病史、体检及实验诊断等明确是原发还是继发，属器质性的还是神经精神性的疾病。

处方：

关元（37） 肾俞（30） 三阴交（54） 足三里（52）

配穴：

阳痿加命门（29）、气海（36）、中极（37）、八髎（30）、脾俞（27）、阳痿穴（29）；阳强泻行间（57）、蠡沟（54）、补照海（55）、三阴交（54）；阳缩泻大敦（57），补气海（36）、神阙（36）、关元（37）；梦遗加心俞（27）、中封（55）、太溪（55）；滑精加气海（36）；不射精加曲骨（37）、中极（37）、会阴（37）、次髎（30）、太冲（57）、会阳（30）；性冷淡加血海（51）、命门（29）。

【男性不育症】

概述：指婚后同居三年以上未采取避孕措施，而女方生殖功能正常又未能怀孕者，或有孕育而两年以上未再孕者，称不育。男性不育症是精子的产生、成熟、运输或射精能力缺陷等因素引起女方不能生育性疾病的总称。临床上男性不育有绝对不育、相对不育、原发性不育与继发性不育四大类型，其中绝对不育多属无精子症，属先天发育障碍，无治疗价值。

临床上男性不育患者，可无明显的症状，部分患者可能有睾丸结核、附睾炎、精囊炎、前列腺炎、鞘膜积液、隐睾症和精索静脉曲张等生殖系统疾病史，绝大多数患者是由于精液异常而不育，表现为精子活力及存活率低，畸形精子此例较高。

实验室精液检查、精液生化检查等可确定诊断。本病应与不射精症和逆行射精症相鉴别，前者可查睡眠中排出的精液，逆行射精可查性交后小便中有无精子。

处方：

一、太溪（55） 三阴交（54） 足三里（52） 气海（36） 肾俞（30）

二、复溜（54） 公孙（56） 列缺（43） 关元（37） 命门（29）

配穴：

精少加大赫（37）、曲骨（37）、中极（37）；精液不化者加中极（37）、关元

（37）、肾俞（30）；死精多加气海（36）、关元（37）、足三里（52）；精子活力低下加关元（37）、气海（36）、肾俞（30）、命门（29）、中极（37）；肾阴不足加太溪（55）、照海（55）、神门（45）；湿热内盛加次髎（30）、会阴（37）、阴陵泉（52）、丰隆（53）。

第八节　骨、关节、软组织病证

【痹证】

概述：痹，有闭阻不通之意，凡外邪侵入肢体的经络、肌肉、关节，导致气血运行不畅，发生疼痛、肿大、麻木、屈伸不利等症状的总称。本证可包括风湿性关节炎、类风湿性关节炎、退行性关节炎、肌肉纤维组织炎及坐骨神经痛等骨关节病。

痹证可分为行痹、痛痹、着痹、热痹四种类型。

一、行痹：风邪偏胜，证见关节走窜疼痛，屈伸不利，有时兼寒热，苔薄白或淡黄，脉浮弦。

二、痛痹：寒邪偏甚，关节疼痛剧烈，痛处有冷感，得热痛减，遇寒加重，常喜按揉击拍以求缓解疼痛，苔薄白，脉浮紧。

三、着痹：湿邪偏甚，证见肢体关节酸痛沉重，肌肤微肿不红，痛有定处，阴雨天气易于发作，苔白腻，脉濡。

四、热痹：热邪偏甚，风湿化热，证见关节疼痛，红肿发热，触痛、苔黄而厚腻、脉濡数。

处方：

用相应病变近部，加循经取穴为主，辅以阿是穴。

下颌关节：下关（18）　颊车（18）　合谷（46）

颈部：相应夹脊　大椎（23）　天柱（24）　阿是穴

肩部：肩髃（41）　肩髎（41）　臑俞（42）

肘部：曲池（43）　尺泽（43）　合谷（46）　天井（43）　小海（43）

腕部：阳池（46）　阳溪（45）　阳骨（45）　腕骨（46）　外关（45）

掌指部：八邪（47）　后溪（47）　合谷（46）

脊柱：相应夹脊水沟（21）　身柱（27）　神道（27）　筋缩（27）　命门

（29）　腰阳关（29）

骶髋部：环跳（50）　秩边（31）　居髎（50）　小肠俞（30）　膀胱俞（30）悬钟（53）

股部：秩边（31）　承扶（50）　阴陵泉（51）

膝部：梁丘（50）　犊鼻（51）　阳陵泉（51）　膝阳关（51）

踝部：申脉（55）　照海（55）　昆仑（55）　丘墟（55）　解溪（54）

配穴：

风痹加风门（27）、膈俞（27）、肝俞（27）；痛痹加肾俞（30）、关元（37）；着痹加脾俞（27）、足三里（52）、阴陵泉（52）。热痹加大椎（23）、曲池（43）。

【痿证】

概述：痿证指肢体筋脉弛缓，萎弱无力，伴麻木、肌肉萎缩，甚至成瘫痪之类的病证，因多见于下肢，故又称"痿躄"。本证可见于多发性神经炎、小儿麻痹后遗症、急性脊髓炎、重肌无力、癔症性瘫痪及周期性瘫痪等。

处方：

上肢：肩髃（41）　曲池（43）　合谷（46）　阳溪（45）　外关（45）

下肢：髀关（50）　伏兔（50）　梁丘（50）　足三里（52）　解溪（54）

配穴：

发热加大椎（23），曲池（43）；咳嗽加肺俞（27）、尺泽（43）；多汗加太溪（55）、阴郄（43）；湿热加阴陵泉（51）、脾俞（27）；肝肾阴虚加肝俞（27）、肾俞（30）、悬钟（53）、阳陵泉（51）。

【扭伤】

概述：扭伤指四肢关节或躯体的软组织损伤，如肌肉、肌腱、韧带、血管等，而无骨折、脱臼、皮肉破损的病证。临床主要表现为受伤部肿胀疼痛、关节活动障碍等。多由剧烈运动、负重不当、跌仆、牵拉及过度扭转等原因。

治疗　以受伤局部为主。可配合循经远端取穴，对应取穴、同经相应取穴及左右交叉取穴等方法，以迅速缓解局部的疼痛与肿胀。

处方：

颈：风池（23）　天柱（24）　大杼（27）　后溪（47）

肩：肩髃（41）　肩髎（41）　肩贞（41）

肘：曲池（43）　小海（43）　天井（43）

腕：阳池（46）　阳溪（45）　阳谷（35）

腰：肾俞（30） 腰阳关（30） 委中（51）

髀：环跳（50） 秩边（31） 承扶（51）

膝：膝眼（52） 梁丘（50） 膝阳关（51）

踝：解溪（54） 昆仑（55） 丘墟（55）

【风湿性关节炎】

概述：风湿性关节炎是风湿病的急性或慢性发作的形式之一，临床以出现游走性的多关节红、肿、热、痛为特征，常累及膝、踝、肩、腕、肘、髋等大关节。一般认为风湿病是与链球菌感染有关的变态反应性疾病。病理改变为关节滑膜及周围组织的水肿，关节囊液纤维蛋白的粒细胞的渗出。半数以上患者先有咽炎或扁桃体炎等上呼吸道感染史，并可有发热、心肌炎、皮下小结、环形红斑及舞蹈病等。实验室检查，其中抗链球菌溶血素"O"等的测定，对本病诊断的意义较大。

处方：

肩关节：肩髃（41） 肩髎（41） 肩内陵（42） 肩贞（41） 中渚（47）

肘关节：曲池（43） 天井（43） 小海（43） 合谷（46） 手三里（44）

腕关节：阳溪（45） 阳池（46） 阳谷（46） 腕骨（46） 大陵（45） 外关（45） 手三里（44）

膝关节：内外膝眼（52） 梁丘（50） 血海（51） 鹤顶（52） 足三里（52） 阳陵泉（51）

踝关节：解溪（54） 丘墟（55） 太溪（55） 昆仑（55） 阳交（53） 交信（54）

配方：

行痹加风门（27）、膈俞（27）；热痹加大椎（23）、曲池（43）、合谷（46）；寒湿痹加关元（37）、脾俞（27）、中脘（35）。

【类风湿关节炎】

概述：是以慢性对称性关节炎表现为主的一种自身免疫性疾病，目前病因尚不清楚，可能与细菌、病毒、遗传、性激素等因素导致血管外免疫复合物形成有关。出现关节症状前，可有几周到几个月的前驱症状，如乏力、低热、手足麻木、刺痛等。以后发展成游走性的，对称性的多关节炎。受累关节以指、趾关节和腰椎关节多见。关节呈对称性的梭形肿胀、疼痛。病程可迁延多年，在进程中可多次缓解和复发交替。血中类风湿因子的存在及典型的 X 表现有助本病的诊断。

处方：

大椎（23）　身柱（27）　神道（27）　至阳（27）　筋缩（27）　脾俞（27）肾俞（30）　委中（51）　足三里（52）　太溪（55）

配方：

上肢受累加天宗（41）；下肢受累加秩边（31）；脊柱关节受累加夹脊（28）；骶髋关节加小肠俞（30）、膀胱俞（30）；根据病变所犯关节不同，随证加减。

【强直性脊椎炎】

概述： 强直性脊椎炎是以脊柱、骶髂关节病变为主的慢性全身性炎症性疾病，至今病因不明。主要病理变化是纤维软骨关节的纤维化和骨性强直。20世纪70年代开始更名为强直性脊椎炎，因为该类患者血中缺乏类风湿因子，而 HLA－27 明显增高，是一个与类风湿性关节炎完全不同一种疾病。该病多发病于青年期，起病隐匿，发展缓慢，可有低热、乏力、贫血等全身症状。临床以下腰痛和脊柱僵硬最为常见。轻者表现为晨僵，重者患者常常诉说由于僵硬和疼痛，起床十分困难，只能向侧方翻身，滚下床沿才能起立。病变继续发展，骶髂脊柱强硬，部分患者出现胸痛，胸廓扩展受限，髋关节强直等。

本病因起病隐匿，发展缓慢，往往诊断延迟。凡下腰痛，腰椎等活动受限3个月以上休息不能缓解要注意本病的可能。MRI 检查，血中 HLA－B27 抗原阳性有助诊断

处方：

轮取相应夹脊（28）　大椎（23）　身柱（27）　神道（27）　至阳（27）　筋缩（27）　脊中（27）　悬枢（29）　腰阳关（29）　八髎穴（30））　腰俞（29）会阳（30）　小肠俞（30）　膀胱俞（30）　白环俞（30）　居髎（50）　环跳（50）　秩边（31）　胞肓（31）

【痛风】

概述： 痛风是嘌呤代谢紊乱所致的疾病，多见于中年男性。其临床特点是高尿酸症，及由此引起的痛风性关节炎，痛风石沉积，关节畸形，尿酸性肾结石等。本病可分原发性和继发性两大类。

原发性患者常伴有肥胖、高血脂、高血压、冠心病、动脉硬化、糖尿病等。继发性者可有肾脏病、血液病及药物引起等。

原发性痛风的首发部位常为拇趾及趾跖关节，于夜间突然剧烈疼痛，数小时后发展至高峰，关节及周围组织出现红肿热痛，数天或数周后可自行缓解，关节活动可完全恢复，仅留下皮肤色泽的改变。反复发作，可影响多个关节，关节发

生僵硬、畸形及活动受限。可在病变关节或耳垂部皮下触及痛风石。血尿酸检测、肿胀关节的滑囊液镜检及 X 片可助诊断。

处方：

取穴主要在受累关节的局部。

跖趾关节：阿是　八风（57）　内庭（56）　太冲（57）

踝关节：阿是　昆仑（55）　丘墟（55）　太溪（55）　解溪（54）

掌指关节：阿是　四缝（48）　八邪（47）　三间（46）

腕关节：阿是　阳池（46）　阳溪（45）　阳谷（46）

膝关节：内、外膝眼（52）　阳陵泉（51）　梁丘（50）　委中（51）　膝阳关（51）　足三里（52）

配穴：

风热湿盛加大椎（23）、曲池（43）、身柱（27）；痰瘀加膈俞（27）、血海（51）、脾俞（27）、内关（44）、膀胱俞（30）。

【腰痛】

概述： 腰痛又称"腰脊痛"，指患者背以下，臀以上部位疼痛的病证，见于腰部软组织损伤、肌肉风湿及脊柱病变等。

中医辨证有寒湿、劳损、肾虚三类。

一、寒湿腰痛：腰部重痛酸麻，不可俯仰，时轻时重，遇寒冷则发，苔白腻，脉沉。

二、劳损腰痛：多有受伤史，劳累时加重，痛处固定，转侧俯仰不利，脉舌多无变化。

三、肾虚腰痛：起病缓慢，隐隐作痛。肾阳虚者神倦、肢冷、舌淡、脉细；肾阴虚者，虚烦、咽干、舌红、脉数。

处方：

肾俞（30）　委中（51）　阿是穴

配穴：

寒湿腰痛加腰阳关（29）、阳陵泉（51）、三阴交（54）；湿热加大椎（23）、阴陵泉（52）；肾阳虚加志室（31）、命门（29）；肾阴虚加太溪（55）；气滞血瘀加膈俞（27）、血海（51）。骶腰痛取次髎（30）；急性腰扭伤加后溪（47）、人中（21）。

【肥大性脊柱炎】

概述： 肥大性脊柱炎又称腰椎骨质增生、腰椎退行性脊柱炎、腰椎老年性脊柱炎等。其特征是关节软骨的退行性病变，并在边缘有骨赘形成。本病多见于中老年人，是一种生理保护性改变。患者可长期没有临床症状，往往由扭伤、劳累，或偶然无意识的腰部不协调动作致急性腰痛时，经 X 线检查而确诊。

处方：夹脊（28）　肾俞（30）　关元俞（30）　命门（29）　大椎（23）　身柱（27）　委中（51）

【腰椎间盘突出症】

概述：腰椎间盘突出症的全称是腰椎间盘纤维环破裂髓核突出症。它是腰椎间盘发生退行性变后，在外力作用下，纤维环破裂，髓核突出刺激或压迫神经根、血管或脊髓等组织所引起的腰痛，并放射至大腿后、小腿外侧、足背、足底外侧的一种病证。多数病例在脱出的椎间隙旁有明显的压痛。咳嗽、喷嚏、用力排便时可使神经根更加紧张而加重症状，步行、弯腰、伸膝起坐等牵拉神经根的动作也可使疼痛加剧。其发病部位以腰 4~5 为多，腰 5 骶 1 次之，腰 3~4 较少见。临床上根据症状表现特点分为四型：（1）单纯腰痛型；（2）单纯坐骨神经痛型；（3）腰痛与坐骨神经痛并存型；（4）以马尾症状为主要表现的中央型。MRI 检查可直观的反应腰椎间盘突出的情况和神经根受压的情况而明确诊断。

处方：

肾俞（30）　大肠俞（30）　秩边（31）　环跳（50）　承扶（50）　殷门（50）　委中（51）　阳陵泉（51）

配穴：

腰痛明显者加压痛点 、气海俞（30）、上髎（30）、次髎（30）；股前疼痛明显者加风市（50）、犊鼻（51）；小腿部疼痛明显者加飞扬（53）、承山（53）、昆仑（55）。

【梨状肌综合征】

概述：梨状肌起自骶骨前缘，止于股骨大转子，是髋关节的外旋肌，坐骨神经从梨状肌下缘出骨盆，在臀大肌的下面降至大腿后面，并在该处分为胫神经和腓总神经，传导小腿、足部的感觉和支配其运动。当梨状肌损伤时，引起臀部痛，伴坐骨神经痛。

诊断：

一、梨状肌综合征患者大部分都有外伤史，如髋部、大腿的过度运动等，而出现臀部痛伴坐骨神经痛。腿痛多表现在小腿外侧腓总神经分布区。

二、腰部无明显体征，可排除腰椎病变引起的坐骨神经痛。若俯卧时在臀中部的梨状肌部位摸到横条索状较硬或隆起的梨状肌，局部压痛明显，可初步确定为梨状肌综合征。

三、临床检查的方法有二：一、直腿抬高试验，当下肢抬高 60°角之内，疼痛明显，抬高受限，但继续被动抬高，一旦超过 60°时，疼痛反而减轻；二、下肢外旋试验，即梨状肌紧张试验，当下肢外展外旋时，梨状肌呈收缩状态，出现坐骨神经痛症状，内收时缓解，为阳性。反之，若内收内旋时出现臀部疼痛并向下肢、小腿放射，外展时反而减轻，则是坐骨神经盆腔出口综合征。

处方：

环跳（50）　秩边（31）　承扶（50）　委中（51）　阳陵泉（51）　承山（53）　悬钟（53）　昆仑（55）

【急性腰扭伤】

概述：急性腰扭伤俗称"闪腰""岔气"。是指腰部的肌肉、筋膜、韧带、椎间小关节及腰骶关节的急性损伤，多为突然受间接外力所致。本病主要包括急性腰肌筋膜扭伤、急性腰部韧带扭伤和急性腰椎后关节滑膜嵌顿等病证。

一、急性腰肌扭伤：患者表现为，受伤时，突然腰部剧烈疼痛，不能伸直，稍有活动则疼痛加重，甚至咳嗽、喷嚏亦产生剧烈腰痛。查体，腰部平直板硬，拒按，在腰 3、4 横突、腰骶关节下方、髂后上棘等处有明显压痛点。

二、急性韧带扭伤：棘上韧带、棘间韧带损伤患者，都有负重前屈或扭转的外伤史。检查时，腰肌紧张、棘突或棘间有压痛，腰前屈活动受限且加重疼痛。仰卧屈髋试验阳性，部分患者有反射性腿痛伴屈伸和旋转脊柱时疼痛加重。

三、急性关节扭伤：常见有腰骶关节扭伤、骶髂关节扭伤，表现为立即发生的难以忍受的剧烈疼痛，不敢活动，特别惧怕他人的任何搬动。腰肌处于完全的紧张状态和僵板，待关节滑膜嵌顿解除后，剧痛亦自行缓解。一般无神经根刺激症状。X 线检查可帮助诊断。

处方：

水沟（21）　后溪（47）　委中（51）　肾俞（30）　腰阳关（29）　大肠俞（30）

配穴：

腰痛连肋胁转侧困难，加足临泣（56）、绝骨（41）；腰痛前俯背如横木相顶、不能后仰，加攒竹（17）、通天（22）；腰痛前俯引痛，步行不便加腹哀（35）、阴陵泉（52）。

【慢性腰肌劳损】

概述：慢性腰肌劳损指腰部的肌肉、筋膜、韧带等组织，因慢性损伤引起的慢性腰腿痛，有人称之为功能性腰痛。与长期下蹲弯腰工作，腰背过度负重、过度疲劳有关，是腰痛中最常见的一种。临床特点是，中度腰痛，时作时止，劳累后加重，休息或叩击腰部可缓解疼痛，患者常常喜欢双手捶腰以减轻腰痛，腰部可有压痛点。X 片检查可提示诊断。

处方：

肾俞（30） 大肠俞（30） 腰阳关（29） 上髎（30） 委中（51） 阳陵泉（51） 昆仑（55）

配穴：

腰臀筋膜劳损加，环跳（50）、居髎（50）、压痛点；棘间韧带劳损，加相应夹脊。

【落枕】

概述：落枕又称"失枕""失颈"，即颈部伤筋。是患者颈项强痛、活动障碍的一种病证。本症多由睡眠姿势不当，枕头高低不适，致颈部肌肉长时间过分牵拉而发生痉挛所致，也可见于颈椎小关节滑膜嵌顿、半脱位或肌肉筋膜的炎症。主要表现为睡眠醒后颈部疼痛，头常歪向一侧，颈项活动不利。疼痛常累及一侧颈部，可向肩背放射，颈部肌肉有压痛，斜方肌、大小菱肌等处亦有压痛。

处方：

落枕（48） 大椎（23） 天柱（24） 风池（23） 肩外俞（41） 悬钟（53） 承山（53） 后溪（47）

配方：

不能前俯后仰，加昆仑（55）、列缺（43）；不能左右顾盼，加支正（44）。

【颈椎病】

概述：颈椎病是颈椎间盘退变，颈椎骨质增生，颈部韧带及关节囊的退变、肥厚等病变，刺激或压迫颈神经、神经根、脊髓、血管、交感神经和周围软组织所而引起的综合征。患者多在 40 岁以上，起病缓慢，反复发作，颈肩背痛为其临床特点。具体又分为 5 型。

一、神经根型：颈背疼痛，可为持续性隐痛，也可为阵发性剧痛。而不同椎体的病变可引起其相应部位的症状，如 3~4 颈椎以上反应部位为颈部、后枕部；

4～5 颈椎反应部位为颈肩－上臂外侧；5～6 颈椎反应部位为上肢外侧，前臂桡侧－拇指、食指；6～7 颈椎反应部位同前，但可放射到食指、中指；7～8 颈椎反应的部位在上臂内侧，前臂尺侧到 4、5 指。

二、脊髓型：颈肩疼痛伴四肢症状，呈进行性加重，可出现上肢的运动障碍或运动感觉障碍。部分患者可出现脊髓切断损伤表现，或出现头痛、头晕，甚至大小便失禁等。

三、椎动脉型：表现为头晕、恶心、呕吐、四肢麻木等，但无意识障碍，症状出现与头部的转动有关。即颈性头痛，颈性眩晕。若在锁骨下动脉或椎动脉处闻及血管杂音或两上臂血压差别明显，对本病有诊断价值。

四、交感神经型：多数患者有颈、肩神经根刺激症状，同时可见头痛、偏头痛、枕部痛、视物模糊、眼窝胀痛等。或一侧面部或头颈、手足多汗、麻木、疼痛等。或鼻塞、低血压、胃肠蠕动增加等交感神经抑制症状。

五、软组织型：表现为反复发作的颈项背疼痛，不能俯仰旋转，颈椎棘突及其两侧可有压痛。

颈椎 X 片、CT、MR、椎动脉造影可确诊。

处方：

相应夹脊　阿是穴　风池（23）　天柱（24）　大椎（23）　列缺（43）　曲池（43）　合谷（46）

配方：

神经根型加肩中俞（41）、天宗（41）、曲泽（43）、少海（43）、悬钟（53）；脊髓型加天柱（24）、肩髃（41）、膈俞（27）、阳池（46）、秩边（30）、风市（50）、丘墟（55）；椎动脉型加天柱（24）、印堂（18）、太阳（18）、合谷（46）；交感神经型加风府（23）、百会（22）、太冲（57）、通里（43）、血海（51）、心俞（27）。

【肩关节周围炎】

概述： 肩关节周围炎简称"肩周炎"、又称"冻结肩""漏肩风"等。是肩部周围的冈上肌、冈下肌、大小圆肌、三角肌、肩胛下肌等软组织损伤性疾病。其病理为肩部肌腱、肌肉、关节囊、韧带充血水肿，炎症细胞浸润，组织液渗出形成瘢痕，关节滑膜及软骨间粘连等。以长期肩痛，肩关节活动障碍为特征。

因创伤或疾病造成的肩关节长期不动、慢性劳损、感受风寒湿邪等均可引发肩周炎。本病病程较长，一般数月至两年左右可自行中止发展。

临床将本病分为三期：一、急性期，主要表现为疼痛，伴轻微的活动受限。

二、粘连期，主要表现为关节的活动严重受限。三、缓解期，是本症的恢复期及治愈过程。

本病呈慢性发病，隐袭进行，患者常因上举外展动作引起疼痛始被注意。疼痛可放射至前臂、或手、或颈、或背部，亦可因运动而加重。肩关节活动受限，尤以外展、外旋、上举、后伸最为严重。局部压痛点可有肩峰下滑囊、肱二头肌长头腱、喙突、冈上肌附着点等处。此时用一手触摸肩胛下角，一手将患肩外展，若肩胛角随之向外上转动，说明肩关节已有粘连。X光检查多属阴性。

处方：

肩髃（41）　臑俞（41）　肩髎（41）　臂臑（42）　压痛点　肩井（41）　秉风（41）　天宗（41）　肩内陵（42）　巨骨（41）

配穴：

肩不能上举加后溪（47）、养老（46）；肩不能后伸加太渊（45）、经渠（43）、手三里（44）；肩不能平举加会宗（45）、支沟（45）、中渚（47）、阳池（46）。

【颞颌关节功能紊乱】

概述： 颞颌关节功能紊乱是一种常见的颞颌关节疾病，病因至今尚不清楚。其主要症状表现为，关节弹响，疼痛和和下颌运动受限，张口困难。呈慢性反复发作趋势。检查时可发现面部两侧不对称；张口时，下颌多偏向患侧；在面部，髁状突、咀嚼肌及颞肌附着处有压痛。X线可确定诊断

处方：

下关（18）　颊车（18）　耳门（19）　听宫（19）　听会（19）　翳风（20）合谷（46）

【肱骨外上髁炎】

概述： 肱骨外上髁炎又名肱桡滑囊炎、网球肘。是肱骨外上髁、桡骨头、肱桡关节滑囊处的无菌性炎症。多因前臂旋转用力不当，反复刺激引起前臂伸肌总腱的部分撕裂，扭伤，无菌性坏死所致。本病主要表现为肘关节外侧痛、无力、呈进行性加重，一般以右侧发病为多。前臂旋转、握拳动作时诱发疼痛，局部压痛明显，压痛点多位于肱骨外上髁、环状韧带或肱桡关节间隙处。X检查多为阴性。

处方：

阿是穴　曲池（43）　肘髎（42）　手三里（44）　合谷（46）。[注，阿是穴可用一针多穴的透刺法，或齐刺法]。

【腕管综合征】

概述：腕管综合征又名腕管狭窄症，是一种因屈指肌腱鞘发炎、肿胀、增厚、压迫腕管内的正中神经，而引起的手指麻木、刺痛和无力的一种病证。与腕管损伤、慢性劳损、肿物压迫有关。以拇、食、中指最为明显。可用以下三个试验帮助诊断：① 叩诊试验，即轻叩腕管正中神经，桡侧 3 个半手指出现触电样感觉为阳性；②屈腕试验，患者两肘搁在桌上，两前臂与桌面垂直，腕掌屈曲，此时正中神经被腕横韧带挤压，40s 后症状加重为阳性；③压脉带试验，用血压表，气囊充气到收缩压与舒张压之间，使患者手充血，1min 后症状加重为阳性。

处方：

大陵（45） 为主穴，可加八邪（47）、内关（44）、外关（45），腕三针［大陵穴及两肌腱内、外侧各 1 穴］。

【腱鞘炎】

概述：腱鞘炎是因肌腱过度劳累所致的无菌性炎症。临床表现为疼痛及局部压痛。最常见的有以下两种：

一、桡骨茎突狭窄性腱鞘炎，腕部活动时局部疼痛明显，握拳尺偏试验阳性。

二、屈指肌腱鞘炎，疼痛在掌指关节处，活动时疼痛加剧，患指呈屈曲状态，伸屈均有困难，勉强活动时可有弹响声。

处方：

阿是穴　阳溪（45）　列缺（43）　合谷（46）　透后溪（47）

配穴：

疼痛肿胀明显者加膈俞（27），头晕眼花加足三里（52）。

【腱鞘囊肿】

概述：腱鞘囊肿是发生在关节或腱鞘附近的囊性肿物，有时与腱鞘和关节腔相通。好发于腕关节背侧或掌侧，多为劳损和外伤所致。

处方：

囊肿局部，用 28 号粗针，以囊肿最高处为中心，刺破肿块，可一针多方向透刺，针后可见胶状物从针孔流出，出针后局部加以挤压，并加压包扎 3~5 天，囊肿未消或复发，可用同法再刺。

【踝关节扭伤】

概述：踝关节扭伤是指踝关节的韧带损伤。大多发生在不平道路上行走，或上下楼梯，或骑车时不慎跌倒，使踝关节过度地向内或向外翻转所致。临床上有内翻损伤和外翻损伤之分，以内翻损伤多见。

内翻损伤时容易损伤外侧的腓距前韧带、腓跟韧带；外翻损伤者，由于三角韧带比较坚强，单纯损伤较少，常引起胫腓骨下端韧带撕裂。伤后主要表现是，踝关节肿胀、疼痛、功能障碍；内翻损伤时，外踝前下方压痛明显；外翻损伤者，内踝前下方压痛明显。X光检查无骨折征象。

处方：

压痛点　丘墟（55）　商丘（55）　然谷（55）　三阴交（54）　阳陵泉（51）

【足跟痛】

概述：足跟痛是指足跟的一侧或两侧疼痛，行走不便，但不红不肿。可能为慢性劳损，运动创伤，畸形、寒湿伤络所致。临床诊治时应排除是否由跟骨刺所致。

处方：

然谷（55）　照海（55）　昆仑（55）　仆参（55）

配穴：

寒湿侵络加三阴交（54）、委中（51）；畏寒肢冷灸关元（37）、足三里（52）；小便不利加次髎（30）、水分（35）。肾虚亏损加肾俞（30）、太溪（55）；小便频数加关元（37）、百会（22）；精神不振加命门（29）、关元（37）；健忘加百会（22）、风池（23）、心俞（27）；耳聋耳鸣加百会（22）、风市（50）、中渚（47）；外伤劳损加阿是穴、然谷（55）。

第九节　传染病科病证

【流行性腮腺炎】

概述：流行性腮腺炎是由腮腺炎病毒借飞沫传染或密切接触传染引起的腮腺非化脓性炎症。主要临床表现为，以耳垂为中心的腮腺肿大，漫肿不红，边缘不清，伴疼痛、压痛，体温增高。部分患者可延及舌下腺、颌下腺等腺体组织，或可延及神经系统及肝、肾、心等器官而引起相应的症状。不典型的病例可仅见舌下腺肿、颌下肿或单纯的睾丸炎、脑膜炎而无腮腺肿大。本病好发于儿童，病程

1～2周，病后可获得终身免疫。

根据临床表现，结合流行病学及有关实验室检查，即可做出诊断。

处方：

大椎（23） 曲池（43） 合谷（46） 中渚（47） 足临泣（56） 颊车（18） 翳风（20）

配穴：

咽喉肿痛加少商（47）、扶突（25）；头痛加风池（23）、头维（19）；睾丸疼痛加大敦（57）、足临泣（56）、曲泉（52）、归来（37）；神昏抽搐加劳宫（46）、百会（22）、人中（21）、十宣（37）。

【病毒性肝炎】

概述：是由多种肝炎病毒感染引起的传染病，具有传染性强、传播途径复杂、流行面广和发病率高等特点。临床表现有乏力、食欲减退、恶心、呕吐、肝肿大及肝功能障碍，部分患者有黄疸和发热等。病毒性肝炎因感染病毒不同分甲、乙、丙、丁、戊等五种。急性肝炎大多在6个月内恢复，乙型、丙型、丁型肝炎易变为慢性，少数可发展为肝硬化，极少数呈重症。慢性乙型肝炎与原发性肝癌有密切关系。各型病毒性肝炎的确诊主要靠抗原、抗体测定。即 HAV、HBV、HCV、HDV、HEV 等的定性。

处方：

肝俞（27） 脾俞（27） 章门（38） 期门（34） 至阳（27） 膻中（33）

配穴：

发热加大椎（23）、曲池（43）、外关（45）；湿热蕴结加阴陵泉（51）、三阴交（54）、丘墟（55）；脾虚加中脘（35）、足三里（52）；肝气郁结加阳陵泉（51）、行间（57）；气滞血瘀加气海（36）、膈俞（27）、大肠俞（30）；肝肾阴虚加肾俞（30）、关元（37）、中脘（35）；黄疸明显加胆俞（27）、腕骨（46）、阳纲（29）；肝区疼痛加支沟（45）、大肠俞（30）；脘痞纳呆加内关（44）、中脘（35）、内庭（56）；神昏谵妄加中冲（47）、水沟（21）、十二井穴（48）。

【细菌性痢疾】

概述：细菌性痢疾简称"菌痢"，系由痢疾杆菌所致的肠道传染病。主要病理改变为结肠弥散性炎症。是夏秋季节常见的传染病，以发热，腹痛，里急后重，排脓血粪便为特征。

临床上有急性、慢性之分。

一、急性菌痢根据中毒症状的严重程度可分为四型。

（1）轻型，全身症状轻微，可有腹泻，里急后重，左下腹压痛，稀便或白色黏液便而无脓血便。

（2）普通型：可有急起，畏寒，发热、恶心、呕吐等全身中毒症状，继之发生腹痛、腹泻脓血便、里急后重，左下腹压痛。

（3）重型：起病急骤，早期出现严重的中毒症状，高热、恶心、呕吐，大便频频，甚至失禁，里急后重，脓血黏液便，全腹压痛，但以左下腹为重，少数患者可出现四肢厥冷等循环衰竭的危象。

（4）急性中毒型：简称"毒痢"，多发生在 2～7 岁的儿童，起病急骤，在腹痛，腹泻未出现之前，即有高热，可达 40℃以上，发生昏迷、惊厥、抽搐、呼吸衰竭等。

二、慢性痢疾病程在 2 个月以上，菌痢反复发作或迁延不愈者，都称慢性菌痢。

大便常规或大便细菌培养可确诊。

中医辨证分为五型。

一、湿热痢，下痢赤多白少，苔腻微黄，脉滑数

二、寒湿痢，下痢白多赤少。

三、噤口痢，痢下赤白，饮食不思。

四、疫毒痢者，发病急骤，痢下脓血，壮热口渴，舌质红绛，脉大而数。

五、休息痢者，时发时止，乏力，舌淡，苔腻，脉濡或虚大。

处方：

天枢（36）　巨阙（35）　大肠俞（30）　曲池（43）　气海（36）

配穴：

湿热痢加大椎（23）、合谷（46）、足三里（52）；寒湿痢加阴陵泉（52）、隐白（57）；疫毒痢加人中（21）、十宣（48）、神阙（36）、神门（45）；噤口痢加中脘（35）、内关（44）；休息痢加脾俞（27）、肾俞（30）、三阴交（54）；里急后重加中膂俞（30）；脘闷加中脘（35）；恶心呕吐加内关（44）、内庭（56）；食积加璇玑（33）、公孙（57）；大便滑脱不禁者加长强（29）、百会（22）。

【流行性乙型脑炎】

概述：流行性乙型脑炎简称乙脑，是由蚊子传播乙脑病毒所引起的，以中枢神经系统病变为主症的急性传染病。10 岁以下儿童最易感染，常流行于夏秋季节。临床上以突然起病、高热、头痛、呕吐、嗜睡、或昏迷、惊厥和出现颅内压增高

及脑膜刺激征为特征。根据乙脑的临床表现，结合流行病学，实验室检查可做出初步诊断。针灸穴位治疗对控制病情及减少后遗症有一定作用。

典型的病程可分四个阶段。

一、初期：起病急，高热 39℃～40℃，伴头痛、恶心、呕吐，颈项强直，病程 1～3 天。

二、极期：体温持续上升，可达 40℃ 以上，嗜睡乃至昏迷，可见全身抽搐，强直性痉挛或强直性瘫痪。病程可达 4～10 天。

三、恢复期：体温下降，精神及神经系统症状逐日好转。

四、后遗症期：以失语、瘫痪和精神失常最为常见。

处方

初期：风池（23） 曲池（43） 合谷（46）。夹湿者，加足三里（52）、阴陵泉（52）、内关（44）；偏热者，加大椎（23）、外关（45）、委中（51）。

极期：大椎（23） 曲池（43） 曲泽（43） 委中（51） 十二井穴（48）。神志昏迷加人中（21）、百会（22）；颈项强直加风池（23）；四肢抽搐加阳陵泉（51）、曲池（43）；口噤加颊车（18）。

恢复及后遗症期：

吞咽困难：天突（43） 廉泉（24） 合谷（46） 人迎（25）。

面瘫：地仓（21） 颊车（18） 阳白（18） 鱼腰（18） 合谷（46）。

失语：哑门（23） 廉泉（24） 通里（43） 合谷（46）。

失眠：睛明（17） 攒竹（17） 丝竹空（18） 鱼腰（23） 风池（23） 合谷（46）。

震颤：手三里（44） 间使（44） 合谷（46） 阳陵泉（51）。

尿潴留：中极（37） 曲骨（37） 阴陵泉（52） 三阴交（54）。

肢体瘫痪：上肢瘫痪取肩髃（41） 曲池（43） 外关（45） 合谷（46）；下肢瘫痪取环跳（50） 伏兔（50） 足三里（52） 绝骨（41） 太冲（57）。

【流行性脑脊髓膜炎】

概述：流行性脑脊髓膜炎简称"流脑"，是由脑膜炎双球菌引起的化脓性脑膜炎。致病菌借空气和飞沫通过呼吸道而传播，15 岁以下的儿童发病率最高，冬春季易于流行。临床表现为突起高热、头痛，伴神志改变，皮肤黏膜有瘀点，脑膜刺激征阳性。典型病程可分以下三个阶段。

一、初发期 大多无症状，或类似感冒症状。

二、败血症期 突发高热，寒战，头痛，神志淡漠，皮肤黏膜出现大小约 1～

2mm 的瘀斑，多数患者 2 日内发展为脑膜炎。

三、脑膜炎期　高热及毒血症持续，中枢神经系统症状加重。因颅内压增高，患者出现剧烈头痛，喷射性呕吐，颈项强直。1～2 日后进入昏迷谵妄状态。婴儿发作多不典型，除高热、哭闹、惊厥外，前囟未闭者大多有囟门突出表现，对诊断有帮助。

根据临床表现及流行病学可做出初步诊断，脑脊液检查对快速诊断有帮助。

处方：

初发期：大椎（23）　风门（27）　曲池（43）　合谷（46）。头痛加太阳（18）、印堂（18）；恶心加内关（44）、足三里（52）；咽痛加少商（47）。

败血症期：太冲（57）　劳宫（46）　人中（21）　涌泉（57）　十二井穴（48）。高热不退加委中（51）、尺泽（43）；瘀斑加血海（51）、太溪（55）；神昏加素髎（14）、丰隆（53）。

脑炎期：人中（21）　劳宫（46）　行间（57）　长强（29）　筋缩（27）　阴陵泉（52）。高热动风取百会（22）、涌泉（57）、尺泽（43）、风池（23）；闭证取印堂（18）、丰隆（53）、十二井（17）；邪陷正脱者加涌泉（57）、关元（37）、气海（36）、足三里（52）。

后遗症期：

失眠：睛明（17）　光明（53）。

四肢不用：肩髃（41）　曲池（43）　外关（45）　合谷（46）　环跳（50）阳陵泉（51）　足三里（52）。

神志呆迟：四神聪（23）　风府（23）　神门（45）　大陵（45）　太冲（57）合谷（46）。

舌强：下关（18）　颊车（18）　合谷（46）　廉泉（24）　天突（24）　人迎（25）。

【百日咳】

概述： 百日咳是百日咳杆菌引起的小儿呼吸道传染病。其临床特征为，阵发性痉挛性咳嗽，咳嗽末伴有特殊的吸气吼声。咳嗽剧烈时面红耳赤、口唇发绀，甚至大小便失禁，鼻衄，眼结膜出血等，最后以呕吐而告结束，但咳嗽间隙患儿玩耍和进食如常。这种咳嗽重，全身症状轻的表现是本病的一大特点。本病病程较长，可达数周甚至三个月左右。

根据临床症状及当地百日咳流行情况，诊断不难。当患儿出现阵发性咳嗽，日轻夜重，肺部体征与症状不相称，应怀疑本病，并进行相应的检查。

处方：

风门（27）　肺俞（27）　尺泽（43）　孔最（34）　足三里（52）　丰隆（53）

配穴：

外邪束表加合谷（46）、外关（45）；胸胁痛加支沟（45）、期门（34）；舌系带溃烂加金津（21）、玉液（21）；痰中带血加鱼际（46）、膈俞（27）；鼻出血加上星（22）、迎香（21）；脾肺两虚加脾俞（27）、肺俞（27）。

【肺结核】

概述： 肺结核是由结核分枝杆菌引起的肺部感染性疾病。可分原发和继发两种，前者多见于儿童，全身反应较强，后者为再次感染患病，多见于成人和青年，局部反应较强。开放性结核患者为本病的主要传染源。

本病主要表现有潮热、盗汗、消瘦、咳嗽、咯血、胸痛等。临床可分三型。

一、原发性结核　为初次感染后发病，典型病变，包括肺部原发病灶，引流淋巴管以及肺门或纵隔的淋巴结炎，三者合称原发复合征，多见于儿童。

二、血型播散型结核　大多跟随于原发性结核，而主要发生在免疫功能低下的人群，尤以儿童多见，常因麻疹、百日咳、糖尿病等诱因而发病。临床症状复杂多变，常伴结核性脑膜炎或其他脏器的结核感染。

三、继发型肺结核　本型是成人肺结核的常见类型，好发于两肺上叶尖后段或下叶尖段。肺门淋巴结少有肿大，或有干酪样坏死和空洞形成，或结核球形成，排菌较多，具有明显的传染性，因而在流行病学上有重要的意义。

X线检查和痰液抗酸杆菌检查可确定诊断。

处方：

尺泽（43）　肺俞（27）　膏肓（29）　大椎（23）　百劳（14）　三阴交（54）　太溪（55）

配穴：

阴虚潮热加鱼际（46）、劳宫（46）；盗汗加加阴郄（43）、复溜（54）；咯血加中府（34）、孔最（43）、膈俞（27）；声音嘶哑加太渊（45）、照海（55）；遗精加志室（31）、关元（37）、三阴交（54）；闭经加血海（51）、地机（54）；阳虚加脾俞（27）、肾俞（30）、关元（37）、中脘（35）。

【疟疾】

概述： 疟疾是疟原虫借雌性按蚊传播所引起的传染病，临床上以周期性寒战、高热、出汗和脾脏肿大、贫血为特征。疟疾患者或疟原虫携带者是本病的传染源。

按感染疟原虫不同，有间日疟、三日疟和恶性疟之分。

一、间日疟、三日疟呈规律的两日、三日发作一次，寒战、高热、出汗。全身情况不严重，较少有二重及三重感染，脾肿大与贫血也不显著，被称为良性疟疾。

二、恶性疟疾的临床表现较为复杂，可每日发作一次，发热前寒战少，发热后出汗也少。可出现疟疾的凶险发作，主要的有脑型疟、肺型疟、胃肠型疟三种。脑型疟的主要表现为谵妄和昏迷，常伴高热或过高热、剧烈头痛、烦躁不安、抽搐，还可出现脑膜刺激征。肺型疟疾，表现为急性肺水肿，呼吸困难，导致急性呼吸衰竭。胃肠型疟疾则类似急性胃肠炎的表现，如腹泻、腹痛、脱水等。

根据疟疾的典型发作症状，结合发病季节，可作初步诊断。血涂片找到疟原虫即可确诊，三日疟在寒战的第一天，间日疟在寒战后 6 小时内，血中疟原虫较多，容易找到。

处方

发作期：大椎（23）　曲池（43）　间使（44）　后溪（47）　阴陵泉（52）胸 3～12 夹脊

间歇期：陶道（27）　内关（44）　血海（51）　三阴交（54）　复溜（54）胸 3～12 夹脊

配穴：热甚，刺十二井穴出血；脾大加章门（38）、痞根（31）、太冲（57）、丰隆（53）；头痛加风池（23）、太阳（18）；痉厥加内关（44）、水沟（21）。

第十节　儿科病证

【小儿营养不良】

概述：小儿营养不良指因摄入食物的绝对量不足，或食物吸收利用减少，或消耗增加，出现皮下脂肪减少、体重下降、水肿、肌肉萎缩，以及生长发育停滞，智力低下的一组综合征。多发生于 3 岁以下小儿。与喂养失当、消化道疾病或其他慢性病有关。中医将本病归属于"疳证""积滞"。认为本病是为多种原因使积滞成疳，其病位在脾，虚实兼有，以虚为主。

处方：

中脘（35）　足三里（52）　四缝（48）［针刺后挤出黄色液体］

配穴：

食积加下脘（35）、璇玑（33）、腹结（38）；虫积加天枢（36）、百虫窝（51）；三度营养不良加神阙（36）、气海（36）、肺俞（27）、肾俞（30）、脾俞（27）、膏肓（29）。

【婴儿腹泻】

概述： 婴儿腹泻是由多种原因引起的综合征。临床以腹泻、呕吐及水、电解质紊乱为特征。发病年龄多在2岁以内，夏秋季发病最多。与饮食不当、喂养不适、感染及免疫力低下有关。根据腹泻持续时间长短又可分为急性腹泻（病程在两周内）、迁延性腹泻（病程在2周至2个月），慢性腹泻（病程在2个月以上）。大便镜检，除有脂肪球外，可有少许红、白细胞即可成立。

处方：

足三里（52）　天枢（36）

配穴：

湿热加曲池（43）、内庭（56）、阴陵泉（52）；寒湿加神阙（36）、气海（36）、大肠俞（30）；伤食呕吐加中脘（35）、内关（44）、四缝（48）；脾虚加脾俞（27）、三阴交（54）。

【小儿遗尿】

概述： 小儿遗尿指5～10岁的儿童，睡眠中小便自遗。5岁以下小儿因排尿反射及控制排尿功能尚未发育成熟而遗尿，及疲劳，过多饮水而遗尿，不作病态。

处方：

中极（37）　膀胱俞（30）　三阴交（54）

配穴：

肾阳虚加肾俞（30）、关元（37）；脾肺气虚加气海（36）、列缺（43）、足三里（52）；夜梦加百会（22）、神门（45）。

【小儿脑性瘫痪】

概述： 小儿脑性瘫痪简称小儿脑瘫，指由不同原因引起的非进行性中枢性运动功能障碍。引起小儿脑瘫的原因较多，或发生于出生之前，包括感染、代谢障碍、早产、化学药物、放射线等；或发生于围产期，如胎盘早剥、脐带脱垂或绕颈、难产所致的胎儿窒息、颅内出血等；或发生于出生后头部外伤、感染、核黄疸等。

根据运动障碍的表现可分为四型：即痉挛型、锥体外系型、共济失调型，混合型等。可伴有智力低下、惊厥、听觉与视觉障碍及学习困难。

一、痉挛型脑瘫　是最常见的一型，约占 70%。主要病变在大脑皮层运动区和锥体束。特点是肌张力增强，腱反射亢进，踝震挛和巴宾斯基征阳性。患儿两上肢内收、后旋；肘、腕、指间关节屈曲。两下肢伸直，扶立时足尖着地，两腿内收呈剪刀状。另一部分患儿为肌张力底下性四肢瘫痪，见于 6 个月 ~ 4 岁之间，有人认为是痉挛型的前期表现。

二、锥体外系型脑瘫　主要病变累及基底节。表现为不自主、无规则、不能控制和无目的的运动、睡眠时消失。婴幼儿时期肌张力较低，儿童时期表现为手足徐动、舞蹈样动作、扭转痉挛、肌肉震颤或强直。

三、共济失调型脑瘫　较少见，主要病变在小脑及通路上。自幼出现非进行性共济失调及意向性震颤，肌张力低下，轮替运动失常、指鼻及指指试验阳性。

四、混合型脑瘫　以上任何两型或三型混合存在，提示病变部位广泛。临床上以一、二混合型较常见。

早期根据患儿肌肉张力增强，运动发育迟缓，姿势、反射、肌力异常等可作初步诊断。目前尚无特效药物治疗，针灸是康复治疗的重要方法之一。

处方：

百会（22）　四神聪（23）　大椎（23）　合谷（46）　足三里（52）　悬钟（53）

配穴：

肾虚加肾俞（30）、志室（31）、太溪（55）；痰阻加委中（51）、曲泽（43）、膈俞（27）、血海（51）。

【先天愚型】

概述：先天愚型是由染色体畸变引起的染色体病。临床表现为，智力低下、特殊面容、体格发育迟缓和皮纹特点等的染色体病。在中医的"五迟""五软""解颅"等病证中有描述。其特殊面容有，眼距宽、两眼外侧上斜、鼻根扁平、口半张、舌常伸出口外，流涎多，故称伸舌样痴呆。手掌皮纹特征表现为，一侧或双侧通贯手，手掌三叉点 t 移向掌心，atd 角增大，手指箕形纹增多等。

本病的确诊依靠染色体检查。尚应与呆小病（克汀病）鉴别。克汀病即先天性甲状腺功能低下，其症状出现于生后数周，表现为舌大而厚，毛发干燥而稀疏，皮肤粗糙，其染色体正常。

处方：

百会（22）　四神聪（22）　通里（43）　足三里（52）　三阴交（54）

配穴：

好动者加合谷（46）、太冲（57）、内关（44）；喜静者加水沟（21）、神门（45）、大钟（55）；语言障碍加哑门、心俞（27）；上肢瘫痪加曲池（43）、合谷（46）、外关（45）；下肢瘫痪加环跳（50）、阳陵泉（51）、悬钟（53）；遗尿加关元（37）、肾俞（30）。体虚者配相应夹脊。

【小儿多动症】

概述：小儿多动症即脑功能轻微障碍综合征，指小儿智力接近正常，有不同程度的学习困难、活动过多、动作不协调、注意力不集中、自控力差、容易冲动和行为异常等症状。多发生于 4～16 岁的儿童。婴儿时期表现为不安静，易激动，睡眠不安。幼儿时期表现为好动，任意破坏东西。学年期表现为不能静坐听讲，小动作多等。本病原因不清，可能与出生前后的轻微脑损伤、多基因遗传和环境因素、重金属中毒、微量元素缺乏等有关。

诊断　主要根据病史与行为异常，家长与教师的日常观察。应与精神分裂症及抽动—秽语综合征相鉴别。

一、精神分裂症，也有注意力不集，情绪不稳定，但多表现为孤独怪僻，恐惧，与周围人难以交往，喜静少动。

二、抽动—秽语综合征，表现面、颈、手、足不自主抽动，不自主发声及秽语。氟哌啶醇治疗有效，而苯丙胺可致恶化。

处方：

百会（22）　印堂（18）　风池（23）　内关（44）　太冲（57）　太溪（55）

配方：

注意力不集中加四神聪（23）、大陵（45）；多动加心俞（27）、膻中（33）；烦躁不安加照海（55）、神庭（22）；食欲不振加中脘（35）、足三里（52）；遗尿加中极（37）、膀胱俞（30）。

【小儿麻痹症】

概述：小儿麻痹症又称脊髓灰质炎，是脊髓灰质炎病毒引起的肠道传染病，多见于 1～5 岁的小儿，根据病程可分为五期：

一、前驱期：有发热、咽痛、咳嗽、出汗，或腹痛腹泻，全身酸痛等类似感冒。

二、瘫痪前期：经过 1～6 天，前驱期热退后，热度再起，发热多在 39℃ 以下，汗出、全身肌肉酸痛，感觉过敏，四肢肌肉轻度震颤等。

三、瘫痪期：在瘫痪前期的 3～4 天，开始发现瘫痪，并日渐加重，多数经过 5～6 天，即不再加重。瘫痪的发病以四肢为主，尤以下肢最多，出现肢体软弱无力，呈弛缓性麻痹等。较为严重的是膈肌、肋间肌、咽部肌肉、声带等的瘫痪。

四、恢复期：瘫痪后 1～2 周开始恢复，轻症 1～3 个月恢复较好，重症经过 6～8 个月，或更久才能恢复。

五、后遗症期：瘫痪日久，肌肉逐渐萎缩，肢体奇形，如脊柱前凸或侧凹，膝后弓、马蹄足、内翻或外翻等。

确诊往往需要借助病毒学检查。针灸对肢体麻痹有一定效果，但应争取早期治疗。

处方：

上肢麻痹：颈夹脊（24）　肩髃（41）　曲池（43）　手三里（44）　合谷（46）。

下肢麻痹：腰夹脊（28）　髀关（50）　伏兔（50）　足三里（52）。

腹肌麻痹：胸夹脊　带脉（29）。

配穴：

颈软无力加风池（23）、百劳（24）、大杼（27）、肩中俞（41）、后溪（47）、昆仑（55）；呼吸困难加膈俞（27）、期门（34）、大包（34）、天突（25）；呼吸不齐加膻中（33）、尺泽（43）、内关（44）；吞咽困难加天突（25）、扶突（25）、天鼎（17）、合谷（46）；尿潴留或尿失禁加水道（37）、关元（37）、中极（37）、阴陵泉（52）、委阳（51）、中髎（30）；不能排便加天枢（36）、大横（36）、气海（36）、上巨虚（52）；足外翻加商丘（55）、太溪（55）、复溜（54）、三阴交（54）；足内翻加昆仑（55）、丘墟（54）、跗阳（53）；手下垂加外关（45）、阳溪（45）、阳池（46）、阳谷（46）。

第十一节　妇、产科病证

【月经不调】

概述： 月经不调是月经周期、经量、经色出现异常，并伴有其他症状者，统称"月经不调"。中医分别以"经早""经迟""经乱"辨治。

一、经早：月经周期提前六天以上，甚至一月两次。当有实热、虚热、郁热、气虚之分：实热证月经量多色深红或紫红，经血黏稠，或心烦、面赤、口干，舌红苔黄，脉滑数；虚热证月经量少色红，经血黏稠，潮热盗汗，手足心热，舌红苔少、脉细数。郁热证经色紫红，或夹瘀块，或乳胁、小腹胀痛，口苦心烦，苔白，脉弦数；气虚证月经量多色淡，质清稀，神倦，心悸，纳少，舌淡苔薄，脉弱无力。

二、经迟：经期向后推迟七天以上，甚至四、五十天一潮。有寒实、虚寒、血虚、气滞之分。寒实证表现为经迟，经少色暗，小腹冷痛，得热则减，或畏寒肢冷，苔薄白，脉沉紧；虚寒证表现为经少色淡质清稀，小腹隐隐作痛，喜热喜按，小便清长，大便溏薄，舌淡，苔薄白，脉沉迟。血虚证经少色淡质清稀，面色苍白，头晕目眩，心悸少寐，舌淡，苔少，脉细弱。气滞证经少色暗红，夹瘀块，小腹胁乳胀痛，苔薄白，脉弦。

三、经乱［月经期紊乱］：或提前或延后，经量或多或少。若经色紫暗，经行不畅，胸胁乳房胀痛，嗳气，喜叹息，苔薄白，脉弦者，为肝郁证。经乱，量少色淡，腰膝酸软，头晕耳鸣，舌淡苔白，脉沉弱者，为肾虚证。

处方

一、经早：关元（37）　血海（51）。实热加太冲（57）、曲池（43）；虚热加三阴交（54）、然谷（55）；郁热加行间（57）、地机（54）；气虚加足三里（52）、脾俞（27）。心烦加间使（44）；盗汗加阴郄（43）、后期腰痛加肾俞（30）、腰眼（31）；胸胁痛加内关（44）、期门（34）；腹胀加气海（36）、气穴（37）；瘀血加中极（37）、四满（37）；月经过多加隐白（57）。

二、经迟：气海（36）　气穴（37）　三阴交（54）。寒湿加归来（37）、天枢（36）；虚寒加命门（29）、太溪（55）；血虚加足三里（52）、膈俞（27）、脾俞（27）；气滞加蠡沟（54）。小腹冷痛加关元（37）；心悸失眠加神门（45）；腹胀经血有块加中极（37）、四满（37）。

三、经乱：关元（37）　三阴交（54）。肝郁加太冲（57）、肝俞（27）、期门（34）；肾虚加肾俞（30）、太溪（55）、水泉（55）。经行不畅加蠡沟（54）；胸胁胀痛加支沟（45）、太冲（57）；腰脊酸软加肾俞（30）、曲泉（52）。

【痛经】

概述：痛经指月经前后或月经期中发生小腹及腰部疼痛，甚至难以忍受，影响工作和日常生活者，称为痛经。分原发和继发两种。生殖器官无器质性疾病者，称原发性痛经或称功能性痛经，常发生于月经初潮后不久年轻妇女，于婚后或分娩后自行消失。由生殖器官器质性病变引起的痛经称为继发性痛经，常见于子宫内膜异位症、急慢性盆腔炎、肿瘤、子宫颈狭窄、阻塞等。

中医辨治如下：

一、气血瘀滞：经前或行经时小腹及腰部疼痛，痛连胁肋，拒按，经色紫暗或有血块，色紫暗或有瘀点，脉沉弦或沉涩。

二、寒湿凝滞：经前或行经时小腹冷痛，经量少，色暗红或紫，手足不温，体倦畏冷，尿清，舌白润或腻，脉沉紧。

三、气血两虚：经前或行经时小腹疼痛，喜暖喜按，身倦乏力，心悸气短，食少便溏，舌淡苔薄脉细无力。

处方：

关元（37）　三阴交（54）　气海（36）　地机（54）

配穴：

气滞血瘀者加太冲（57）、血海（51）、次髎（30）、十七椎下（29）；寒湿凝滞者用灸；气血两虚者加肝俞（27）、脾俞（27）、气海（36）、足三里（54）；恶心呕吐加中脘（35）、内关（44）。

【经闭】

概述： 经闭俗称闭经，是妇科中常见的一种症状，可分为原发性闭经和继发性闭经两种。凡地处温带，年过18岁而月经尚未来潮者为原发性闭经。若以往有过正常月经，现停经在三个周期以上称继发性闭经。可能造成闭经的因素有下丘脑－垂体功能、肾上腺皮质功能、甲状腺功能的失调，子宫疾病、卵巢功能失调及避孕药等。至于青春期、妊娠期、哺乳期及经绝期的闭经都属正常的生理现象。

一、大脑皮层与皮层下中枢功能失调性闭经，一般有全身营养障碍、精神病、精神过度紧张、环境变迁等，检查生殖器往往无特殊发现。

二、生殖器官发育不良者，多为原发性闭经，或开始月经周期不规则，周期延长，经量少，终至闭经，妇科检查可发现异常，如第二性征缺乏，乳房不发育，阴毛少等。

三、生殖道结核引起者，可有结核史和不孕症，常有腹痛、低热等证状，妇科检查可发现附件炎性粘连或肿块。

四、肿瘤导致闭经者，可有第二性征异常、肥胖、多毛症等。

五、内分泌腺疾病闭经，如多囊性卵巢综合征，可有不孕、多毛、肥胖等。

六、产后垂体坏死或萎缩闭经者，可有产后无乳、乳房萎缩、消瘦、毛发脱落、皮肤干粗、生殖器萎缩等。

中医常以血虚、气滞，血瘀辨治。

一、血虚：面色苍白，头晕，神倦，气短，舌淡苔白，脉虚细。

二、气滞：精神抑郁，头晕胁痛，胸脘痞胀，苔薄白，脉弦。

三、血瘀：面色苍暗，皮肤干燥，口干不欲饮，腹痛拒按，舌暗红或有紫斑，脉沉涩。

处方：

关元（37） 归来（37） 三阴交（54）

配穴：

血虚者加肾俞（30）、足三里（52）；气滞者加气海（36）、太冲（57）、地机（54）；血瘀者加血海（51）、行间（57）。偏寒湿者加中脘（35）、丰隆（53）、阴陵泉（52）。

【带下】

概述：带下是以带下量多，或色、质、气味发生异常为主要表现的妇科病证。阴道炎、宫颈炎、盆腔炎均可引起带下、可参照辨治。

中医以脾虚、肾虚和湿毒辨治。

一、脾虚：带下色白或淡黄，无臭味，质黏稠，乏力，纳差，舌淡苔白腻，脉缓弱。

二、肾虚：带下色白，量多，质清稀，小腹发凉，腰痛，尿频而清长，色淡苔薄白，脉沉迟。

三、湿毒：带下如米泔，或夹有脓血，量多而臭，口苦咽干舌红苔黄，脉滑数。

处方

脾虚：气海（36） 带脉（38） 白环俞（30） 三阴交（54） 足三里（52）。带下连绵加冲门（38）、气冲（37）、中极（37）；纳少便溏加中脘（35）、天枢（35）。

肾虚：关元（37） 带脉（38） 肾俞（30） 次髎（30） 照海（55）。带下量多加大赫（37）、气穴（37）；腰痛加腰眼（29）、小肠俞（30）。

湿毒：带脉（38） 中极（37） 阴陵泉（52） 下髎（30） 行间（57）。阴痒加蠡沟（54）、太冲（57）、独阴（57）。

【功能性子宫出血】

概述：功能性子宫出血简称"功血"，是指由神经内分泌功能失调而引起的子宫出血。功血可分为有排卵型功血和无排卵型功血两类。

一、无排卵型功血以青春期功血最多，绝经期功血次之，生育期功血最少。表现为月经周期紊乱、经期长短不一，出血量时多时少，甚至发生大出血休克，半数患者先有短期停经，然后发生出血。出血多者可发生贫血，一般不发生腹痛。妇科检查无明显异常。

二、有排卵型功血主要发生于育龄妇女。多见于产后或流产后。表现为月经周期正常或缩短，基础体温呈双相型。有影响受孕或易流产，子宫内膜脱落不全者主要表现为经期延长而月经周期正常，有时可在经前、经后有淋沥不断的出血现象。

通过病史，全身检查排除了全身出血性疾病，以及生殖器官的器质性疾病，再通过基础体温测定，或子宫黏液检查，或阴道细胞学检查，或诊断性刮宫，了解有无排卵及黄体功能是否健全，可明确诊断。

中医辨治分血热、气虚、血瘀三个方面：

一、血热者，经量多，经色红，质黏稠，心烦，舌红、苔黄，脉弦数。

二、气血虚者，经色清淡，面色苍白，乏力，头晕目眩，舌淡，脉细；

三、血瘀者，经来腹痛，经色暗红兼有血块，皮肤干燥，舌暗红或有瘀点，脉弦涩。

处方：

关元（37） 三阴交（54） 隐白（57） 中极（37） 肾俞（30） 关元俞（30）。

配穴：

血热加大敦（57）、血海（51）、水泉（55）；气虚加百会（22）、气海（36）、足三里（52）、脾俞（27）；瘀血加太冲（57）、合谷（46）、气冲（37）、地机（54）。

【更年期综合征】

概述：更年期综合征又称绝经期综合征。是妇女卵巢功能逐渐衰退到完全丧失的一个过渡时期。妇女的这一时期可从40岁以后至60岁。这一年龄段的妇女因性激素减少及机体衰老所引起的自主神经系统功能紊乱为主的症状，统称为更年期综合征。如阵发性潮热、心悸、气短、头晕、头痛、记忆力减退、心烦、失眠、多疑、抑郁、感觉异常或月经紊乱等。

更年期妇女出现上述症状，同时雌激素水平降低而促性腺激素升高，又无其他病因时，即可诊断为本病。但注意与这一时期容易发生的其他疾病鉴别，如高血压、冠心病、生殖器肿瘤等，还必须排除甲亢、心血管病、精神病、神经病、泌尿生殖系统病等。

处方：

气海（36） 关元（37） 命门（29） 肝俞（27） 脾俞（27） 肾俞（30）

足三里（52）　三阴交（54）　太溪（55）　太冲（57）

　　配穴：

　　肝阳上亢加风池（23）、百会（22）；心神不宁加通里（43）、神门（45）、心俞（27）；脾虚湿盛加中脘（35）、阴陵泉（52）、丰隆（53）。

【子宫脱垂】

　　概述：子宫脱垂是子宫从正常位置沿阴道下降的病证。发病原因较为复杂，与维持子宫正常位置的韧带、筋膜、肌肉发生损伤的因素都有关系，如产时用力屏气不当，尤其是多胎妇女，手术损伤及高年体弱伴有腹压增高的疾病等。

　　根据子宫脱出的程度可分为三度。Ⅰ度：为子宫体下降，子宫颈外口位于坐骨棘水平以下，但仍在阴道口之内；Ⅱ度：为子宫颈及部分子宫体已脱出阴道口外；Ⅲ度：为子宫颈及子宫体全部脱出阴道口外，部分患者可伴有膀胱膨出或直肠膨出。患者自觉下坠感，腰骶酸痛，阴道有块物，咳嗽，走路时加重。

　　处方：

　　百会（22）　气海（36）　维道（38）　足三里（52）　三阴交（54）

　　配方：

　　肾虚加肾俞（30）、关元（37）、大赫（37）、照海（55）；湿热下注加中极（37）、次髎（37）、曲泉（52）、阴陵泉（52）、大敦（57）；伴膀胱膨出加曲骨（37）、横骨（37）；直肠膨出加会阳（30）、承山（53）。

【盆腔炎】

　　概述：盆腔炎，这里是特指女性内生殖器，包括子宫、输卵管、卵巢及其周围结缔组织、盆腔腹膜等所发生的炎症。按部位不同，可分别称为子宫内膜炎、子宫肌炎、附件炎等。依据病势缓急、病程长短又可分为急性盆腔炎与慢性盆腔炎两种。

　　急性盆腔炎的致病菌有葡萄球菌、链球菌、大肠杆菌等。多发生于分娩、流产、宫腔内手术的消毒不严，或经期、产后不注意卫生，或其他部位感染侵袭而来。患者表现为恶寒、发热、下腹疼痛、排尿困难、大便坠感、下腹压痛及反跳痛等。

　　慢性盆腔炎，表现为下腹坠胀、疼痛、腰骶部酸痛，于劳累、性交、排便时或月经期加剧，部分患者可有全身症状，如乏力、低热、全身不适等。

　　诊断要点：急性盆腔炎根据病史、症状、体征，及必要的实验室检查，如血、尿常规、宫颈管分泌物检查及B超检查等。若怀疑盆腔脓肿时应做后穹隆穿刺。

急性盆腔炎还应与急性阑尾炎、异位妊娠、卵巢囊肿扭转或破裂的急腹症相鉴别。

一、急性阑尾炎 均有转移性腹痛，麦氏点压痛、反跳痛，子宫及附件正常。

二、异位妊娠 一般发生在停经后 6~8 周左右，突然出现下腹部一侧撕裂样剧痛，然后波及整个腹部，有压痛、反跳痛。肌紧张不明显，移动浊音呈阳性。宫旁触及包块，宫颈举痛，后穹隆饱满，穿刺抽出不凝固血，早孕试剂检查阳性等可确定诊断。

三、卵巢囊肿扭转 突然发生一侧的剧烈腹痛或休克，常伴恶心呕吐，妇检有张力较大的肿块，结合 B 超检查可确诊。

四、慢性盆腔炎 需与子宫内膜异位症鉴别，后者常伴月经不规则或月经增多，经期的腹痛常在下腹或腰骶部，可放射到肛门、阴道、会阴及大腿部。

处方：

气海（36） 带脉（38） 中极（37） 次髎（30） 阴陵泉（52） 行间（57）

配穴：

热重加大椎（23）、曲池（43）、合谷（46）；瘀血加膈俞（27）、肝俞（27）、血海（51）、太冲（57）；热毒伤阴加太溪（55）、复溜（54）、三阴交（54）、肾俞（30）；气血不足加足三里（52）、三阴交（54）、大赫（37）、气穴（37）。

【子宫颈炎】

概述： 子宫颈炎有急、慢之分，以慢性宫颈炎多见。可因分娩、流产、手术后，子宫颈损伤，或产褥期、经期不注意卫生，为病原体侵袭而引起。病原体主要为葡萄球菌、链球菌、大肠杆菌及厌气菌等。

急性宫颈炎表现为白带增多，白带呈脓性，检查可见宫颈充血、水肿，脓性分泌物至宫颈管流出。慢性宫颈炎主要表现为白带增多，呈黄白色、脓样，可有接触性出血。妇科检查可见宫颈有糜烂、息肉、肥大或腺体囊肿等。宫颈糜烂与早期宫颈癌以肉眼难以鉴别，故应常规做宫颈刮片查癌细胞，必要时行阴道镜检查及宫颈活体组织检查，以免误诊或漏诊宫颈癌、宫颈阿米巴、结核等。

处方：

带脉（38） 中极（37） 白环俞（30） 阴陵泉（52） 行间（57）

配方：

脾气虚加气海（36）、足三里（52）、三阴交（54）；肾阳虚加关元（37）、命门（29）、肾俞（30）；肾阴虚加大赫（37）、志室（31）、三阴交（54）、照海（55）。

【女阴白色病变】

概述： 女阴白色病变指女阴皮肤变白，黏膜营养障碍而致的组织变性疾病。如伴有不典型增生，可进一步发展为外阴癌，应当加以重视。确诊依靠活组织检。

处方：

横骨（37）　气冲（37）　阴廉（38）　会阴（37）　次髎（30）　血海（51）
阴陵泉（52）　蠡沟（54）

配穴：

肝经湿热加曲泉（52）、行间（57）；肝肾阴虚加三阴交（54）、太溪（55）、
阴交（36）。

【外阴瘙痒】

概述： 外阴瘙痒是妇女的一种常见症状，指瘙痒发生于阴蒂和小阴唇附近，也可波及大阴唇和整个会阴。主要原因为局部的慢性刺激，亦可与全身性疾病有关，如糖尿病、阻塞性黄疸、变态反应及精神因素等。

处方：

中极（37）　曲骨（37）　横骨（37）　八髎（30）　血海（51）　蠡沟（54）
三阴交（54）

配穴：

肝经湿热加中都（54）、大敦（57）、阴陵泉（52）；肝肾阴虚加太溪（55）、
曲泉（52）；烦躁失眠加少府（46）、神门（45）。

【急性乳腺炎】

概述： 急性乳腺炎是产后乳房的急性化脓性感染。其主要原因是排乳不畅使细菌侵入所致。致病菌主要为金黄色葡萄球菌。以乳房红肿热痛，伴全身寒热为特征，临床诊断不难。

处方：

乳根（34）　膺窗（33）　足三里（52）　内关（44）　肩井（41）

配穴：

乳汁壅胀加膻中（33）、少泽（48）；头痛发热加合谷（46）、风池（23）。

【乳腺增生病】

概述： 乳腺增生病，即"乳腺囊性增生病""乳房纤维腺瘤"。可能与卵巢功

能失调，雌激素分泌过多而黄体素分泌减少有关。临床特征为乳房多发性肿块，并有月经前及月经中周期性胀痛，月经前 3 ~ 7 日更甚，经后减轻或消失。根据临床特征，结合 B 超、阳极钼钯乳房摄片，诊断不难，必要时应做活组织检查，以确定有无恶变。

处方：

膻中（33）　乳根（34）　天宗（41）　肩井（41）　肝俞（27）　外关（45）

配穴：

肝气郁结加行间（57）、侠溪（56）；痰湿凝结加丰隆（53）、中脘（35）；肝肾阴虚加太溪（55）、肾俞（30）。

【不孕症】

概述：不孕症指育龄妇女，未避孕，配偶生殖功能正常，婚后有正常性生活，同居 2 年以上未怀孕者，称原发性不孕。曾有过生育或流产，而又 2 年以卜未怀孕者，称继发性不孕。根据月经情况，妇科检查及基础体温、基础代谢、排卵的测定，血清雌激素、孕激素测定，以及诊断性刮宫、输卵管通畅试验、宫颈黏液检查等可以确定诊断。

处方：

中极（37）　大赫（37）　三阴交（54）　地机（54）

配穴：

肾虚加肾俞（27）、关元（37）、太溪（55）；血虚加肝俞（27）、血海（51）、足三里（52）；痰盛加中脘（35）、丰隆（53）、阴陵泉（52）；肝郁加阴廉（38）、曲泉（52）、太冲（57）；血瘀加膈俞（27）、次髎（30）、血海（51）。

【妊娠呕吐】

概述：妊娠呕吐多发生于妊娠的 5 ~ 6 周开始，常出现恶心、呕吐、不能进食等症状，至妊娠 12 周多能自愈。孕妇可因呕吐而发生脱水、电解质紊乱、营养不良等并发症。

处方：

内关（44）　中脘（35）　足三里（52）　公孙（57）。

配穴：

脾胃气虚加脾俞（27）、胃俞（27）、阴陵泉（52）、丰隆（53）；肝气郁结加太冲（57）、阴陵泉（52）。

【产力异常】

概述： 产力包括子宫肌、腹肌及肛提肌的收缩力，其中以子宫肌的收缩力为主。正常分娩时子宫收缩有一定的节律性、对称性、极性及强度和频率，若临产时子宫收缩失去其节律性、对称性和极性，或强度、频率有所改变，称为子宫收缩异常，或称产力异常。产力异常可分为子宫收缩乏力和子宫收缩过强两大类，子宫收缩乏力又有协调性（即低张性）或不协调性（即高张性）的区分。

临产时当骨盆异常或胎位异常时，胎先露不能紧贴子宫下段及子宫颈，因而不能刺激局部神经节反射性地引起有效宫缩；或因子宫因素，双胎、羊水过多、巨大胎儿等使肌纤维过度伸展；多次妊娠、分娩、子宫的急性炎症、子宫肌瘤、子宫发育不良等均能影响子宫的收缩功能。此外药物因素或内分泌失调等也可影响产力，发生宫缩乏力。

低张性宫缩乏力的表现是，具有正常的节律、对称性和极性，但收缩力弱，持续时间短、间隙时间长且无规律，宫缩 < 2 次 10min。收缩极期子宫不隆起，不变硬，用手指压宫底部仍可出现凹陷。

高张性宫缩乏力的特点是，子宫收缩失去正常的节律性、对称性和极性；宫缩不是起至两侧宫角，而是来自子宫下段，收缩波由下向上扩散，产妇自觉宫缩强、腹痛剧烈、精神紧张、烦躁不安。

诊断要点

一、详尽病史，尤其是经、孕、产史。已进入产程的要作产科检查，评估产力、产道及胎儿情况。

二、已进入产程的产妇注意观察阵缩的持续时间、间隙时间及强弱，宫颈扩张情况。

三、仔细记录产妇的体温、脉搏、呼吸、血压变动情况及精神、饮食、大小便等。

四、宫缩乏力有潜伏期、活跃期及第二产程的延长。

（一）潜伏期，指从临产宫缩开始至宫口扩张 3cm，正常是初产妇约 8h，≥16h者，称潜伏期延长。

（二）活跃期，指从宫口扩张 3cm 至宫口开全，初产妇约需 4 小时，若超过 8 小时，称活跃期延长。宫口扩张速度是初产妇 < 1.2cm/h；经产妇 < 1.5cm/h。进入活跃期后，宫口不再扩张达 2h 以上，称活跃期停滞。

（三）第二产程（从宫口开全到胎儿娩出），初产妇超过 2h、经产妇超过 1h，称第二产程延长。

（四）第二产程停滞，第二产程达 1h，胎头下降无进展者，称第二产程停滞。

（五）胎头下降延缓，活跃期晚期及第二产程，胎头下降速度初产妇＜1cm/h，经产妇＜2cm/h 称胎头下降延缓。

（六）胎头下降停滞，活跃晚期胎头停留在原位不下降达 1h 以上，称胎头下降停滞。

（七）滞产，总产程超过 24h 者称滞产，必须避免发生滞产。

处方：

合谷（46）　三阴交（54）　至阴（57）

配穴：

气血不足加足三里（52）、太溪（55）；烦躁加太冲（57）、内关（44）；气滞血瘀加次髎（30）、昆仑（55）。

【胎位不正】

概述： 胎位是胎儿先露部位与母体骨盆前、后、左、右的关系，正常的胎位多为枕前位。胎位不正是指妊娠 30 周后经产前检查，发现臀位、横位、枕后位、颜面位等为胎位不正，分娩时可造成难产。

胎位不正的原因可能为：

一、产妇腹壁松弛，或早产儿等使胎儿在宫腔中活动度过大。

二、孕妇腹壁过紧，羊水过少，使胎儿转动不便。

三、子宫或胎儿畸形、肿瘤等原因也可使胎头固定受到影响。

胎位不正的症状：表现为临产时宫颈扩张缓慢、宫缩不强、产程延长，或胎膜早破、脐带脱出，胎儿窘迫或死亡，有的可发生子宫破裂或产道损伤。

穴位治疗对胎位不正有一定疗效，但对已进入产程者慎用。

处方：

三阴交（54）　至阴（57）

【产后宫缩痛】

概述： 产后宫缩痛指产后 1～2 天内出现子宫强烈收缩而引起下腹部剧烈疼痛，一般于产后 4～7 天后逐渐消失。

处方：

气海（36）　关元（37）　足三里（52）　三阴交（54）

配穴：

寒凝加命门（29）、腰阳关（29）；瘀血加血海（51）、太冲（57）。

【产后尿失禁】

概述：产后尿失禁，是发生在产后小便淋沥不能自主，或睡中自遗称产后尿失禁。尿失禁前一般毫无尿意，也无尿频、尿急、尿痛。临床依尿失禁的程度分为三度。轻度：一般活动时无尿失禁，当腹压突然增加时即发生尿失禁，如咳嗽、喷嚏、大笑等。中度：起立活动时频繁发生尿失禁。重度：起立时即发生尿失禁。本症在经产妇中发病率最高，有难产史者尤为常见。

处方：

气海（36）　关元（37）　中极（37）　中髎（30）　阴陵泉（52）　三阴交（54）

配穴：

脾肺气虚加百会（22）、肺俞（27）、脾俞（27）；肾气虚加肾俞（30）、命门（29）、太溪（55）、至阴（44）。

【产后少乳】

概述：健康妇女在产后第二天就有几十毫升乳汁分泌，第一周每天可泌乳250～300ml，以后逐渐增加。若产妇产后一周，或在产褥期、哺乳期，因某种原因乳汁分泌减少或全无，不够喂养婴儿者，统称乳少。胎盘娩出后，孕激素、雌激素水平突然下降而开始泌乳。正常情况下，主要由婴儿吸吮刺激来控制。同时与乳腺的发育、产妇的营养、健康状况、情绪及授乳方法等有密切关系。

处方：

乳根（34）　膻中（37）　少泽（48）

配穴：

气血不足加足三里（52）、脾俞（27）、胃俞（27）；肝气郁结加太冲（57）、内关（44）。

第十二节　五官科病证

【目赤肿痛】

概述：俗称"红眼"或"火眼"，本证见于急性结膜炎、假膜性结膜炎及流行性角结膜炎等疾病。若兼头痛、发热、恶风、脉浮数，为外感风热；兼口苦、烦热、舌边尖红，脉弦数，为肝胆火盛。

处方：

合谷（46）　太冲（57）　睛明（17）　太阳（18）

配穴：

外感风热加少商（47）、上星（22）；肝胆火盛加行间（57）、侠溪（56）；头痛加印堂（18）；烦热加关冲（48）。

【近视】

概述： 近视是一种屈光不正，指在无调节状态下，平行光线经眼的屈光系统屈折后，远距离的物体不能在视网膜上清晰成像，焦点在视网膜之前。患眼对远距离的物体，辨认发生困难，即近看清楚，远看模糊。青少年时期，若用眼不合理，使睫状肌长期处于紧张状态，导致晶状体也持续地处于凸度增加的状态，因而出现近视的症状。凡由睫状肌痉挛引起的近视称为调节性近视、功能性近视或假性近视；若日久失治，则睫状肌痉挛可发展到眼轴变长，而成为器质性近视或真性近视。

近视者常常出现眼疲劳的症状，如视物有双影、眼胀、头痛等。高度近视者眼球向外突出，远视力明显减退，常眯眼视物。

中度以下的近视可以矫正，高度近视者若眼底和玻璃体变性后，视力往往难以矫正。

诊断要点：

一、近距离视物清晰，远距离视物模糊，远视力低于 1.0 及凹透镜能加以矫正者，即可诊断为近视。

二、屈光度 3 度以下者称为轻度近视；3～6 度者为中度近视，6 度以上者称高度近视。若使用睫状肌麻痹药或作雾视后，即能使近视消失者，为假性近视。

处方：

风池（23）　翳明（24）　球后（18）　睛明（17）　合谷（46）　太冲（57）

配方：

脾胃虚弱加脾俞（27）、胃俞（27）、足三里（52）；肝肾不足加肝俞（27）、肾俞（30）。

【斜视】

概述： 指两眼不能同时正视前方为斜视，内斜视由于眼球外展肌麻痹所至，外斜视由眼球内收肌麻痹所至。可见于外伤或颅内疾病等。

处方：合谷（46）

配穴：

向内斜视选丝竹空（18）、球后（18）；向外斜视选睛明（17）、攒竹（17）。有外伤史者加膈俞（27）、血海（51）；伴头痛、眩晕者加风池（23）、丰隆（53）。

【眼睑下垂】

概述：为睁眼乏力的一种病证。病侧眼睑下垂，常借额肌牵引来开睑；双侧眼睑下垂，则成仰首视物的姿势。可为重症肌无力的早期表现。

处方：

阳白（18）　鱼腰（18）　太阳（18）　攒竹（17）　合谷（46）

配穴：

脾气虚者，神疲纳差加脾俞（27）、章门（38）；气血不足，面白不华，头晕目眩者，加肾俞（30）、足三里（52）；风邪客络，头痛恶风，或口眼歪斜者，加风池（23）、太冲（57）。

【睑腺炎】

概述：是眼睑腺体化脓性炎症，临床症状与一般疔肿基本相同，多由葡萄球菌感染所致。初起为眼睑内局限性红肿硬结，成脓则红肿加重，硬结变软，表面出现黄色脓头，脓溃后可自行愈合。

处方：攒竹（17）　太阳（18）　风池（23）　合谷（46）

配穴：肿核在上眼睑加阳白（18）、鱼腰（18）；肿核在下眼睑加四白（17）、承泣（17）；外感风热加外关（45）、足临泣（56）；脾胃湿热加内庭（56）、阴陵泉（52）。

【急性结膜炎】

概述：结膜炎是临床常见的眼病。有急性、亚急性和慢性之分。急性结膜炎由病毒或细菌引起的，好发于春夏季，在集体活动环境中容易暴发流行。其发病迅速，表现为眼红赤涩痒，异物感和烧灼感，眼睑肿胀，分泌物增多，初为浆液性，继则成黏液脓性，3～4天症状达高潮，除球结膜充血、水肿、眼睑红肿等局部症状外，可有发热、流涕、咽痛等全身症状。10～14天可痊愈。由病毒引起的，来势急，流行快，常常影响角膜。有的在2～3天内即见球结膜下点状或片状出血。

处方

睛明（17）　太阳（18）　风池（23）　少商（47）

配穴：

风热外袭加合谷（46）、外关（45）；脾胃积热加曲池（43）、支沟（45）、内庭（56）、肝火亢盛加行间（57）、侠溪（56）；头痛加上星（22）；咽喉痛加商阳（47）；便秘加支沟（45）。

【色盲】

概述： 是色觉障碍，两眼不能正确辨别颜色的病证。有色弱和色盲之分，色弱是对颜色的辨别能力减低，色盲是指对颜色的辨别能力完全丧失。临床上以红绿色盲和色弱最为常见。根据色盲发生的时间先后，又有先天和后天的区别，先天性色盲是一种X性染色体隐性遗传性疾病，后天性色盲多由视神经萎缩、烟酒中毒、弱视及眼底病引起。

处方：

睛明（17）　攒竹（17）　丝竹空（18）　风池（23）　养老（46）　复溜（54）　肝俞（27）　肾俞（30）

配穴：

脾胃虚弱加足三里（52）、三阴交（54）、脾俞（27）；气机不畅加太冲（57）、期门（34）。

【中心性浆液性脉络膜视网膜病变】

概述： 亦称"中心性视网膜炎""中心性复发性视网膜炎""中心性血管痉挛性视网膜病变"，是一种常见的视物模糊、变形的眼底病变。主要表现为中低度视力减退，视物变形、变小或变大及眼前纱幕感。眼底检查可见黄斑水肿等。本病多发生于中壮年男性或妊娠妇女，病因不清，可能与精神紧张、情绪激动、感染、过敏等有关。

处方：

睛明（17）　攒竹（17）　丝竹空（18）　瞳子髎（18）　球后（18）　风池（23）　合谷（46）　养老（46）　肝俞（27）　肾俞（30）

配穴：

阴虚火旺加照海（55）、行间（57）；脾胃虚弱加足三里（52）、三阴交（54）；痰湿壅滞加丰隆（53）、三阴交（54）；气血瘀阻加太冲（57）、膈俞（27）。

【视神经炎】

概述：视神经炎有急、慢之分，以慢性较为常见。急性视神经炎的发病常与颅内及眼眶的急性炎症有关，慢性视神经炎与哺乳、感染、维生素缺乏、糖尿病、病后营养不良有关，也可由慢性酒精中毒及药物引起，个别为遗传因素所致。本病多发生于青壮年，40 岁以下患者占 80%。轻者治疗及时可恢复视力，重者也可导致失明。

主要表现为视力下降，眼球深部疼痛，眼球运动或压迫眼球有牵引痛。急性者发病较急，患者视力呈急剧下降或突然丧失；慢性者多罹及双眼，起病缓慢，病程较长，视力逐渐下降，视野向心性缩小，疼痛亦不明显。

根据患者视力下降、眼球运动或眼球压迫有牵引痛，瞳孔中度散大，对光反射迟钝，色觉障碍及眼底检查，可诊断本病。

处方：

晴明（17）　球后（18）　瞳子髎（18）　风池（23）　翳明（24）　光明（53）　太冲（57）

配穴：

外邪所致加合谷（46）、外关（45）；肝肾虚火上炎加太溪（55）、肾俞（30）、肝俞（27）；气血不足加足三里（52）、三阴交（54）、脾俞（27）、气海（36）。

【视神经萎缩】

概述：是多种原因引起的视神经退行性变。其特征是视力逐渐下降、视野缩小，眼底检查可见视神经乳头苍白，是一种难治的疾病。如不及时治疗，可导致失明，失明后瞳孔散大，对光反射消失。一般儿童的视神经萎缩以脑部肿瘤、颅内炎症为多；青年患者以遗传为主；中年人则多为视神经炎、视神经外伤或颅内视交叉区肿瘤多见；而老年人双侧性病变常与青光眼或脊髓痨有关，单侧性病变多与血管性疾病有关。

处方：

晴明（17）　球后（18）　风池（23）　翳明（24）　肝俞（27）　肾俞（30）　合谷（46）　太冲（57）

配穴：

阴虚火旺加照海（55）、行间（57）；脾肾阳虚加气海（36）、关元（37）；肝郁脾虚加光明（53）、侠溪（56）、三阴交（54）；气血瘀阻加膈俞（27）、内关

（44）、期门（34）；气血两虚加足三里（52）、气海（36）。

【电光性眼炎】

概述：是由电光发出的紫外线照射引起的角膜和结膜炎症。临床上以双眼不适、充血、畏光、流泪、疼痛为主症，常见于电焊工；此外使用紫外线灯消毒不当，高压电流短路产生的强烈电弧光，也可致病，所以本病又称"紫外线性眼炎"。

处方：

攒竹（17）　瞳子髎（18）　太阳（18）　合谷（46）　太冲（57）

【青光眼】

概述：我国人的正常眼压为 1.33～2.793kPa（10～21mmHg），青光眼就是眼压升高的疾病，其发病原因目前尚不完全明了。本病有急、慢之分，急性充血性青光眼发作前常出现红绿色彩环，称为虹视，急性发作时，有剧烈的头痛，眼胀痛，视力下降。慢性充血性青光眼多由急性演变而来，自觉症状轻微，每当过于用眼后出现视力疲劳，眼胀、虹视、头痛等症状。眼部检查可见眼压明显升高，指压眼球有坚硬感，瞳孔散大，呈竖椭圆形。

急性青光眼的诊断，根据视力急剧下降，眼压突然升高，角膜水肿，瞳孔散大带绿色外环，眼球结膜混合性充血，伴有眼胀痛、头痛、恶心、呕吐等，可作出初步诊断。急性发作者应与急性结膜炎，急性虹膜睫状体炎相鉴别。

处方：

攒竹（17）　丝竹空（18）　瞳子髎（18）　太阳（18）　风池（23）　合谷（46）　三阴交（54）　行间（57）　肝俞（27）　肾俞（30）

配穴：

肝郁火化加太冲（57）、印堂（18）；水不涵木加太溪（55）、照海（55）；肝郁脾虚加阳陵泉（51）、足三里（52）。

【耳鸣、耳聋】

概述：耳鸣、耳聋都属听觉的异常。耳鸣是自觉耳内鸣响，耳聋是听力减退或听觉丧失。耳鸣常是耳聋的先兆，两者在病因和治疗方面大致相同，故合并讨论。耳鸣、耳聋见于许多疾病中，如外耳道病、鼓膜病、中耳病及部分中枢神经系统病、药物中毒、先天性耳聋、暴震外伤等。

中医辨治有虚、实之分。

一、实证：表现为暴病耳聋，鸣声不断，按之不减。肝胆火旺者，多伴心烦、面赤、口干，脉弦。痰热郁结者，多伴胸闷，痰多，脉滑数。

二、虚症：多因肾精亏损所至，表现为久病耳聋，声细调低，或耳鸣时作时止，操劳则加剧，按之则鸣声减弱。常伴头晕、腰酸、遗精、带下、脉虚细等。

处方

实证：翳风（20）　听会（19）　中渚（47）　侠溪（56）。肝胆火旺加太冲（57）、丘墟（55）；痰热郁结加丰隆（53）、劳宫（46）。热病耳聋加偏历（44）。

虚症：翳风（20）　听会（19）　关元（37）　太溪（55）。肾虚耳鸣加足三里（54）、地五会（56）。

【梅尼埃病】

概述： 或称"美尼尔病""内耳眩晕症"。是以内耳迷路积水为主要病理改变的一种疾病，为 Meniere 于 1861 年首次报道，所以称梅尼埃病。其特点是发作性眩晕、耳聋、耳鸣，伴恶心、呕吐，但神志清楚。发作一般持续数分钟、数小时，很少超过数日，但可反复发作。

本病应与以下疾病鉴别。

一、各种迷路炎，有化脓性中耳炎史，眩晕呈持续性。

二、前庭神经元炎，常发生在上呼吸道感染之后，亦呈突发性眩晕，可有自发性眼球震颤，有恶心、呕吐，但无耳聋、耳鸣，眩晕时间长，痊愈后无反复发作。

三、药物中毒性眩晕，有用可致耳聋性药物史。

四、听神经瘤，早期可出现耳鸣、耳聋、眩晕，但较轻，且呈进行性加重。

CT 和听觉测听等有助鉴别。

处方：

风池（23）　合谷（46）　中渚（47）　侠溪（56）

配穴：

肝阳上亢加百会（22）、太冲（57）；痰浊上扰加内关（44）、中脘（35）；心脾两虚加心俞（27）、脾俞（27）、三阴交（54）；肝肾不足加肝俞（27）、肾俞（30）、太溪（55）。耳鸣、耳聋加翳风（20）、听会（13）；呕吐加内关（44）、中脘（35）；睡眠不安加安眠（20）、神门（45）、三阴交（54）。

【急、慢性化脓性中耳炎】

概述： 急性化脓性中耳炎是中耳黏膜的化脓性疾病，由于咽鼓管结构的弱点，当上呼吸道感染时，乙型溶血性链球菌、肺炎球菌或葡萄球菌等经由咽鼓管入侵鼓室、中耳等，引起中耳黏膜化脓性炎症。临床以耳部疼痛、流脓，听力下降为主要表现，本病多发生于儿童。慢性化脓性中耳炎，常由急性中耳炎治疗不当，迁延而成，或邻近器官慢性炎症经咽鼓管感染而来。其主要表现为耳流脓、听力减退和鼓膜中央性穿孔。慢性中耳炎的常见细菌有变形杆菌、铜绿假单胞菌、金黄色葡萄球菌及大肠杆菌等。

处方：

翳风（20） 听会（19） 耳门（19） 中渚（47）

配穴：

外感风热加风池（23）、外关（45）；肝胆湿热加行间（57）、足临泣（56）；脾虚湿盛加足三里（52）、阴陵泉（52）。

【急、慢性鼻炎】

概述：急、慢性鼻炎为鼻黏膜的炎性病变。急性鼻炎俗称"伤风""感冒"表现为鼻塞、喷嚏、流清涕或黏稠涕，可有发热，全身疼痛的症状。慢性鼻炎多由急性鼻炎治疗不当，时间拖久而成。

慢性鼻炎又分为单纯性和肥厚性两种。

一、慢性单纯性鼻炎为鼻腔黏膜的可逆性炎症，表现为反复发作鼻塞及黏液性鼻涕，夜间、酒后寒冷刺激时加重。

二、慢性肥厚性鼻炎为不可逆的黏膜及黏膜下组织的慢性炎症，表现为较严重的鼻塞，鼻涕多而稠。

处方：

迎香（21） 印堂（18） 列缺（43） 合谷（46）

配穴：

风寒者加风池（23）、风门（27）；风热者加鱼际（46）、尺泽（43）、大椎（23）；脾肺气虚加肺俞（27）、脾俞（27）、足三里（52）；气滞血瘀加上星（22）、通天（22）、太阳（18）。头痛加百会（22）、上星（22）；咽喉痛加少商（47）、商阳（47）；咳嗽加孔最（43）、肺俞（27）；耳鸣加外关（45）、听会（19）。

【过敏性鼻炎】

概述：又称变态反应性鼻炎，是人体接触某种异体物质后，呈现以鼻腔黏膜为主的异常反应，如充血、水肿、分泌增加等。其致敏原包括花粉、尘土、尘螨、真菌、动物皮毛、羽毛等，某些食物如鱼、虾、鸡蛋、水果及某些化妆品、织物、油漆等也可引起本病。临床表现为阵发性鼻内奇痒，继而频频喷嚏和大量的清水样鼻涕、鼻塞等，通常无全身症状，若无继发感染，也无脓性鼻涕。鼻腔检查可见鼻黏膜苍白水肿，以下鼻甲为重。

诊断要点是：

一、本病发病急、消退也快，多数患者有其他变态反应性疾病史。

二、急性鼻炎常在受凉后发病，病程约7天，查鼻腔黏膜充血水肿，可无变态反应性疾病史。

三、急性鼻窦炎，多在急性鼻炎的急性期或恢复期发病，鼻分泌物呈黏液脓性或纯脓性，大多偏于一侧，多伴有发热、疼痛、鼻窦部压痛。

处方：

迎香（21）　印堂（18）　合谷（46）　太渊（45）　肺俞（27）

配穴：

眼赤痒加攒竹（17）、丝竹空（18）；恶风加风池（23）、列缺（43）；脾气虚加脾俞（27）、气海（36）、足三里（52）；肾气虚加肾俞（30）、太溪（55）。

【急、慢性鼻窦炎】

概述： 急、慢性鼻窦炎是鼻窦黏膜的化脓性炎症。鼻窦黏膜与鼻腔黏膜是相连续的，鼻腔的急性炎症，容易累及鼻窦。临床上以上颌窦炎最为常见，依次为筛窦、额窦、蝶窦。急性鼻窦炎治疗不彻底可转化成慢性鼻窦炎。

本病表现为头痛、鼻塞、脓涕。急性期头痛剧烈，呈弥漫性持续性头痛，咳嗽、低头时头痛加重，卧床休息减轻，几天后头痛减轻，疼痛部位局限；慢性期头痛多不明显。检查可见黏膜红肿、鼻甲肥大，或见鼻息肉。X片及鼻穿刺可确诊。

处方：

合谷（46）　孔最（43）　迎香（21）　上星（22）

配穴：

肺热加少商（47）、尺泽（43）；肝胆郁热加行间（57）、侠溪（56）；脾经湿热加阳陵泉（51）、内庭（56）；头痛加风池（23）、太阳（18）、印堂（18）；发热加大椎（23）、列缺（43）。

【失音】

概述： 指说话时声音嘶哑，甚至不能发音。失音常见的疾病有急慢性喉炎、癔症性失音等。急性喉炎多见于小儿，癔症性失音多见于更年期女性或青壮年，慢性喉炎主要由经常遭受有害气体、粉尘刺激或用嗓过度等造成。

中医辨治有虚、实之分。

一、实证：突然声音嘶哑。若伴鼻塞、流涕，痰稀，口不渴，苔白，脉浮紧，为风寒束表；若伴咽痛，鼻干，咳嗽痰黄，脉数为风热犯肺。

二、虚证：声音嘶哑由轻转重，口咽干燥，潮热盗汗，干咳无痰，或心悸、耳鸣。舌红，苔少，脉细数。

处方：

实证：鱼际（46）　尺泽（43）　廉泉（24）　合谷（46）。风寒束表加支沟（45）、曲池（43）；风热袭表加二间（46）、肺俞（27）、丰隆（53）；易怒加太冲（57）。

虚证：鱼际（46）　扶突（25）　太溪（55）　照海（55）。潮热盗汗加合谷（46）、复溜（54）；干咳加肺俞（27）。

【咽喉肿痛】

概述：咽喉肿痛常见于急性扁桃体炎、急性咽炎、单纯性喉炎及扁桃体周围脓肿等疾病。

中医辨治有风热、实热、虚热三型。

风热证：咽喉红肿疼痛，恶寒发热，咳嗽声嘶，痰多黏稠，苔薄，脉浮数。

实热证：咽喉肿痛、高热、口渴、大便结，苔黄厚，脉洪数。

虚热证：咽喉稍见红肿，疼痛较轻，口干舌燥，手足心热，舌质红，脉细数。

处方：

风热证：少商（47）　尺泽（43）　合谷（46）　曲池（43）。声音嘶哑加列缺（43）、扶突（25）

实热证：商阳（47）　内庭（56）　天突（24）　丰隆（53）。便秘加上巨虚（52）。

虚热证：太溪（55）　照海（55）　鱼际（46）。咽干加廉泉（24）；手足心热加少府（46）。

【急、慢性咽喉炎】

概述：急、慢性咽喉炎是咽喉部黏膜的急、慢性炎症。急性咽喉炎多为上呼吸道感染的一部分，全身可有发热、乏力、头痛、食欲不振，局部表现为咽部疼痛、声音嘶哑；慢性咽喉炎以咽部干燥、声音嘶哑为主。

诊断

一、急性咽炎以咽部疼痛，或刺激性干咳，伴局部红肿为特点；慢性咽炎以咽部不适、异物感，微痛干痒、灼热为主，咽部检查可见黏膜充血、干燥、颗粒样变。

二、急、慢性喉炎以声嘶为主，慢性喉炎，其病程长、病情顽固。根据临床表现，结合喉镜检查可确定诊断。

处方：

少商（47）　合谷（46）　扶突（25）

配穴：

实热加商阳（47）、曲池（43）、尺泽（43）、内庭（56）；虚热加鱼际（46）、肺俞（27）、太溪（55）、照海（55）；声音嘶哑加列缺（43）、天突（24）；咽干加廉泉（24）；便秘加支沟（45）、照海（55）。

【急、慢性扁桃体炎】

概述：急、慢性扁桃体炎为腭扁桃体非特异性炎症，常由病毒和细菌引起，如腺病毒、乙型溶血性链球菌、葡萄球菌及肺炎双球菌等。临床以咽部疼痛、扁桃体肿大为特征。急性扁桃体炎起病较急，常伴恶寒发热、全身酸痛、下颌淋巴结肿大等，检查可见咽部充血，扁桃体肿大，有时在表面有黄白色点状或片状分泌物。慢性扁桃体炎常有急性扁桃体炎病史，表现为咽部不适、发干、发痒、异物感，刺激性咳嗽等，检查时可见扁桃体呈黯红色或紫色，可有下颌淋巴结肿大。

处方：

少商（47）　天容（25）　合谷（46）

配穴：

肺热加尺泽（43）、商阳（47）；胃热加内庭（56）、曲池（43）；虚火上炎加照海（55）、复溜（54）。

【牙痛】

概述：本证常见于龋齿、牙周炎、冠周炎、牙髓炎等。临床辨治有虚实之分，实痛多因胃火、风火，虚痛多因肾阴不足。

一、胃火牙痛：伴口渴、口臭，便秘，苔黄，脉弦；

二、风火牙痛：牙龈肿胀，形寒身热，苔薄白，脉浮数；

三、肾虚牙痛：牙痛隐隐，日轻夜重，牙齿浮动，舌尖红，脉细。

处方：合谷（46）

配穴：

上牙痛配下关（18）、下牙痛配颊车（18）。胃火牙痛加内庭（56），劳宫（46）；风火牙痛加外关（45）、风池（23）；肾虚牙痛加太溪（55）、行间（57）。龋齿痛加二间（46）、阳谷（46）；齿龈肿加角孙（20）、小海（43）；头痛加太阳（18）。

【牙龈炎】

概述：是一种常见的牙龈疾病，其病变部位局限于游离龈及龈乳头，不波及深层的牙周组织，患者自觉症状轻微，一般无牙痛，牙龈呈深红色或紫红色，表面水肿，可发展成牙龈脓肿。若病情加重，则可累及牙周膜、牙槽骨，成为牙周炎。本病主要与口腔不洁、菌斑、牙石、食物嵌塞、不良修复体刺激，以及某些全身因素，如内分泌紊乱、维生素 C 缺乏、营养障碍及系统性疾病等有关。

处方：

上牙取下关（18）　内庭（56）；下牙取颊车（18）　合谷（46）

配穴：

风热加外关（45）、曲池（43）；阳明火盛加足三里（52）、大椎（23）；肾阴不足加太溪（55）、然谷（55）。

【复发性口疮】

概述：又称复发性阿弗他性溃疡，临床以口腔黏膜上生黄白色如豆样大小的溃点为主症，常伴疼痛。病程 7～10 天自愈，但反复发作，不易根治。此病多见于青壮年，目前病因不清，其发病可能与病毒感染、胃肠功能障碍、心理功能障碍、内分泌紊乱，免疫功能低下有关。

处方：

金津（21）　玉液（21）　廉泉（24）　颊车（18）　合谷（46）

配方：

热毒炽盛配少商（47）、内庭（56）、曲池（43）、劳宫（46）；阴血亏虚加三阴交（54）、照海（55）、神门（45）。

第十三节　皮肤科病证

【湿疹】

概述：湿疹是与过敏有关的多种因素引起的一种皮肤病。临床以皮损多形、渗出明显、瘙痒剧烈、病程慢性、复发倾向为特征。按皮损表现可分为急性、亚急性、慢性三种。

一、急性湿疹 为多数密集的粟粒大的丘疹、丘疱疹、小水疱、脓疱,并与糜烂、渗出、结痂并成。

二、亚急性湿疹 为急性湿疹迁延而来,表现为小丘疹和水疱,轻度糜烂,剧烈瘙痒。

三、慢性湿疹 由急性、亚急性湿疹反复发作而成,也有一开始就是慢性湿疹的,表现为皮肤粗糙、增厚、苔藓样变、色素沉着,间有糜烂、渗出、血痂、鳞屑等,病程较长,可迁延数月或数年。

湿疹应与接触性皮炎及神经性皮炎鉴别:接触性皮炎有明显的接触史,损害见于接触部位,皮疹多为单一形态、边界清楚,病程短,除去病因后,多易治愈。神经性皮炎,多见于颈、肘、尾骶部,有典型的苔藓样变,无多形性皮疹,无渗出。

处方:

大椎(23) 曲池(43) 足三里(52) 三阴交(54) 神门(45)

配穴:

湿热加阴陵泉(52)、陶道(20)、肺俞(27);脾虚加脾俞(27)、胃俞(27)、阴陵泉(52);血虚加膈俞(27)、肝俞(27)、血海(51)。

【荨麻疹】

概述:荨麻疹俗称"风疹""瘾疹""风疹块"。是由皮肤、黏膜小血管扩张及渗透性增加而出现的一种局限性水肿反应。其病因主要是先天性过敏体质,在某种致敏物质作用下引起的过敏反应。临床特征是皮肤上出现鲜红色或苍白色的大小不等的瘙痒性风团,**急性**者骤然发作,短期内消退,可痊愈。发作部位可泛发全身,也可局限于某个部位,如果发生于胃肠,可有恶心、呕吐、腹痛、腹泻等症状。喉头黏膜受侵则发生胸闷、气喘、呼吸困难,重者窒息而危及生命。**慢性**者,反复发作,可历时数周、数月、数年。

引起本病的原因很多,有食物因素如鱼、虾、蟹、蛋、牛奶、肉类、番茄、韭菜、大蒜等;药物因素如菌苗、异种血清、输血、抗生素、磺胺、呋喃唑酮、阿司匹林等;吸入物因素有花粉、灰尘、动物皮屑、羽毛、烟雾、真菌孢子、喷雾剂;感染因素如寄生虫、细菌、病毒、真菌等;虫咬刺伤;接触某些化学品、漆树等;物理因素有日光、寒冷、湿热、摩擦、压力等;精神因素有紧张、兴奋、运动后;还有某些疾病的,如肝炎、阿米巴病、风湿、类风湿、系统红斑狼疮、过敏性紫癜、月经、妊娠等。一般来说，原因明确的利于控制，原因不明确的控制较难。

中医辨治有外感风热及胃肠积热。外感风热者身热、口渴、苔白、脉数。胃肠积热者伴腹痛或腹泻，苔黄腻，脉滑数

处方：

曲池（43）　合谷（46）　血海（51）　三阴交（54）

配穴：

外感风热者加风池（23）、风门（27）、大椎（23）。咽痛加鱼际（46）、少商（47）；胃肠积热者加足三里（52）、中脘（35）、天枢（36）；呼吸困难加天突（24）、列缺（43）；气血亏虚加足三里（52）、气海（36）；冲任不调加关元（37）、肝俞（27）、肾俞（30）。

【过敏性紫癜】

概述： 过敏性紫癜是机体对细菌、病毒、寄生虫、饮食或药物等引起的变态反应性毛细血管出血性疾病。其临床特征为皮肤或黏膜出现瘀点及瘀斑，可伴不同程度的关节肿痛、腹痛、呕泻、血尿、蛋白尿等。本病多见于儿童与青年。因临床症状不同可分为单纯型（皮肤型）、风湿型（关节型）、腹型（腹痛、呕泻）、肾型（血尿、蛋白尿）等四种类型。血液检验，血小板减少，出血时间延长等有助诊断。

处方：

曲池（43）　合谷（46）　气海（36）　血海（51）　足三里（52）　三阴交（54）

配穴：

发热咽痛加大椎（23）、少商（47）；下肢关节痛加阳陵泉（51）、阴陵泉（52）；腹痛加天枢（36）、公孙（56）；午后潮热加阴郄（43）、复溜（54）。

【神经性皮炎】

概述： 神经性皮炎是皮肤神经功能障碍性皮肤病，以皮肤损害呈显著的苔藓样变和阵发性剧烈瘙痒为特征。好发于颈、项、额、尾骶、肘窝、腘窝，也可见于背腰、两髋、会阴部、腹股沟、上眼睑及四肢伸侧等，常对称分布。根据典型的苔藓样变，搔痒剧烈，好发部位及慢性病程等特点即可诊断。

本病应与慢性湿疹、扁平苔藓、原发性皮肤淀粉样变等鉴别。

一、慢性湿疹　多有糜烂、渗液的急性发病过程，苔藓样变不如神经性皮炎显著，边界也不如神经性皮炎清楚。

二、扁平苔藓　多为中央略凹陷的扁平丘疹。

三、原发性淀粉样变 好发于小腿伸侧，为绿豆大的半球形丘疹，质地坚硬，密集成片。

处方：

风池（23） 大椎（23） 曲池（43） 血海（51） 委中（51） 膈俞（27）
肝俞（27） 阿是穴［皮损局部围刺］

配穴：

皮炎位于躯干者取相应夹脊穴；夹湿加阴陵泉（52）、三阴交（54）；心悸失眠加内关（44）、神门（45）、照海（55）。

【皮肤瘙痒症】

概述： 皮肤瘙痒症是全身或局部皮肤瘙痒的病证，无原发皮疹，但可因搔抓后出现抓痕或血痂。常因酒后、情绪变化诱发剧烈瘙痒。本证可见于老年皮肤干燥萎缩、内分泌失调、糖尿病、黄疸、血液病等疾病中。

处方：

曲池（43） 血海（51） 风市（50）

配穴：

偏湿热者皮肤抓伤后流液，伴胸闷、身重、便溏，苔黄、脉濡数，加三阴交（54）、合谷（46）；偏血虚肝旺者烦躁，头痛、头晕，苔白、脉弦细，加足三里（52）、太冲（57）。头皮瘙痒加风池（23）；外阴瘙痒加曲骨（37）；肛门瘙痒加长强（29）。

【带状疱疹】

概述： 带状疱疹俗称"转蛇丹""缠腰丹"。是由带状疱疹病毒引起的一种急性、炎症性、神经性皮肤病。临床特征为，成簇疱疹沿周围神经呈带状分布，伴疼痛，常为单侧性，一般不超过中线，愈后很少复发。好发于肋神经、颈神经、三叉神经及腰骶神经；发于眼部的带状疱疹较危险，可致溃疡性角膜炎、全眼球炎、脑炎。神经痛为本病的特征之一，年轻人疼痛较轻，中老年人疼痛较重，个别人可留神经痛后遗症。

处方：

局部围刺 合谷（46） 曲池（43） 阳陵泉（51） 太冲（57）

配穴：

疹发于躯干或下肢者可取相应夹脊穴；发于面部加风池（23）、太阳（18）；便秘加支沟（45）；心烦加神门（45）、郄门（44）；口苦加阳陵泉（51）、支沟

（45）。

【银屑病】

概述：银屑病又称"牛皮癣"。是一种原因不明的、常见的、易复发的慢性炎症性皮肤病。其基本病理为表皮细胞周期明显缩短，正常 40～56 天，而本病患者只要 5～6 天，可能与表皮内环磷腺苷（cAMP）的缺乏有关，它可以抑制表皮细胞的分裂，并能抑制糖原的蓄积，但缺乏环磷腺苷的原因还不清楚。

本病可发生于全身各处，但以头皮和四肢伸侧多见。急性发病者，初起为红色炎性丘疹，大约粟粒至绿豆大，以后逐渐扩大，或融合成为棕红色斑块，边界清楚，周围有红色红晕。典型的皮肤损害表现为皮肤红斑和丘疹损害上被覆多层干燥的银白色鳞屑，轻轻刮去鳞屑，露出一层淡红色发亮的半透明薄膜，再刮去薄膜，即达真皮乳头层顶部，出现小的点状出血。这种白色鳞屑、发亮薄膜、点状出血是本病的临床特征。一般冬春季发病加剧，夏季减轻或自行痊愈。该病发病率高，病情顽固，病程长，易复发，是皮肤科重点研究的疾病之一。

银屑病应与以下皮肤病鉴别。

一、脂溢性皮炎，其鳞屑呈糠麸状、油腻、常有脱发，毛发不纠集成束状。

二、类银屑病，为红斑上覆盖细小鳞屑，无多层性鳞屑，无薄膜，无点状出血现象。

三、玫瑰糠疹，常有自限性，卵圆形红斑的长轴与皮纹走向一致，无多层鳞屑。

处方：

风池（23）　曲池（43）　合谷（46）　膈俞（27）　血海（51）　太冲（57）

配穴：

血热加大椎（23）、曲泽（43）、委中（51）；血燥加肝俞（27）、脾俞（27）、三阴交（54）；冲任失调加肾俞（30）、关元（37）、三阴交（54）；血虚加足三里（52）、脾俞（27）、胃俞（27）；皮损较大者加合谷（46）、太冲（57）。

【寻常痤疮】

概述：寻常痤疮又称"粉刺""青春蕾""青春痘"。是青春期常见的一种毛囊、皮脂腺的慢性炎症。好发于颜面、胸背，对称分布，可形成黑头粉刺、丘疹、脓疱、结节、囊肿等损害，常伴有皮脂溢出，30 岁以后大多自然痊愈或减轻，但留下或多或少的凹陷性疤痕、瘢痕状疙瘩、色素沉着等损害。本病病因、病机尚不完全清楚，可能与遗传、内分泌及皮脂分泌过多、毛囊内微生物有关。

本病应与以下疾病鉴别。

一、溴、碘引起的痤疮样药疹 有服药史，皮疹为全身性，无典型的黑头粉刺。

二、接触焦溜油、机器油、石油、石蜡的工人可引起职业性痤疮样皮疹，其病损限于接触部位，且皮疹比较密集。

三、酒渣鼻 发病年龄比痤疮晚，多在壮年发病，中年女性多见，皮损部位以面部中央为主，发疹较晚，且伴毛细血管扩张。

四、颜面播散性粟粒性狼疮，多见于成年人，损害为半球状或略扁平丘疹，对称分布于颊部、眼睑及鼻唇沟，无黑头粉刺，用玻片按压丘疹时可显出黄色或褐色小点。

处方：

合谷（46）　曲池（43）　内庭（56）　上星（22）　太阳（18）　阳白（18）
四白（17）

配穴：

肺热加少商（47）、尺泽（43）；脾胃湿热加天枢（36）、阴陵泉（52）；冲任不调加血海（51）、三阴交（54）；瘀热内结加大椎（23）、膈俞（27）、委中（51）；脘腹胀满加中脘（35）、天枢（36）；便秘加天枢（36）、支沟（45）。

【斑秃】

概述：斑秃俗称"鬼剃头""圆秃"。是一种突然发生的局限于头部的脱发，皮肤正常，可无自觉症状，开始常呈圆形或椭圆形的秃发斑，秃发边缘的头发松动，很容易拔出。严重者头发全部脱落，甚至周身毛发全部脱尽。本病原因尚不完全清楚，一般认为是自身免疫性疾病，亦可能与遗传、精神紧张等有关。多数患者一年内脱落的头发可以重新生长自愈。

本病应与以下疾病鉴别。

一、假性斑秃（萎缩性斑秃），患者的皮肤萎缩，不再生长头发，患处皮肤光滑如薄纸，毛囊口不明显，秃发边缘头发不松动。

二、脂溢性脱发，多自额部开始，延及前额及颅顶部，伴有脂溢，患部毛发稀疏，均匀一致，常有瘙痒及脱屑。

处方：

阿是穴［围刺］　肺俞（27）　膈俞（27）　肝俞（27）　肾俞（30）

配穴：

病灶在前顶加合谷（46）、内庭（56）；病灶在侧头加外关（45）、足临泣（56）；病灶在头顶加太冲（57）、中封（55）；病灶在后头加后溪（47）、申脉

（55）。

【白癜风】

概述：白癜风是一种色素脱失的皮肤病，表现为皮损处色素完全脱失，呈乳白色。多见于青年人，可发生在身体的任何部位，但以暴露、摩擦部位多见，易于诊断而难于治疗。病因、病机至今尚未完全明了，一般认为与遗传、内分泌、自身免疫、神经因素、精神因素及体内铜粒子水平偏低有关。上述因素导致黑色素的破坏或黑色素形成系统的抑制，从而造成黑色素减退或消失。

处方：

灸法：艾条灸癜风穴（本穴在中指末节指关节正中之横纹稍上方，左右共2穴），每穴3壮，每日1次，或用艾条局部回旋灸，至皮损区呈粉红色高度充血，每日一次，10次为一疗程。

皮肤针法：用皮肤针叩刺皮损处、夹脊穴或背俞穴，隔日1次，15次一疗程。

【扁平疣】

概述：扁平疣又称青年扁平疣，是人类乳头瘤病毒所引起的皮肤病。可以是直接接触传染，也可能通过污染物而间接传染。多见于青少年的手背和颜面，为针头至粟粒大小的硬性扁平丘疹，数目较多，一般无自觉症状。慢性病程，有时可突然消失，但也可持续多年不愈。

本病应与寻常疣及传染性软疣鉴别。

一、寻常疣初起1～2个，逐渐扩散，为菜籽大至豌豆大，呈半球形或多角形增生性突起，表面干燥粗糙，顶端可呈花蕊或刺状，基底及周围无炎症。

二、传染性软疣，多见于躯干或面颈部，表面有蜡样光泽，中心有脐窝，可从中挑出或挤出白色物质。

三、雀斑亦可见于面部，为针头大到芝麻大黄褐色或淡黑色斑点，对称分布，不高出皮肤，界限不清楚。

处方：

四白（17）　阳白（18）　中渚（47）　合谷（46）　曲池（43）　三阴交（54）　内庭（56）　太冲（57）

配穴：

在扁平疣集中的邻近选1～2个穴位；扁平疣数较多或全身泛发者加肺俞（27）、风市（50）、血海（51）；痒感加神门（45）、内关（44）、血海（51）；口苦口干心烦易怒加行间（57）、侠溪（56）。

索　引